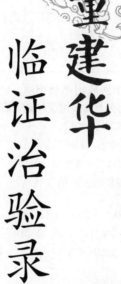

董建华临证治验录

董建华　著

董乾乾　饶　芸　整理

中国中医药出版社

· 北 京 ·

U0334961

图书在版编目（CIP）数据

董建华临证治验录 / 董建华著；董乾乾，饶芸整理 . —北京：
中国中医药出版社，2018.4（2021.1 重印）
ISBN 978 – 7 – 5132 – 4802 – 0

Ⅰ . ①董…　Ⅱ . ①董…　②董…　③饶…　Ⅲ . ①中医临床—
经验—中国—现代　Ⅳ . ① R249.7

中国版本图书馆 CIP 数据核字（2018）第 045800 号

中国中医药出版社出版

北京经济技术开发区科创十三街 31 号院二区 8 号楼
邮政编码　100176
传真 010-64405721
廊坊市晶艺印务有限公司印刷
各地新华书店经销

开本 880×1230　1/32　印张 16.25　字数 351 千字
2018 年 4 月第 1 版　2021 年 1 月第 2 次印刷
书号　ISBN 978 – 7 – 5132 – 4802 – 0

定价　59.00 元
网址　www.cptcm.com

社 长 热 线　010-64405720
购 书 热 线　010-89535836
维 权 打 假　010-64405753

微信服务号　zgzyycbs
微商城网址　https://kdt.im/LIdUGr
官 方 微 博　http://e.weibo.com/cptcm
天猫旗舰店网址　https://zgzyycbs.tmall.com

如有印装质量问题请与本社出版部联系（010-64405510）
版权专有　侵权必究

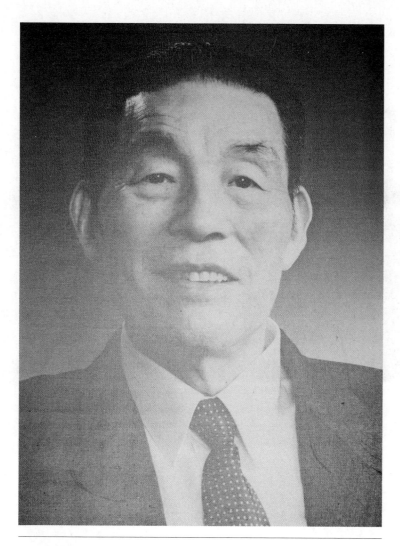

董建华教授

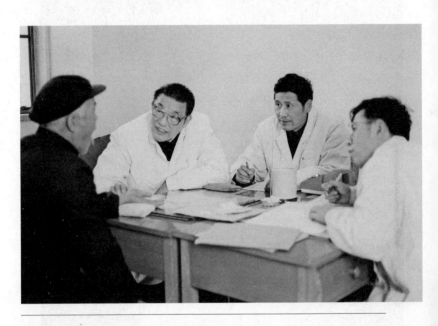

董建华教授为患者治病

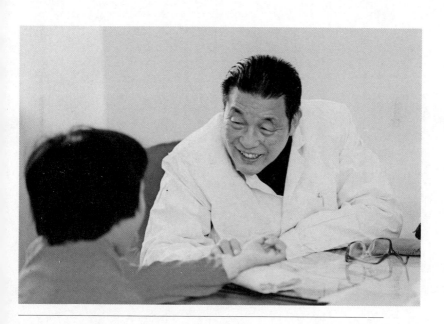

董建华教授为患者治病

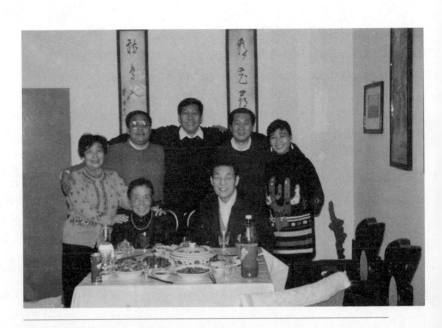

董建华教授与妻子、子女合影

整理者的话

先父董建华教授是著名的中医学家，生于 1918 年 12 月 17 日，2001 年 1 月 26 日去世，享年 83 岁。他出身于中医世家，16 岁开始学医，拜上海名医严二陵先生为师，勤学敏思，苦学八年，得师真传。行医后，继续"勤求古训，博采众方"，将基础理论与临床实践紧密地结合在一起，经过五十年实践、认识，再实践、再认识的多次循环往复，在学术思想上独具风格，成了"一家之长"，尤其对胃脘痛和温热病的治疗，更有独到之处。诸如先贤治胃，常以升阳益气为主，而先父董建华教授治胃，乃以通降为大法，他自己配制的治疗胃脘痛的胃苏饮、胃痛宁等经验方，临床每获良效。

2018 年，乃先父 100 周年诞辰。作为子女，虽未承父志，但仍希望通过整理相关文字，以缅怀先父。先父曾说："我的临床经验，也不是我个人的私产，而是人民、社会和国家精神财富的一个小小组成部分。"
因此，我们将自己收藏的一些父亲的临床医案及未发表的手稿、文章，系统地整理出来，才有这本小书《董建华临证治验录》，从多个方面介绍了先父董建华教授的临床经验，以贡献给社会，以飨读者。这就是我们整理这本书的动力和动机所在。读者如能从本书中得到某些启发，对临床治疗有一定的帮助，则就使我们感到莫大的欣慰。

精术济民，传承先父遗愿，传播先辈中医学术思想和临床实践经验，弘扬国粹，为振兴中医药学做出贡献。这正是先父董建华教授所为之奋斗的意愿，也是我们家人义不容辞的责任，以此慰藉先父的在天之灵。

董乾乾　饶　芸

2018 年 1 月

目 录

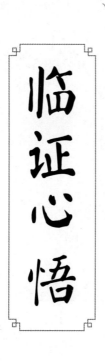

临证心悟

通降乃治胃之大法

　　胃痛又称胃脘痛，在临床上是一种常见的病证，以胃脘部经常发生疼痛为主证，常伴有嗳气、烧心、吞酸、呕吐等候，危害着广大人民的身心健康。前贤治胃，常以升阳益气为主，如李杲创设的补中益气汤，就是这一思想的代表方剂。李杲认为脾胃成病，发自内伤，内伤不足，应用补益法，肺为气之本，故重用黄芪以补肺气，益皮毛而固腠理，不令自汗损其元气；脾为肺之母，脾胃一虚，则肺气先绝，故辅以人参、甘草，"泻火热而补脾胃中之气"，脾气下流，则生湿热，而补气升阳，须防阳亢，故以白术、当归除湿和阴；胃中清气在下，故用升麻、柴胡，以升清阳之气，并引黄芪、甘草等甘温之性上升，以补胃气而实肌表。综观其立方大旨，就在于益气升阳，阳气升发则阴火下潜而热自退；元气充足则肌表固密而腠理坚，故恶寒发热诸症得以悉除。我对这种论点，有自己不同的看法。

胃的生理特点集中在一个"降"字

　　胃为水谷之腑，"六腑者传化物而不藏"，以通为用，以降为顺。降则和，不降则滞，反升则逆，通降是胃的生理特点的集中体现。《伤寒论》指出："津液得下，胃气因和。"叶天士认为："脾宜升则健，胃宜降则和。"胃和的关键就在于胃气润降。降则生化有源，出入有序；不降则传化无由，壅滞成病。如《灵枢·胀论》上讲的"胃胀者，腹满，胃脘痛，鼻闻焦臭，妨于食，大便难"，就是胃失通降之故。所以《灵枢·平人绝谷》指出："胃满则肠虚，肠满则胃虚，更虚更满，故气得上下，五脏安定，血脉和利，精神乃居。"由此可见，"降"，是胃的生理功能特点，只有深刻地认识这种特点，才能进一步了解它的病理病机所在，才能通过治疗来调整它的生理功能，使生理异常转化为正常而恢复健康。

胃的病理特点突出在一个"滞"字

胃为传化之腑，只有保持舒畅通降之性，才能奏其纳食传导之功。肠胃为市，无物不受，易被邪气侵犯而盘踞其中。邪气犯胃，胃失和降，脾亦从而不运。一旦气机壅滞，则水反为湿，谷反为滞，就会形成气滞、血瘀、湿阻、食积、痰结、火郁等因的种种胃痛，此乃邪正交击，气道闭塞，郁于中焦所致实滞；若脾胃虚弱，传化失司，升降失调，清浊相干，郁滞自从中生，则属于虚而夹滞。《素问·调经论》指出："有所劳倦，形气衰少，谷气不盛，上焦不行，下脘不通。胃气热，热气熏胸中，故内热……厥气上逆，寒气积于胸中而不泻，不泻则温气去，寒独留，则血凝泣，凝则脉不通，其脉盛大以涩，故中寒。"就是在论证胃虚而夹滞的病机：当升者不得升，当降者不能降，郁滞于中，因而成病。所以胃脘痛不论寒热虚实，内有郁滞是共同的特征。寒则凝而不通，热则壅而失降，伤阳者滞而不运，伤阴者涩而不行。只有深刻地认识了这种特点，才能正确地进行辨证施治。

胃病的治疗要着眼于一个"通"字

胃主纳，就是摄取食物，纳入食物。纳入食物，是人体维持生命活动的重要手段。"人以水谷为本，人绝水谷则死""纳谷者昌，失谷者亡"。但是纳入之后，又必须吸取精微，输出糟粕。出与入，既是互相对立互相排斥的，但又是相互依存的。有入有出，出而复入，吐故纳新，是人体维持生命活动的基本过程。有入无出，只出不入，均无生命。所以《素问·六微旨大论》强调指出："出入废，则神机化灭，升降息，则气立孤危。故非出入，则无以生长壮老已；非升降，则无以生长化收藏。是以升降出入，无器不有。"胃主纳，喜通利而恶壅滞，一旦得病，机枢不运，只入不出或少出，就无法再纳。因而临床治疗，着重疏通气机，使上下畅通无阻，当升则升，当降则降，应入则入，该出则出，则寒热自除，阴阳调和。所以，胃痛虽有寒热虚实之别，治疗亦有温清补泻之分，但总的都以开其郁滞，调其升降为目的，都要着眼于一个"通"字。所谓通，就是调畅气血，疏其壅塞，消其郁滞，并承胃腑下降之性推陈出新，导引食浊瘀滞下降，给邪以出路。胃腑实者，宜消积导滞，专祛其邪，不可误补；胃气虚者，气机不运，虚中有滞，宜补虚行滞，而又不可壅补。

临床运用通降法治疗胃病时，我常常把它分为以下十种方法。

一、理气通降

适用于胃脘作胀，时轻时重的患者。若情志不遂，肝郁气滞，导致胃失和降；或因饮食不节，饥饱失常而使胃气壅滞，其中夹食、夹湿、夹痰虽间或有之，但以气滞为主者，治宜理气通降。我在香苏饮一方的基础上，适当加入通降之品，如枳壳、大腹皮、香橼皮、佛手等，组成加味香苏饮，作为治疗气滞型胃痛的主方，疗效较好。本方以苏梗、香附、橘皮为主药，苏梗入胃，顺气开郁和胃，治胃脘胀满有效；香附入肝，解郁理气止痛，治胸脘胀满作痛效果良好；橘皮理气和胃化湿，为脾胃宣通疏利的要药，具有能散能燥能泻能补能和之功，同补药则补，合泻药则泻，配升药则升，佐降药则降，它与苏梗、香附为伍，既能和胃气，又可舒肝止痛。配枳壳以破气消积，利膈宽中，能消胃脘胀满，通大小便；佐大腹皮下气行水，调和脾胃；香橼皮、佛手二药具有宽胸除胀止痛之功。以上诸药互相配合，可以加强行气、和胃、通降、舒肝、止痛的作用。气行血亦行，气机通降了，胃气运行正常，胃的胀痛也就消失了。如遇偏寒者，可加良姜或荜澄茄，行气散寒止痛；胀甚者，可加鸡内金；伴胁胀者，加柴胡、青皮、郁金舒肝解郁；食滞者加焦三仙；兼痛者加金铃子、延胡索；吞酸者加左金丸、乌贼骨、瓦楞子。

病案举例： 宋某，男，46 岁。

胃胀多气时伴隐痛，反复发作，将近一年，食后脘胀尤甚，不思饮食，二便正常。西医诊断：慢性胃炎，胃酸低。舌苔黄，脉象缓。病系气滞食阻，胃失和降。治宜理气和血通降，加味香苏饮主之。

处方：香附 10 克　橘皮 10 克　枳壳 10 克　鸡内金 5 克（炒）香橼皮 10 克　佛手 5 克　大腹皮 10 克　砂仁 5 克　焦

三仙各 10 克　木香 6 克。

　　服药 6 剂，胃脘胀痛明显好转，食欲增加。后又按原方加减续进 10 余剂，胃胀基本控制。

二、化瘀通络

　　适用于瘀血胃痛。症见胃痛日久，久则入络，以痛为主，痛点固定。胃为多气多血之腑，外邪内积郁于其中，气血必受其阻。一般初起在气，以胀为主；久则入络，以痛为主。当以化瘀通络止痛为治。病在气者，我常用自己拟定的金延香附汤治之。药用金铃子、延胡索、香附、陈皮、枳壳、大腹皮等。金铃子行气中之血滞；延胡索行血中之气滞；香附入肝理气解郁止痛。主入气分，行气之中兼行气中血滞，为气中血药。金铃子、延胡索、香附三者配合，既能活血止痛，又能理气宽中（理胃气与调肝气）。陈皮理气和胃化湿，与金铃子、延胡索、香附为伍，既能活血止痛和胃，又能舒肝理气；配大腹皮与枳壳二味，取其下气消胀除满，通利大小肠。胃主通降，"胃宜降则和，腑以通为补"，通则不痛。此方治疗血瘀轻型胃病，效果一般均佳。

　　病案举例：贾某，男，40 岁。

　　间断胃病，已十余年，最近半年，饥时胃脘痞闷疼痛，得食则缓，胃中灼热，食少吐酸，腹胀，大便不爽，喜暖畏寒，舌黯红，苔薄白，脉弦滑无力。肝郁化火，气滞血瘀，久病入络，治宜理气化瘀通络。方用金延香附汤加减主之。

　　处方：金铃子 10 克　香附 10 克　元胡 5 克　枳实 10 克　大腹皮 10 克　黄连 3 克　吴茱萸 1.5 克　香橼皮 10 克　煅瓦楞 10 克　白芍 10 克　柴胡 10 克　高良姜 10 克。

上方加减连服 20 余剂，胃痛消失，大便畅通，饮食正常，临床治愈。

瘀久入络的瘀血型重证，我常以自己配制的猬皮香虫汤进行治疗，药用炙刺猬皮、炒九香虫、炒五灵脂、金铃子、延胡索、制乳香、制没药、香附、香橼皮、佛手等品。本方以炙刺猬皮、炒九香虫为主药。刺猬皮味苦性平，无毒，入胃与大肠二经，有逐瘀滞、疏逆气的作用，能祛瘀止痛，活血止血，《本草纲目》上记载能治胃脘痛、肠风下血、痔瘘下血等症；九香虫味咸、性温、无毒，能通滞气，壮元阳，对肝胃气滞疼痛及痞满胀痛均有良效。两药合用，祛瘀血，通滞气，止痛止血，效果良好。再配五灵脂、金铃子、延胡索、乳香、没药等行气活血化瘀止痛之品，是为了加强疗效。本方在临床应诊中证明，对治疗严重的瘀血型胃痛，如胃窦炎、十二指肠球部溃疡、急性胃痉挛、消化道出血等，都收到了良好的疗效。如兼胀者加大腹皮、枳壳，兼热者加栀子，阴不足者加沙参，便结加酒军，出血多者可加蒲黄炭、三七粉、乌贼骨、阿胶珠等化瘀止血。

病案举例： 于某，男，36 岁。

胃脘痛已有八年，两月前受寒复发，痛势较剧，呈持续性。钡餐造影：十二指肠球部溃疡。曾服普鲁苯辛等解痉药，痛势不减，饥时痛甚，得食亦不缓。剑突下压痛，不泛酸，大便干结，时有黑便。舌黯红，苔黄腻。潜血试验阳性。证属久痛入络，寒热错杂。拟化瘀通络，寒热并调。方用猬皮香虫汤加减主之。

处方：炙刺猬皮 5 克　炒九香虫 5 克　炒五灵脂 10 克

金铃子 10 克　延胡索 5 克　砂仁 3 克　丹参 15 克　赤芍 10 克　生蒲黄 10 克　半夏 10 克　茯苓 10 克。

上方进 6 剂，痛势大减。续进 6 剂，痛止，大便不畅，原方去刺猬皮、九香虫，加黄连 3 克、瓜蒌 15 克，再进 6 剂，药后纳增便调。守方进退调治月余，平如常人。随访五个月，疗效巩固。

三、通腑泄热

适用于胃中积热，大便干结，舌红苔黄者。胃为阳土，不论外邪或内积，一有所阻，则气机郁闭，热自内生，此为有余之火。燥热相结，传导失司，则大便干结。治以通腑泄热，给邪火以出路，取效最捷。常用处方是：酒军、黄连、黄芩、枳壳、瓜蒌、大腹皮、香橼皮、佛手。气热口渴、大便不结者，去酒军，加生石膏、知母；阴伤合增液汤，服后大便不畅者可以续进。

病案举例：梁某，男，54 岁。

胃脘痛史已有十余年，最近五年病情加重。胃镜及病理诊断：慢性萎缩性胃炎。胃脘隐痛，缠绵不休，胃酸甚低，纳食衰少，食则作胀，形体削瘦，面色萎黄。近日胃中灼热，口渴引饮，大便干结，舌红苔黄腻，脉弦。此乃胃痛日久，气滞化火，阴津内伤。先拟通腑泄热以祛邪，再予滋养胃阴以治本，津液来复，胃气下行，自有效验。

处方：黄芩 10 克　黄连 3 克　酒军 3 克　全瓜蒌 15 克　枳壳 10 克　竹茹 5 克　石斛 10 克　香橼皮 10 克　佛手 5 克　白芍 10 克　甘草 5 克。

上方进 6 剂，腑气已通，痛势亦缓，口渴大减，胃中觉舒，纳食渐增，舌红少苔。胃火已挫，津液未充，继以养阴通降为治。

石斛10克　沙参15克　麦冬10克　乌梅5克　甘草5克　天花粉10克　芦根15克　香橼皮10克　香附10克　枳壳10克　酒军5克。

上方加减进12剂，胃中灼热感解除，痛胀亦平，仍感口干口苦，大便时常干结，多食即觉胃中不适。守方加减调治四个月，胃痛未作，口和，纳食增加，面色转润，体渐丰盈。

四、降胃导滞

适用于胃失通降，胆汁上犯，湿热蕴结，食积阻滞。症见胃脘堵闷疼痛，口苦，舌红苔黄腻。胆木之气，有赖于胃气之降，才不得上逆。若饮食不节，饥饱失常，情志不遂等导致胃失和降，则胆汁逆而上犯，胃气愈加壅滞，食积胃脘，湿热蕴结。本证是胃失通降在先，胆汁上犯于后，降胃才是治本之图。治宜降胃导滞，药用苏梗、香附、陈皮、莱菔子、大腹皮、槟榔、焦三仙、连翘、荷梗、半枝莲。湿浊者加半夏，热重加黄连，痰热加全瓜蒌，便秘加酒军，兼瘀加失笑散。

病案举例：温某，男，47岁。

胃脘痛十余年，最近一个月，饮食不节，胃痛加重。胃镜诊断：胆汁反流性胃炎、十二指肠球部溃疡。纳食减少，食后堵闷作胀，嗳气口苦，上腹压痛，大便干结，尿黄，舌质黯红，苔黄腻，脉沉细。此乃胃气失降，胆气上犯，湿热蕴结，食滞不化。治宜降胃导滞，化湿清热。

处方：苏梗10克　香附10克　陈皮10克　大腹皮10克莱菔子10克　焦三仙各10克　连翘10克　半夏10克　半枝

莲 30 克　全瓜蒌 20 克　黄连 3 克。

上方服 6 剂，堵闷大减，大便通畅。守方加减续进 30 剂，痛止，每餐能进食 200 克，无堵闷感，舌苔正常。胃镜复查：胃窦部炎症较前有明显好转，已无糜烂，未见胆汁反流。继续调治二月，症情稳定。

五、滋阴通降

适用于胃阴不足，症见隐隐灼痛，口干，纳少便干，舌红少苔。胃为燥土，邪客多热，易化燥伤阴，胃痛日久不愈，气郁化火，亦灼伤胃阴。胃阴一亏，胃失濡润，则失其和降。只有津液来复，胃气才能下行。治疗本证应以甘凉濡润（但又不可过用滋腻），佐以行气化滞之品最为灵验。我常用自己配制的加减益胃汤，药用北沙参、麦冬、石斛、白芍、甘草、乌梅、丹参、香附、金铃子等。沙参甘苦微寒，有养阴清热之功，能补阴而制阳；麦冬甘而微苦微寒，既能养阴清心，又能生津益胃；石斛甘淡性凉，能滋阴养胃，清热生津。三药相伍，可治阴液耗伤或久病胃阴亏损。方中丹参、白芍和血柔肝，乌梅、甘草酸甘生津，金铃子、香附行气活血，舒肝止痛。诸药配合，能养阴以益胃，通降以止痛。

病案举例： 路某，男，54 岁。

胃痛三十余年，最近三年病情转重，屡经治疗，迄未见效。胃镜及病理诊断：慢性萎缩性胃炎。近来胃脘胀痛频作，纳食甚少（每餐 50～100 克），食则脘胀嗳气，胃中灼热，自觉有干燥感，口干津少，大便干结，倦怠无力。此为久病入络，营络枯涩，胃阴已伤，胃失濡降。先拟辛柔通络，服药 12 剂，痛势大减，精神大振。再以养阴通降缓图。

处方：北沙参 15 克　麦冬 10 克　丹参 15 克　玉竹 20 克　白芍 10 克　佛手 10 克　香橼皮 10 克　苏梗 10 克　荷梗 10 克　香附 10 克　半枝莲 20 克　陈皮 10 克　三七粉 3 克（冲）。

上方进 12 剂，痛止，口干灼热均减，大便通畅，纳增（每日可食 500 克）。效不更方，原法加减续进。继服 20 剂，体力增，精神佳，饮食香，惟稍有口干而已。胃镜复查：原胃窦部米粒大小之隆起及点状糜烂已全部消失。仍守原意出入，调治两月，巩固疗效。

六、辛甘通阳

适用于脾胃阳虚，症见胃痛喜暖喜按，饥时痛甚，得食痛缓，舌黯苔薄，脉细弦或沉弦。胃病日久不愈，由实转虚，由胃及脾。中土虚寒，肝木来乘。由于气馁不能充运，营虚不能滋荣，此时非甘温不能扶其衰，不和营不能缓其急。宜以辛甘通阳，培土泄木为重点。若有形之滞填塞其中，宜先标后本，积去方可议补。治疗此证，我常以自己配伍的加味黄芪建中汤为主，药用黄芪、桂枝、白芍、炙甘草、饴糖、高良姜、大枣、金铃子、元胡、陈皮。方中饴糖甘平补中缓急，辛温之桂枝温中散寒。二药合用，取辛甘化阴之义，共为主药。以酸苦微寒之白芍和营敛阴，甘平之甘草调中益气。二药合用，取酸甘化阴之义，甘苦相须，能缓急而止痛。姜枣调和营卫，黄芪大补中气，金铃子行气通滞，元胡活血止痛，陈皮理气和胃。诸药合用，使脾胃阴阳平调，营卫协和，气血通畅，脾运胃健。

病案举例：张某，男，51 岁。

胃脘疼痛，已有三年，每至秋冬加重，曾因上消化道出血而三次住院治疗。入冬以来，胃痛又剧。胃镜及钡餐造影诊断：慢性浅表性胃炎、十二指肠球部溃疡。潜血试验阳性。症见胃痛甚剧，牵掣后背，饥时痛甚，嘈杂如饥，得食痛缓，嗳气泛酸，形寒怕冷，大便溏薄。舌黯，苔薄黄，脉沉细。此乃胃病及脾，中宫虚寒，营络枯涩，肝木来乘。治宜辛甘通阳，培土泄木。方用黄芪建中汤主之。

处方：黄芪15克　炙桂枝10克　白芍10克　炙甘草5克　饴糖30克　生姜5克　大枣7枚（切）　三七粉3克（冲）　炒五灵脂10克　蒲黄10克　酒当归10克。

上方进6剂，疼痛明显缓解，仍有胀感。去当归，加丹参15克、降香3克，又进18剂，痛止，泛酸嗳气亦除，纳增，无嘈杂感。嗣后守方加减调治四个月，胃痛未作，潜血试验阴性。

七、升清降浊

适用于中气下陷，症见体瘦纳少，食则不运，腹胀如坠，病久不愈。脾升胃降，合为后天之本。由于积劳积损，脾胃受损，清阳不升而下陷，浊阴不降而停滞，以致提摄无力，内脏下垂，脾虚运化无权，胃中水谷停滞不化，胃失和降，气机壅滞，此乃虚中夹滞。若一味补益升提，则胃气愈加壅滞；如单用疏理，则胃气愈加虚陷，胃亦随疏随滞。故应脾胃同治，升降并调，关键在于掌握分寸。若腹胀便稀，以升清为主；腹胀便干，以降浊为主。药用黄芪、党参、白术、甘草、酒当归、升麻、柴胡、大腹皮、枳壳。

病案举例：王某，男，36岁。

胃脘膜胀三年，伴有隐痛。钡餐造影：胃下垂（髂嵴下

6 厘米）。纳食衰少，食则作胀，有下坠感，站立及行走时尤甚，嗳气频频，偶有吞酸，四肢倦怠，形体消瘦，大便经常干结，不服泻药则数日一行。苔薄，脉弦细。证属中气不足，升降失调，经曰"浊气在上，则生䐜胀"。标实之际，当先开胃，俟胃气得降，清阳自可升发。

处方：太子参 10 克　马尾连 6 克　黄芩 6 克　生姜 5 克　酒军 3 克　大腹皮 10 克　枳壳 10 克　炒莱菔子 10 克　鸡内金 5 克　香橼皮 10 克　砂仁 3 克。

上方进 6 剂，胀减，纳增，大便调畅。守上方加减进 60 余剂，诸症均有好转。钡餐复查：胃在髂嵴连线 1 厘米之内，升高 5 厘米。仍以前方加减调治一月余，腹胀消失，胃纳已振，随访一年，病情稳定。

八、辛开苦降

适用于寒热错杂，症见胃痛喜暖喜按，得温痛减，舌红苔黄。寒邪犯胃，胃阳被遏，气闭热自内生，但寒邪未尽，复又传脾，从阴寒化，成为上热下寒之证。纯用清热，则胃热未除而中寒更甚；一味温补则寒邪未散而胃火更炽。故宜寒热互用以和其阴阳，苦辛并进以调其升降。药用黄芩、黄连、半夏、党参、干姜、吴茱萸、枳壳、砂仁、陈皮。虚象不显者去党参，肠鸣便稀加白术、扁豆，泛酸加乌贼骨、瓦楞子，痰热者合小陷胸汤。

病案举例：王某，男，24 岁。

胃脘胀痛两年有余，伴肠鸣腹泻，受寒或饮食生冷，病情加重。近一个月来，胃痛较剧，泛恶酸水，口苦腹痛，大便溏薄，怕冷喜暖。舌红苔黄，脉象细滑。此乃胃中有热，肠中有寒，寒热错杂。治宜辛开苦降。

处方：黄芩 10 克　马尾连 6 克　姜半夏 10 克　党参 10 克　炮姜炭 5 克　木香 6 克　炒白术 10 克　香附 10 克　延胡索 5 克　炒川楝子 10 克　焦三仙各 10 克。

上方服 6 剂，胃痛止，腹痛亦减，大便转稠。守方加减调治月余，大便成形，胃痛未作。随访四个月，疗效巩固。

九、平肝降逆

适用于肝胃不和，痰浊内阻，胃气上逆，症见嗳气频作或恶心呕吐，大便干结，苔腻。胃气上逆，有寒热之分，虚实之异，但总以本虚标实为多见。若胃失和降，痰浊内阻，肝气冲逆，胃气壅滞，则上见嗳气，呕恶；浊阴盘踞则中见痛痞；腑气不行则下见便结。此乃虚实夹杂、本虚标实之证。胃虚宜补，痰浊宜涤，气逆宜降，补泻并用，两相兼顾。药用旋覆花、代赭石、半夏、生姜、党参、大黄、甘草、苏梗、香附。

病案举例：侯某，女，42 岁。

胃痛已有五年，近两月加重，不思饮食，便干。周前因情志不畅，饮食不节，胃痛大作。钡餐造影：十二指肠球部变形，胃排空时间延长。嗳气频频，恶心呕吐，泛酸不止，不能进食，大便 3 日未行。前医曾予建中剂，痛势不减。舌黯，苔黄腻，脉细弦。证属肝胃不和，痰浊中阻，虚实并见，应平肝降逆。

处方：旋覆花 10 克（包）　代赭石 20 克（先煎）　太子参 10 克　姜半夏 10 克　生姜 5 克　酒军 3 克　甘草 3 克　香附 10 克　苏梗 10 克　白芍 10 克　焦三仙各 10 克。

上方进 2 剂，痛势大减，大便略稀，嗳气、呕吐均除。守

方又进 4 剂，痛止，大便稠。续进 6 剂，诸症悉平，每餐能食
150 克，无不适。继服丸药以期巩固。

十、散寒通阳

适用于寒邪犯胃，胃痛暴作，痛势较剧，喜暖喜按，苔薄
白。身受外寒或饮食生冷，则寒积于中，胃中阳气被遏而不宣
通，血因寒凝而不畅行，正邪交争，故胃痛暴作。素有胃病，
复感寒邪，最多此症。此乃实证，治当温散宣通。药用良姜、
香附、吴茱萸、苏梗、荜澄茄、陈皮、生姜、砂仁。若寒食交
阻，酌加焦三仙；化热者加黄连，或改用辛开苦降法。

病案举例：王某，男，27 岁。

胃脘痛已四年有余，反复发作，苦楚难言。三日前受寒，
胃痛骤起，痛势较剧，泛吐酸水，痛甚恶心欲呕，喜暖喜按。
曾作钡餐造影无异常症状。舌黯苔薄，脉弦。证属寒邪犯胃，
胃阳被遏，胃失和降。拟温中散寒，宣通阳气。

处方：高良姜 10 克　香附 10 克　苏梗 10 克　陈皮 5 克
香橼皮 10 克　佛手 5 克　炒川楝子 10 克　延胡索 5 克　煅瓦
楞子 10 克　乌贼骨 10 克　马尾连 5 克（6 剂）。

上方服 6 剂，胃痛即止。守方又进 6 剂，已不泛酸，饮食
如常。随访四个月，胃病未作。

疏调肝木法在脾胃临证中的应用

　　肝为风木之脏，喜条达，主疏泄；脾为至阴之脏，性善静，但必赖肝之疏泄，始能职司运化；胆附于肝，肝之余气泄于胆，聚而成精；肝气疏达，精气泄于肠胃，以助胃腑腐熟水谷之用。故肝木疏泄，能使脾气升发，脾之精微上归于肺，并使胃气下降，将腐熟之水谷畅达而入小肠。此为"木气动，生气达，故土体疏泄而通也"。

　　厥阴之脉，夹胃属肝，上贯膈，布胁肋；冲脉隶于阳明，肝主冲脉，故肝胃之气相通，肝经调畅，胃气和顺。所以《黄帝内经》（以下简称《内经》）指出"土得木而达"，若肝失疏泄，木气郁结，则脾气不升，胃气不降，壅滞为病；或疏泄太过，横逆而犯，脾胃受戕，升降无度；或脾胃虚弱，肝木乘之，气乱为病，故《内经》又说"土恶木也"。

　　肝木失调，脾胃受之。临床症状虽重在脾胃，然其病机实在于肝。用疏调肝木法，使气和而顺，脾胃自安。如张景岳说："善治脾者，能调五脏，即所以治脾胃……如肝邪之犯脾者，肝脾俱实，单平肝气可也。""木郁达之"乃调肝之大法，疏气令调，脾胃自安。但肝气不条有横逆、郁结、因虚、因实，欲使肝气条达，或泻或补，舒调郁滞，或平降亢逆，方法各异，当审证权宜而应变。如李念莪说："疏其血气，非以攻伐为事，或补之而血气方行，或温之而血气方和，或清之而血气方治，或通之而血气方调，必须随机应变，不得执一定之法以应无穷之变也。"临床运用疏调肝木，调整脾胃气机的方法是多种多样的。

疏肝解郁和胃

凡脘腹作胀，攻撑连胁，时轻时重，甚则胀痛，按之则舒，食少不饥，常与情志变化有关。舌淡红、苔白，脉弦。当以疏肝解郁和胃为法。

肝郁气滞，木郁土壅，脾胃失于升降，则气机不行，壅阻于中，故而膜胀。疏肝理气，伸其郁，导其滞，使中焦气机通畅，上下无碍，则胀可消，食可进。"肝欲散，急食辛以散之"，故疏肝常用辛香之品，既能理肝气，散肝郁，又能调理脾胃气机。同时并佐酸味药，使其散中有收，开中有合。方以四逆散加减，白芍、柴胡、香附、郁金、枳壳、陈皮、苏梗、甘草。痛甚加金铃子、延胡索，偏寒加荜澄茄、高良姜，郁而化热加牡丹皮、山栀。

平肝降逆止呕

凡是肝气横逆犯胃，症见恶心、呕吐，或嗳气频作，呃逆少食，胸胁满闷，大便干结，舌红苔腻，脉弦滑，则应平肝降逆止呕。

反胃作呕，多由肝气冲逆，胃失和降所致。肝气横逆犯胃，则清气遏而不升，浊气逆而不降。故降胃之法，当平降肝木之气，则呕逆自止。然肝气冲逆之因，既有因阴寒客于肝经，上犯阳明胃腑，出现干呕、吐涎沫者；又有因情志怫郁，肝气横逆，动膈而呕者。故其治疗大法虽同，但遣方用药各异。方以旋覆代赭汤加减，旋覆花、代赭石、生姜、大枣、白芍、柴胡、香附、枳壳。因寒者加吴茱萸，因热者加芩、连，便干者加酒军。

滋阴疏肝和胃

肝阴不足之肝胃不和，症见胸胁胀满不舒，食少不饥，或胃脘痞胀，噫气心烦，口咽发干，大便不爽，失眠多梦，舌红少苔，脉弦细，治当滋阴疏肝和胃。

肝以血为体，气为用；血主濡润，气主温煦，共奏营养和生发作用。若肝阴不足，肝失所养，变柔为刚，气横所指，胃当其冲，只有滋养肝血，肝气才能复其条达畅通之性，脾胃随之而复升降之机。若单用疏肝平肝，一概克伐，则犯虚虚之戒，应宜酸甘合用，既能化阴养肝，又能健脾柔肝，此乃养肝之妙法。少佐疏肝之品，以顺肝木条达之性，发其郁遏之气。方选一贯煎加减，白芍、当归、沙参、生地黄、川楝子、郁金、陈皮、甘草。失眠加炒枣仁；阴虚生火加牡丹皮。

益气疏肝健脾

大凡气虚肝郁而引起的肝脾不和，症见胸胁满闷而胀，腹满不食，食则胀甚，完谷不化，兼有肢体懈怠，气短无力，妇女月经延期量少，舌淡苔白，脉沉细或沉弦少力。治宜益气疏肝健脾。

肝为刚脏，体阴用阳。肝之阳气，主于升发疏泄，肝阳气衰，肝阴难展，升发疏泄无权，则失其条达之力，进而传脾。唐容川指出："肝气虚，则水泛脾经。"以辛甘合用，化生阳气，则肝气充盛，疏泄得力。少佐补血之品，以养肝体而助肝阴。此属因虚致郁，与单纯肝郁有别。方以黄芪建中汤加减，黄芪、桂枝、白芍、柴胡、茯苓、炙甘草、香附、陈皮。

抑肝扶脾止痛

肝气横逆，乘克脾土引起泄泻，症见胸胁苦满，心下痞塞，脘腹胀痛，痛则泄泻，泻后痛减。每因抑郁恼怒或情绪紧张而发作。舌红苔黄，脉弦。法当抑肝扶脾止痛。

气机不利，肝失条达，横逆犯脾，失其健运，清阳不升，浊阴不降，清浊相干，隧道壅滞，脘腹胀痛，精气合污下降，而见泄泻。只有平肝木之横逆，才能复脾土升运之职。方以痛泻要方加减，白芍、防风、柴胡、茯苓、白术、枳壳、陈皮、甘草。

培土抑木止泻

适用于脾虚肝乘之腹泻证。症见大便清稀，完谷不化，肠鸣时作，脘腹胀痛，痛无定处，病程较长，伴有面黄少华，倦怠乏力，舌淡苔白，脉沉弦无力。

脾胃虚弱，肝气乘之，治当扶土为主，抑肝为辅，若单以扶土为事，难奏全效，平其贼寇，缓其肝急，实为扶土又一途径。此与上法抑肝为主，病机先后不同，虚实有异，两相对照，应予区别。方以柴芍六君子汤加减，柴胡、白芍、党参、茯苓、白术、半夏、陈皮、香附、甘草。

疏肝理气化痰

适用于肝气郁结，痰湿阻滞之梅核气。症见咽中不适，似有物梗阻，胸闷善太息，舌红苔腻，脉弦滑。

肝木怫郁，乘其中土，脾气阻遏，津液不布，反聚为痰。若郁久化火，则炼液成痰，痰气交结，阻滞气机。故治痰先理气，气顺痰自消。宜疏肝解郁，佐燥湿祛痰。肝气得展，痰湿亦化，咽哽可去。方以四逆散合半夏厚朴汤加减，白芍、柴胡、半夏、香附、郁金、厚朴、枳壳、陈皮、苏梗、金铃子。痰热加黄连、竹茹；胸闷加瓜蒌。

清肝散郁和胃

适于肝郁化火，肝火犯胃。症见胃脘灼痛，呕吐不食，泛酸嘈杂，口苦口干，腹满便秘或溏泻。舌红苔黄，脉弦滑而数。

肝气郁结，久而化火，或肝旺气横，"气有余便是火"，肝火怫逆，顺乘阳明。则脾之精微不行，浊液不降，以从木气而化酸。叶天士云："泄厥阴以舒其用，和阳明以利其腑。"治以苦辛为主，以酸佐之。苦能清热，辛能散郁，酸敛横逆之势。苦辛相合，泄肝之阴；酸苦相合，泄肝之热。又苦辛能通降，可复胃腑通降之职，其气即安。方以左金丸合金铃子散加减，吴茱萸、黄连、黄芩、白芍、半夏、金铃子、元胡、苏梗、香附、陈皮。

疏肝除湿散满

肝气郁结，湿浊中阻而致鼓胀，症见腹胀，叩之如鼓，按之不坚，食后作胀，嗳气不爽。苔厚腻，脉弦滑，治宜疏肝除湿散满。

肝气郁遏日久，势必乘制脾土，脾胃运化失职，升降不调，水湿停留，壅于中焦。药用柴胡、白术、苍术、茯苓、半夏、车前子、陈皮、香附。湿从热化加茵陈、藿香。

化瘀舒肝和络

适于肝脾不和，见证日久，用疏肝诸法不应，营气痹窒，络脉瘀阻，胸胁脘腹之痛久不除，其痛如刺，痛点固定，或大便色黑，甚或吐血，舌黯或紫，脉弦或涩。

《血证论》说："运血者即是气。"肝主藏血，木气冲和条达，则血脉流畅。胃为多气多血之腑，肝疏土达，升降调畅，血行不息。若肝失疏泄，气滞不畅，则血瘀不行，胃络受阻，不通则痛，当疏肝理气，以复脾胃升降之机，活血化瘀，以行胃络之瘀血。方以金铃子散合失笑散加减，金铃子、延胡索、炒五灵脂、生蒲黄、香附、青陈皮、枳壳、丹参、乌贼骨。顽固性疼痛加九香虫、刺猬皮。

肝木伤土，病及肝、脾、胃几种脏腑，用药时应注意两点：

第一，用药时要考虑一药多性、一药多用的特点，尽量选用既利于疏调肝木，又有健脾和胃而又无伤胃滞脾之弊的药味。

第二，肝性喜润恶燥，脾性喜燥恶湿，选方用药要注意润燥得宜，刚柔相济，随证施治。

"怒伤肝""思伤脾"，乐观开朗，心旷神怡，亦为疏调肝木以治理脾胃气机的关键。

治胃病用补法小议

胃病的治疗，目前有趋补之势。胃为后天之本，后天有病，多由气血寒热阴阳、脏腑功能失调所致，当先调整，使之归于平衡，非必以补，方能助其后天。胃与脾互为表里，脏腑络属。胃主纳，脾主运；胃宜降，脾宜升；胃喜润，脾喜燥。其纳、运、升、降、润、燥六字，既概括了脾胃的生理特性和喜恶，又体现了治法内容。即其中升、运、润三字，虽寓有补法之意，但也示人不宜呆补、漫补、壅补。因此，胃病的补法应补中有通，静中有动。使补而不滞，润而不腻，能升能运，以顺其脾胃升降或通降之性。

胃病虽言初病多实，久病必虚，但必须结合临床实际久病未必皆虚。例如久病由气入络，可表现为瘀痛实证或血瘀气滞；久病脾虚，痰浊困之，或久病及脾，运化失司，气滞于中，水湿不化，或复加情志、饮食所伤，往往又兼气滞、痰湿、食滞等，表现为实证或虚实夹杂。在治疗上，虽有脾虚，但如气滞明显，一味补之，往往滞气生满，导致滞痛、胀满等症加重；气虚夹滞，食积难化，如一味补气健脾，影响消导，反加胀痛；又如脾虚夹湿，或痰浊阻中，虽病由脾虚不运所致，临证如不细察舌苔，急于进补图本，过用甘腻之品，则反滋脘痞腹胀，甚至厌食、泛恶；再如中焦脾胃气虚，兼见湿热，或胃火内炽，或胃阴不足、虚火内扰，或脾胃伏热内蕴又兼脾虚之象，这等虚实寒热错杂之症，不能只见其虚，忽视其实；只重其本，不顾其标。如误用补法，或甘腻滋湿恋热，邪不易撤；或益气生火，助长其热，所谓"气有余便是火"也。

上述仅属举例，临床尚有更多复杂的情况。因此胃病虚证之用补法，我们不仅要"先其所因，伏其所主"，针对病因治疗，还要权衡标本缓急轻重，或先祛邪而后补虚，或补泻兼用。

胃病之使用补法，我一般只限于下述几种情况。

脾气虚弱，中气下陷

症见腹胀作坠，食后不化，形瘦纳少，或伴内脏下垂等，方用加味补中益气汤。以党参、黄芪、白术、甘草益气升阳；配升麻、柴胡以助升提；当归补血；陈皮、枳壳、香橼皮、佛手、大腹皮等助其通降。使补中有通，升中有降，脾阳升发，胃气下行，清升浊降，虚实更替，不使壅塞通降之路。

脾胃阳虚

症见胃脘冷痛或绵绵隐痛，喜温喜按，饥时痛甚，得食痛缓，舌淡、脉沉细等。此时当以辛甘或甘温，建中通阳以缓其急，方用黄芪建中汤加高良姜、金铃子、延胡索、陈皮等。

胃阴不足

症见胃脘灼痛或隐痛，口干纳少，大便干结，舌红少苔等。我常用自己配制的加减益胃汤治疗，以沙参、麦冬、石斛甘凉濡润，养阴生津；白芍、乌梅、甘草酸甘化阴；酌配金铃子、香附、丹参以行气和血，舒肝止痛。

至于胃病之虚实兼夹，我多着重祛邪。主张先治其标，使胃复通降，脾得健运，从而食进胃强，水谷得以充养，则不补自补，脾胃自能恢复正常功能。而不早用补剂，防止祛邪不尽，窒塞脾胃升降气机。例如脾虚兼气滞，先用香附、苏梗、陈皮、香橼皮、佛手、枳壳、大腹皮等行气通降，虚证明显才用党参、炙甘草顾本；脾虚中焦湿浊不化，常用藿香、佩兰、川朴、清半夏、伏苓、滑石、通草等芳化淡渗，脾虚明显才加山药、扁豆、薏苡仁等运脾助中；脾虚夹有食积，则先用鸡内金、枳壳、陈皮、莱菔子、制大黄、谷麦芽、胡黄连、吴茱萸等消导化积，如脾虚明显才加太子参、白术等消中兼补。

可见胃病之治法，着重于"通"，补法亦需寓通。正如高士宗所说："通之之法，各有不同，调气以和血，调血以和气，通也；上逆者使之下行，中结者使之旁达，亦通也；虚者助之使通，寒者温之使通，无非通之之法也。"

朱丹溪说过"痛无补法""诸痛不可补气"；但后来他又说："脾虚正气不行，邪着为病……若不补气，气由何行？"他通过临床实践，认识上有了发展。我则主张治胃宜通降。即使有可补之征，一是要确属虚证，还要看其是否受补；二是要补之得当，补之得法；三是要补中兼通，反对漫补、呆补或壅补。这也是我长期临证所得的一点体会。

心悸治例

肝郁气滞

陈某，女，27岁。

1976年7月13日初诊：两个月前，始觉胸闷，心悸易惊，旋即时觉心前区疼痛，心悸气短，情绪紧张则易发作，并伴周身乏力、头晕、肢颤，有时汗出较多，四肢觉凉。舌质淡、苔薄黄而腻，脉象细数。心电图检查：T波倒置，心得安试验阳性，其他检查正常。诊断为心神经官能症，经服心得安、谷维素等西药及温胆汤、归脾汤等方剂效果不显。细审脉症，此乃肝郁气滞，血行不畅，以致心神不宁，治拟疏肝解郁、重镇心神。

处方：旋覆花10克　车前子10克（包）　郁金10克　川芎10克　当归10克　党参10克　橘皮5克　佛手6克　炙甘草3克　珍珠母30克（先煎）　龙齿30克（先煎）。

服上方20剂，心悸未发，心前区闷痛亦减，唯神疲、头昏仍存，纳差，宗原方，加谷麦芽各30克。上方又服20剂，精神转佳，心悸、自汗、乏力诸症均退，食欲增加，但睡眠较差，心电图检查正常，守上方，加养血安神之品以巩固疗效。随访年余，症情基本稳定。

西医的心神经官能症，是常见的心血管功能失调疾患，据其临床表现，在中医学理论中属于肝心两经的病变。从本案症情来看，主要侧重于肝，因肝主疏泄，条达气机，肝藏血，对人体血液循环有调节作用。肝体阴而用阳，肝阴不足而致肝阳上亢，故头晕、肢颤、心悸等症频作；血汗同源，汗乃心之液，心虚则汗出较多，血虚则气亦虚，故见气短心悸、汗多肢冷等症。用药宜侧重柔肝解郁，佐以重镇心神，方中以陈皮、郁金、佛手、旋覆花疏肝理气，使气机条畅；当归、川芎养血活血；珍珠母、龙齿重镇肝阳以安心神；又用党参、炙甘草益气以生血；车前子引郁热下行，故药后收效较好。前治用归脾、温胆诸方之所以效果不显者，是因为未曾注意肝郁气滞这一病理关键。

心阳不振

陶某，男，20岁。

1977年8月30日初诊：阵发心悸，两月有余，并伴胸闷、气短乏力，动则易汗，有时呼吸艰难，四肢发凉，睡眠不稳，梦多且恶，面色稍见苍白，神疲肢软。舌质黯、苔薄白，脉象沉细。心电图检查：窦性心律不齐，心动过缓，未见器质性病变。就诊时心率58次/分。曾用安神镇静等中西药物，均未见效。此属心阳不振，气血瘀阻，以致心神失养，治当温阳益气、活血化瘀。

处方：党参10克　当归10克　赤芍10克　炒枣仁10克，黄芪12克　丹参12克　炙甘草6克　附片5克　川芎5克　桂枝3克　龙齿30克（先煎）。

服上方 6 剂，心悸、胸闷、气短消除，多汗、失眠亦有好转，唯肢倦乏力，四末欠温，原方增损续服 6 剂而愈。

本例系因阳气不足，血行不畅，心神失养，故症见心悸气短、肢冷多汗、舌黯、脉细等。《伤寒明理论》指出："其气虚者，由阳气虚弱，心下空虚，内动而为悸也。"治以温通心阳、活血化瘀为主，方用党参、黄芪、甘草、附片、桂枝温阳益气通血脉；用当归、川芎、丹参、赤芍活血祛瘀通络脉。两队药物配合，相辅相成，可以加强疗效。此外，黄芪、当归相伍，有当归补血汤意，可以益气养血活血；桂枝、甘草、赤芍配合，寓桂枝甘草汤及桂枝汤意，可通心阳、益心气、和营卫、化水饮；辅以枣仁养心安神，龙齿镇心安神。诸药相配，气血同治，标本兼顾，故获良效。

心脾两亏

陈某，女，30 岁。

1977 年 8 月 19 日初诊：妊娠 8 个月有余，近来心慌心悸，并伴失眠头昏，周身疲乏无力，甚则需卧床休息，食欲不振，二便尚调。苔薄黄，脉象细滑而数。诊时心率 116 次 / 分，律齐。此系心血不足，脾运不健所致，法当补养心脾为主。

处方：党参 10 克　当归 10 克　茯神 10 克　龙眼肉 10 克　黄芪 12 克　白术 5 克　甘草 5 克　莲子心 5 克　远志 6 克　竹叶 6 克　生牡蛎 30 克（先煎）。

服上方 6 剂后，心慌心悸已平，余症亦均好转，唯睡眠欠佳，上方去莲子心，加生地黄 12 克、莲子肉 10 克。6 剂后诸症全消。后足月分娩，母子均健。

《丹溪心法》指出："怔忡者血虚。怔忡无时，血少者多。"《济生方》亦强调："怔忡者，此心血不足也。"心慌心悸即是怔忡。本病的形成，主要由于阴血亏损，血虚则心失所养，而致悸动不宁。本例见于妊娠后期，怀孕期间母体需供给胎儿血液营养，即所谓"聚血养胎"是也。因而形成阴血偏虚，不能奉养心神，发为心慌心悸。同时由于患者脾虚纳少，以致血液生化之源不足，使虚者愈虚。证属心脾两虚，故以归脾汤出入为治。方取党参、黄芪、白术、甘草补脾益气；用当归、龙眼肉、茯神、牡蛎、远志补血养心、安神定悸。复诊时以莲子肉易莲子心健脾益气，更加生地黄滋养阴血，俾气血得充，心脾得养，则诸症自然潜消默退。

气血俱虚

姚某，女，41岁。

1981年4月16日初诊：心悸时发时止，已历五年，多于月经之前发作，生气或劳累之后亦发。作时胸闷，左胸偶有刺痛，恶热，容易汗出，大便正常，月经量少。舌淡红，有齿痕，苔薄白，脉沉细。此属气血俱虚，心失所养。当以益气养血、镇心安神为法。

处方：党参15克　炙甘草5克　当归10克　麦冬10克　丹参10克　生龙骨、生牡蛎各20克（先煎）　赤芍10克　三七粉3克（冲）　红花5克　香附10克　炒枣仁10克。

服上方6剂，心悸略有好转，心烦易惊，他症如前，再以镇心安神续进：

珍珠母30克（先煎）　夏枯草10克　龙齿15克　琥珀粉

3 克　当归 10 克　白芍 10 克　生地黄 10 克　半夏 10 克　茯苓 15 克　生牡蛎 15 克（先煎）　车前子 10 克（包煎）。

服上方 6 剂，心悸渐平，心烦亦减，夜寐转安，气短，舌红苔薄黄，脉沉细而弦，再以原意出入，继服 6 剂，巩固疗效。

心悸一证，有虚实之分。本案为气血不足，心失所养，兼见相火偏盛。若单予益气养血，必助虚火内扰，故以养血益气与清肝泻火清心之品同用，使邪火去而心神安，气血旺盛，心得所养，心悸而平。

胁痛的病理及其治疗

胁痛为病，责于肝胆

胁痛是以一侧或两侧胁肋疼痛为主要表现的一种病证，也是临床上比较常见的一种自觉症状。《内经》对本病记载甚详，如"肝病者，两胁下痛引少腹，令人善怒"（《素问·脏气法时论》）；"肝胀者，胁下满而痛引小腹"（《灵枢·胀论》）；"邪客于足少阳之络，令人胁痛不得息，欬而汗出"（《素问·缪刺论》）；"胆胀者，胁下痛张，口中苦，善太息"（《灵枢·胀论》）。肝居胁下，其经脉布于两胁；胆附于肝，其脉循于胁。胁痛的发生主要是由于肝胆的病变引起的。所以古代不少医家认为，胁痛之病，责于肝胆，如张景岳说："胁痛之病本属肝胆二经，二经之脉皆循胁肋故也。"（《景岳全书·胁痛》）

病起多因，不外寒热瘀三种

引起胁痛病因，是多方面的，但《内经》认为，胁痛虽起因众多，不外于寒、热、瘀三种。

"寒气客于厥阴之脉，厥阴之脉者，络阴器，系于肝，寒气客于脉中，则血泣脉急，故胁肋与少腹相引痛矣"（《素问·举痛论》)。

"肝热病者，小便先黄，腹痛，多卧身热。热争则狂言及惊，胁满痛，手足躁，不得安卧"（《素问·刺热论》）。

"邪在肝，则两胁中痛，寒中，恶血在内，行善掣，节时脚肿"（《灵枢·五邪》）。

肝属木，性刚强，喜条达，恶抑郁，职司疏泄；胆为中清之府。若情志失调，寒温不适，致使肝胆郁阻，疏泄失司，均可导致胁痛。按照《内经》关于寒、热、瘀诸因导致胁痛的理论，我在临床上常把胁痛归纳为肝郁气滞、肝脉瘀阻和肝胆湿热三类。

一、肝郁气滞

情志抑郁，暴怒伤肝，悲哀气结，肝失调达，疏泄不利，气阻络痹，而致胁痛。诚如《金匮翼·胁痛统论·肝郁胁痛》上说的："肝郁胁痛者，悲哀恼怒，郁伤肝络。"《杂病源流犀烛·肝病源流》也说："气郁，由大怒气逆，或谋虑不决，皆令肝火动甚，以致肤胁肋痛。"

肝郁气滞胁痛的主要见症是：胁肋疼痛，以胀痛为主，疼痛常随情志变动而增减，并常伴食欲减少，嗳气恶心，苔薄，脉弦等候。治宜疏肝理气，方用柴胡疏肝散加减。用柴胡疏肝，配香附、枳壳理气；川芎活血；芍药、甘草缓急止痛。胁痛甚者，酌增青皮、郁金、金铃子、元胡，以增强理气通络止痛之作用；若肝气横逆，脾运失常，症见胁痛而肠鸣腹泄者，可入防风、扁豆、苍术、薏苡仁以泄肝健脾止泻；如兼胃失和降，症见胁痛而恶心呕吐者，可加旋覆花、代赭石、半夏、生姜、枳实、竹茹以和胃止呕。

病案举例：杨某，女，46岁。

1971年7月22日初诊：右上腹及胁肋阵阵疼痛，牵引右背及肩胛已有六天，常泛恶。入某医院住院。西医诊断为胆囊炎，用消炎止痛药无效，应邀会诊。诊时：右上腹及胁肋疼痛颇剧，按之更甚。伴有嗳气恶心，甚则呕吐。食欲减退，小便色黄。舌质红而少苔，脉象细弦。

病系肝郁气滞，横逆犯胃，胃失和降。治宜疏肝理气，和胃止呕。

处方：柴胡10克　黄芩10克　白芍12克　元胡6克　竹茹10克　枳壳10克　青皮、陈皮各6克　川楝子10克（3剂）。

7月25日二诊：服上方3剂，右上腹及胁肋痛均有减轻，已不牵引肩背，恶心亦少，自觉胸脘痞闷。气滞稍减，但肝胃未和，再以原方去竹茹，加香附10克、郁金10克续进。

7月28日三诊：服上方3剂，痛解思食，恶心已止，胸脘痞闷已除，精神亦振，舌红转淡，布有薄白苔。效不更方，去延胡索、川楝子。再服6剂，痊愈出院。

患者以右上腹及胁肋痛为主症，究其原因是由于肝胆二经之气与火易于串动，胸胁为其分野，故其疼痛，首先于胁肋及右上腹，甚则牵引后肩及背胛，嗳气、呕逆、满闷，此乃肝气侮胃。故以疏肝理气为主，佐以和胃止呕，肝胆得以疏泄，胃降络和，其痛即止，他症亦除。

二、肝脉瘀阻

气为血帅，血为气母。气行血亦行，气滞血亦滞。气郁日久，血行不畅，肝脉瘀阻，瘀血停积，胁络不畅，出现胁痛。

强力负重，跌损受伤，瘀血停留，胁络被阻，都可导致胁痛。《金匮翼·胁痛统论·污血胁痛》："污血胁痛者，凡跌仆损伤，污必归胁下故也。"此即"久病在络，气血皆窒"的意思。气滞与血瘀，是互相影响的，气滞可导致血瘀，血瘀亦可导致气滞，二者既能先后出现，亦可同时存在。那么如何区分呢？张景岳讲得清楚，他说："察其有形无形，可知之矣。盖血积有形而不移，或坚硬而拒按；气痛流行而无迹，或倏聚而倏散。"（《景岳全书·胁痛》）

气滞胁痛多以胀痛为主，且痛无定处，游走无常，血瘀胁痛多以刺痛为主，且痛有定处，入夜尤甚，或胁肋下见癥块，舌质紫暗，并有瘀点，脉象沉涩。胀则气滞，刺则血瘀，这是区分二者的要领。治疗血瘀胁痛，应以疏肝理气解郁，化瘀活络止痛为法。方可用柴胡疏肝散合金铃子散加减主之。

病案举例：姜某，女，23 岁。

1977 年 8 月 19 日初诊：右胁疼，已有两年，近年尤重，甚则牵引后背肩胛，痛如针刺，纳呆，食后脘胀，不呕不呃，肢倦乏力，伴有偏头痛。二便正常，经来量多错后，色暗带有血块。肝功能检查正常，胆囊造影未见异常。舌质红，尖有瘀点，苔薄而白，脉急弦细。病系肝郁气滞日久，肝脉瘀阻作痛。治宜疏肝理气解郁，化瘀活络止痛。

处方：柴胡 10 克　白芍 10 克　郁金 5 克　香附 10 克　川楝子 10 克　元胡 5 克　甘草 6 克　丹参 12 克　生牡蛎 12 克（先煎）青皮、陈皮各 5 克　枳壳 10 克（6 剂）。

9 月 2 日二诊：服药 6 剂，胁背痛显著减轻，偏头痛亦有好转。唯食后脘胀未解。再以前方去甘草加焦三仙为治。上方续进 6 剂，病痊愈。两月后随访，未曾复发。

患者胁痛如刺，舌有瘀点，此乃血瘀胁痛的主证。关于偏头痛的发作，亦为肝经气火上扰所致。因此，着重于疏肝理气解郁，化瘀活络止痛。方宗柴胡疏肝散合金铃子散出入，佐以通络止痛化瘀之丹参、郁金、生牡蛎等味，药对病机，故两年沉疴，仅服药 10 余剂而收全功。

三、肝胆湿热

外邪内侵，或饮食失调，以致湿热蕴积于肝胆，脉络失和，疏泄失司，也可以引起胁痛。

肝胆湿热的胁痛主要见症是：胁痛阵阵，寒热往来，胸闷纳呆，口苦咽干，恶心呕吐，目赤或黄，躯体色黄，小便短赤（大便干结）。舌苔黄腻，脉弦数。治宜疏泄肝胆，清热通腑。方用大柴胡汤随症加减。柴胡疏肝，可透达少阳之邪外出；黄芩清泄少阳，清热除烦；大黄泻热通肠，行瘀破积；三药配伍，能解蕴积于肝胆之湿热。白芍柔肝止痛；枳实破气消积，与诸药配合，能除胁痛苦满、心烦和寒热往来之症。半夏、生姜可和胃降逆止呕。因此，用大柴胡汤随症加减，治湿热蕴结于肝胆之胁痛，效果较为理想。

病案举例：胡某，女，29 岁。

1977 年 8 月 30 日初诊：阵发性右胁疼痛已历两年余。初起每年疼痛二三次，近一年中每月疼痛一两次，痛甚如绞，难以忍受，伴有恶寒发热，呕吐苦酸水液，曾住院治疗，疑为慢性胆囊炎、胆石症，未做胆囊造影。经消炎止痛处理后疼痛缓解。近日病又复发，右胁疼痛，波及胃脘，有时嗳气或呕吐恶心，纳差，神疲，口苦咽干，大便干结，三四日一次，小便短赤。舌尖红苔根黄腻，脉象弦细。病属肝胆湿热，失于疏泄，阳明燥屎内结，腑行不畅。治宜疏肝泄胆，清热通腑。

处方：柴胡12克 黄芩10克 白芍12克 枳实10克 茯苓12克 金钱草30克 栀子10克 大黄10克 生姜10克 当归10克（6剂）。

9月6日二诊：服上药6剂，右胁疼痛减轻，嗳气呕吐亦除，腑气已通，初硬后溏，每日1次，胃已不痛，但有胀满感，小便仍黄，舌尖红，苔转薄白、脉弦细。查肝功能正常。再以原方增删，减大黄之量，去栀子、生姜，加大腹子皮、车前子。

9月23日三诊：服上方5剂后，疼痛基本消失，胃脘胀满亦有减轻。自觉上方有效未来就诊，又照原方服6剂后，右胁痛止，胃胀近消，唯纳谷不香，神疲乏力，大便溏薄。去大腹皮、大黄、金钱草，减柴胡，入山药、扁豆、神曲，以健脾胃，巩固疗效。上药又进6剂，诸病痊愈，3个月后随访病未复发。

本证胁痛，伴有寒热，口苦咽干，脘痛，纳呆，便结，尿赤，苔黄腻等候，都是由于肝胆湿热蕴结引起的，其中寒热、口苦咽干等为少阳证，胃脘胀痛，区恶纳呆、大便秘结、小便短赤、舌苔黄腻等为阳明腑实证。故用大柴胡汤加减，以疏利肝胆，清热通腑，入茯苓、金钱草、栀子以清利湿热，加当归配合白芍以养血和营止痛，这样内通外攘，湿热清，肝疏利，气血畅，故诸症均消，疗效颇佳。

混淆之候，必须详加细别

"心病者，胸中痛，胁支满，胁下痛，膺背肩甲间痛，两臂内痛"（《素问·脏气法时论》）。《内经》上讲的这一种由于心血瘀阻所引起的胁痛，同肝胆病变引起的胁痛，容易混淆，必须详细辨别。就我自己的临床体会来说，我认为二者的区别有这样四点：

1. 二者都有胁痛和胸痛的病证，但前者多以胸痛为主，后者多以胁痛为主。

2. 前者常伴心悸、气短、面青、唇爪青紫等心经病证候；后者往往伴有纳呆、吐恶等脾胃病症状。

3. 前者疼痛，往往呈阵发性，常与气候变化有关；后者疼痛每因情志变化而增减。

4. 前者胸痛，常沿左臂手少阴及手太阴经放射；后者胁痛往往牵引少腹为多见。

总之，只要抓住胸痛还是胁痛这一主症，同时详细审察其他症状，二者是完全可以区别的

慢性泄泻医疗诸法

脾肝肾同调

慢性泄泻多由脾、肝、肾三脏功能失调所致，而尤以脾胃功能失调为主。故治疗慢性泄泻，应以健脾为主，辅以抑肝、温阳之品。药用白术、山药、扁豆、茯苓、白芍、陈皮、炮姜、肉桂等为基本方。方中白术、山药、扁豆、茯苓健脾化湿，配白芍以抑肝，炮姜、肉桂以温运脾肾阳气。全方轻灵而不腻滞，随证加减，疗效显著。如食少纳差，脾虚明显者，加党参、莲子肉、砂仁；肠鸣腹痛，肝气乘脾明显者，加防风、木香；形寒肢冷，五更泄泻明显者，加补骨脂、肉豆蔻。

病案举例 1：韩某，男，38 岁。

慢性泄泻已有五年，时轻时重。曾在某医院做乙状结肠镜检查，诊断为慢性结肠炎；多次大便检查有黏液及少量红、白细胞。近两月来，每遇寒凉则痛泻加重，大便稀薄夹有黏液，日三四次，形体消瘦，纳少腹胀，食入不化。舌质淡，苔薄腻，脉弦细。

处方：党参 10 克　白术 10 克　茯苓 10 克　莲子肉 10 克　白芍 10 克　炒陈皮 10 克　焦三仙各 10 克　砂仁 2 克　肉桂 3 克　炮姜 5 克　扁豆 15 克（6 剂）。

药后腹痛减轻，大便转稠，日二三次，惟黏液仍多，前方去焦三仙，加马尾连6克，续服18剂，大便常规检查正常，余症悉除。

病案举例2：陈某，女，80岁。

胃癌术后，腹痛腹泻已达四个月，形体日渐虚羸，腰酸耳鸣，近一周腹泻增至日10余次，呈稀水样，脘腹作胀，肠鸣，痛则作泄，泻后痛缓。大便常规检查可见少量脂肪球。面色无华，舌淡苔薄白，脉弦细。年高肾衰，复加胃癌术后，脾胃受损，肝气乘之，致水谷不化。拟先扶脾抑肝。

处方：山药10克　扁豆15克　炮姜3克　土炒白术5克茯苓10克　荷叶10克　陈皮炭3克　防风10克　白芍10克砂仁3克　甘草5克（6剂）。

药后大便成形，日二三次，腹痛明显减轻。前方去荷叶，加太子参10克、肉桂3克，续服12剂，大便常规检查无异常。遂以香砂六君汤培补之。

病案举例3：董某，女，50岁。

七年前患急性菌痢，嗣后经常腹泻，此次发作已有月余，形寒肢冷，左下腹部疼痛，晨起尤甚，肠鸣即泻，日二三次，多为黏液或水样便，无脓血。大便常规检查：脓球（++）。自感腰酸倦怠。近半月小便失禁，纳少口苦。舌质黯，苔薄黄，脉沉细。此系脾肾阳虚为主，下元不固，湿热未净，证情复杂。治以温肾健脾，佐以清热利湿。

处方：补骨脂10克　益智仁10克　乌药5克　土炒白术10克　扁豆10克　山药10克　茯苓15克　陈皮炭5克　白芍10克　肉桂5克　黄柏5克（6剂）。

药后大便黏液明显减少，腹痛减轻，苔黄已退，上方去黄柏加山药 15 克，续服 18 剂，大便成形，小便已能自控，大便常规检查无异常。

疏理消导

暴泻属实，久泻属虚。这是一般的规律。由于至虚之处，常是容邪之所，故久泻每易出现虚中夹滞：或湿热未净，或气机壅滞，或入络留瘀，或湿浊不化。此时不宜滋补止涩，以免"闭门留寇"，应取疏理消导之法，俾"陈莝去而肠胃洁"。基本方：酒军、槟榔、大腹皮、枳壳、木香、焦三仙。用酒军者，取其消积导滞，化瘀清热之功。

病案举例：江某，男，38 岁。

腰痛腹泻三年。乙状结肠镜检：乙状结肠、直肠黏膜充血，水肿，并有多个散在溃疡。大便培养阴性，未查到阿米巴滋养体。西医诊断为慢性非特异性溃疡性结肠炎。最近一个月，左下腹疼痛加重，大便频而不畅，日行四五次，多为黏液。大便常规检查：脓球（+++）。口苦，纳少，神疲乏力，消瘦。舌黯、苔根黄，脉沉。曾自服参苓白术散多剂，疗效不显。此属体虚邪恋，内有积滞，法当疏利开导。

处方：木香 5 克　槟榔 10 克　肉桂 3 克　白术 10 克　甘草 5 克　茯苓 10 克　黄连 3 克　黄芩 10 克　酒军 3 克　荷叶 10 克（6 剂）。

药后腹痛显减，大便转稠，黏液亦少，守方加减续服 24 剂，大便成形，腹痛消失，大便常规检查无异常。

温清并用

慢性泄泻如出现寒热错杂局面，症见形寒肢冷，腹痛遇冷加剧，便下黏液或脓血，口苦，苔黄，脉沉而有力等症，应取温清并用法治之。基本方为：炮姜、肉桂、木香、山药、扁豆、黄连、陈皮炭、白术、茯苓。热重加白头翁，寒重加补骨脂，气滞加槟榔，夹瘀加酒军。

病案举例：胡某，男，22岁。

两年前患急性菌痢，因治疗不当转为慢性腹泻，遇冷而症情加重。近两月大便每日三四次，多为黏液，偶有脓血。左下腹隐痛，晨起必泻，肛门有下坠感。四肢欠温。舌黯红，苔薄黄，脉沉滑。大便常规检查：脓球（+++）。此为脾阳已伤，湿热留滞。治以温清并用。

处方：葛根15克　黄芩10克　黄连5克　荷叶10克山药10克　扁豆15克　炮姜10克　肉桂3克　陈皮炭10克槟榔10克（6剂）。

药后腹痛止，大便成形，偶有少量黏液，唯仍口苦，守方加减续服18剂而愈。

升清降浊

久泻而致脾胃升降功能失调，清浊相干，往往出现大便稀薄，或如鸭粪，或见完谷不化，脘腹痞满，纳差，苔腻等症。泄泻与脘痞同时并见是辨证要点，治疗此症要升降并调而有所侧重。基本方为：柴胡、升麻、葛根、荷叶、党参、白术、陈皮、焦三仙、槟榔、木香。其中荷叶应是常用之品，取其升发清阳，开胃消食，利湿止泻。

病案举例：王某，男，30岁。

腹泻三年，大便混有黏液及不消化物，有后重感，腹胀，嗳气，口臭，形瘦纳少。舌淡，苔薄黄根腻。大便常规检查：脂肪球（++）。证属脾虚泄泻，升降失调。治以升清降浊。

处方：柴胡10克　升麻5克　党参10克　白术5克　焦三仙各10克　木香5克　陈皮10克　荷叶10克　桔梗5克大腹皮10克　酒军2克（6剂）。

药后腹胀显减，大便畅而转稠，守方以山药易酒军续进12剂而愈。

燥润相济

久泻不止而见口干、舌红，苔剥脱，是脾阴虚亏之象。治疗时要燥润相济。基本方：白术、薏苡仁、山药、扁豆、莲子肉、陈皮、石斛、沙参、五味子、茯苓。

病案举例：王某，男，60岁。

间断性腹泻两年，加重两个月，每日腹泻三四次，多为稀便或水样便。腹痛隐隐，口干，舌红少津有裂纹，苔剥脱，脉细弦。证属久泻阴阳俱伤，治以健脾渗湿，滋养脾阴。

处方：白术5克　山药15克　扁豆15克　薏苡仁20克莲子肉10克　陈皮10克　沙参10克　石斛10克　麦冬10克　茯苓10克　甘草3克（6剂）。

药后口干显减，大便较软，日3次。守方加减续服24剂，大便成形，日1次，舌已不红，舌苔薄白，纳食增加。

痢疾的证治

痢疾古称"肠澼"，又称"滞下"。仲景称为"下利"，故有"热利下重"及"下利便脓血"的记载。巢元方《诸病源候论》根据粪便颜色分为"赤痢""赤白痢""血痢""脓血痢""热痢"等不同类别，病情较久的称"久痢"；时发时止的称为"休息痢"。金元时代并有"时疫痢"之称，确认痢疾有传染性。它是夏秋季节常见流行疾患，临床以腹痛、里急后重、下利黏液或赤白脓血为主要特征。与泄泻之大便溏泄、次频、量多完全不同。但痢疾与泄泻二病，在发病季节、发病原因、病变部位方面，又基本相同，所以二病关系密切，有时常可相互转化。如初病泄泻，早用补益止涩，积滞未下，蕴结肠道，转成为痢；或初为痢疾，过用消积导滞，损及脾气遂成泄泻。但一般来说，由泻转痢为重；由痢转泻为轻。

中医认为痢疾发生与天时饮食有密切关系。夏秋之交，气候炎热，暑湿疫毒之气充斥空间，偶有不慎感受其邪，再加内伤饮食、生冷，损及脾胃与肠道，致使运化传导功能失常，造成气血阻滞。气血与暑湿热毒相结，化为脓血而成痢疾。如湿盛于热，则为白痢；热盛于湿，则为赤痢；湿热俱盛，则为赤白痢。若湿热之气遏阻中焦影响及胃，则口噤不食，即可成为噤口痢。若痢疾迁延日久，邪恋正衰，损及脾气，便成久痢。

关于痢疾的辨证，一般来讲，初期证候属湿热者为多。久痢之后，属虚寒者为多。其治疗法则，初痢宜通，久痢宜涩；痢下赤多，重用血药，痢下白多，重用气药。但治疗过程中始终要注意顾护胃气。根据临床发病时间与性质，痢疾还有急性与慢性之分。急性痢疾一般以湿热痢与疫毒痢为多，慢性痢疾常由急性痢疾治不如法，迁延不愈而成，以休息痢、虚寒痢为多见。此外还有一种不能饮食，食入即吐的痢疾，俗称"噤口痢"，此种痢疾有实有虚，当根据病情而定。现将临床常见的几种痢疾的辨证与治疗分述于下。

湿热痢

湿热痢，除有腹痛，下痢脓血，里急后重外，还有胸脘痞闷的症状。此乃湿热滞于胃肠所致，其舌苔黄腻，脉象滑数，小便色赤量少，或有口渴之象。治疗宜清热利湿，行气和血为主要法则。方药可选用芍药汤加减，如黄芩、黄连、大黄、槟榔、白芍、当归、木香等。芍药汤是张洁古治痢名方，用它治疗湿热内阻、气血凝滞的赤白痢、后重努责不爽疗效较好。方中芩、连用以清热燥湿治痢；归、芍入血和营，以治脓血；木香、槟榔、大黄行气止痛，荡涤邪滞以除后重。刘河间说："行血则便脓自愈，气调则后重自除。"对于湿热痢初起，常见湿热各有偏重，兼表夹滞亦有不同，临证时必须分辨清楚。如果热重痢赤，肛门灼痛可加地榆、金银花、白头翁等；如果湿重白痢，舌苔微黄白腻，脉濡数，可加茯苓、泽泻、苍术、陈皮、厚朴等，而去当归、黄连；如果舌苔灰黄，痢下红白，渴不多饮，小溲不利，可加藿香、滑石、通草、白蔻等；如兼有寒热表证，可加荆芥、葛根等；如果有食积，可加焦三仙、枳实等。

病案举例： 张某，女，10 岁。

1960 年 7 月 20 日初诊：突然大便拉稀，旋即转成痢下赤白，日 20 多次，身热面赤，呕吐黄水伴未消化食物，饮食不佳。苔黄少津，脉数。体温 40.6℃。此为饮食不洁伤及脾胃，脾失健运，湿邪内停。故开始泄泻，旋即湿化为热与积滞交阻，成湿热痢，胃气上逆则呕吐。治宜清热解毒消积。

处方：葛根 6 克　黄芩 3 克　黄连 1.5 克　白芍 4.5 克金银花炭 9 克　生甘草 1.5 克　炒枳壳 4.5 克　山楂炭 9 克荷叶 1.5 克。

二诊：服上方 3 剂，热退，下痢次数显减，日三四次，仍食差，尿赤，余邪未清，再以原方进退。

处方：葛根 6 克　炒黄芩 4.5 克　金银花炭 9 克　六一散 9 克（包煎）枳壳 3 克　荷叶 1.5 克。

三诊：又服上方 3 剂，泄痢止，小溲畅，精神食纳佳，苔由黄转薄白，脉微数，仍以原意着重清余热，调肠胃而痊愈。

本案系值暑令，内伤饮食，外受暑湿所致的湿热痢，治以葛根芩连汤加味，药用葛根解肌清热，芩连苦寒燥湿治痢；甘草甘缓和中；加白芍以缓急和血止痛；金银花炭、荷叶以加强清暑解毒；枳壳、山楂炭以消食导滞，始终坚持清湿热除积滞法则，取通因通用之意。本案既说明了"无积不成痢"的病因，又表明了"痢无止法"的治法。

疫毒痢

疫毒痢似属于现代医学的中毒性痢疾。这种痢疾的特点是：发病暴急、高热、神昏或抽风、四肢厥冷等。其腹痛剧烈，痢下腐臭，或不便、肛门后重难出，舌绛苔黄，脉数或细数，此属火郁湿蒸，秽气奔迫，病毒炽盛所致。治疗宜以清热解毒为主要法则。方药可选用白头翁汤或葛根芩连汤加减。白头翁汤是《伤寒论》方，由白头翁、秦皮、黄连、黄柏等组成，能治热毒较重，下痢纯血，肛门灼热的疫毒痢。方中白头翁具有凉血解毒作用，善治肠胃热毒蕴结，为治热痢良药；黄连、黄柏均为苦寒药，能清中下二焦之湿热，并有泻火除烦的作用；秦皮清热敛肠。用治中毒性痢疾时，还可加金银花、连翘、地榆等；不大便时，方中重用大黄、枳实，使之热毒下行。若有神识昏糊，配用安宫牛黄丸；有抽风者另服紫雪丹。葛根芩连汤是葛根芩连加甘草组成，既解毒清里，又解肌透表，故热痢兼表证者，用之颇效。

病案举例：汤某，女，3岁。

家长代诉：四天前开始发高热，伴肚子疼，大便下黏液，每天五六次。高热不退，体温40℃。呼吸气促，48次/分，心率146次/分，律齐。意识蒙眬，目眶下陷，鼻翼轻度扇动，口唇干燥，腹部叩诊呈鼓音，肠鸣音活跃，神经系统检查无异常。于1977年8月9日急诊住院，大便常规检查：呈黏液便，红细胞5～6个，白细胞少量，诊为中毒性痢疾。曾补液、肌注庆大霉素等1周多，病情未见好转。

8月17日初诊：症见发热烦躁而欲呕，黏液便，便而不畅，日五六次，肢体时有抽动，舌质红，苔黄厚且腻，脉象细数。时值暑令，贪食生冷，伤及肠胃，致使湿食中阻，热毒蕴结，而成疫毒痢。肢体抽动，是热胜生风之兆。治宜清热导滞，镇惊息风。

处方：葛根9克 黄芩4.5克 黄连1克 连翘9克 山栀4.5克 竹叶4.5克 钩藤9克 龙齿12克（先煎）藿香9克 佩兰9克 槟榔9克。

二诊：上方服4剂，体温下降在37.8℃～38℃，大便转常，日1次，肢体抽动基本控制，腻苔已化，仍有烦躁欲啼，不思食，腹有胀气，时有冷汗。此为余热未除，肠滞未净，宜继续清热导滞，兼顾胃气。

处方：青蒿4.5克 黄芩3克 大黄1克 枳壳3克 莱菔子3克 槟榔3克 桑叶3克 桑枝9克 麦芽粉4.5克（冲服）。

三诊：上方服3剂，体温转常，大便常规检查亦正常，食纳佳，精神好，痊愈出院。

本案系疫毒痢，有热极动风之象，故治以葛根芩连汤，加连翘、竹叶以清心，加钩藤、栀子以清热平肝，加龙齿以镇肝息风。并针对呕恶、苔黄厚腻、湿浊中阻情况，配用藿香、佩兰，4剂药即明显好转。虽见热退痢止风平，但烦急、纳差、时有冷汗等虚象突出，治当继续清泄余邪为主，佐以麦芽粉，行气消食健脾开胃，使正气很快恢复。

虚寒痢

虚寒痢症见下痢稀薄，有黏冻，腹中隐隐作痛，四肢发凉，腰酸，精神倦怠，食欲不振，舌质淡，苔薄白，脉象沉细。此属脾肾阳虚，寒湿中阻所致。治疗宜以温补脾肾为主要法则。方药可选用养脏汤加减，如党参、白术、炙甘草、当归、白芍、肉豆蔻、肉桂、广木香、诃子、粟壳、陈皮等。主治下痢日久，脾肾虚寒，滑脱不收证。具有补虚温中，涩肠固脱的作用。方中党参、白术、炙甘草益气补脾；白芍、当归和血止疼，肉桂、肉豆蔻温中止泻；粟壳、诃子涩肠固脱，配合木香、陈皮调气，以防补涩太过，引起腹胀气滞不舒等弊病。如果泻痢脱肛突出的，可加升麻；如寒甚者可酌加附子、干姜。

休息痢

痢疾经久，时发时止，故名"休息痢"。多因初起误治，止涩太早，以致病邪滞留。在发作时，应从标治或标本兼顾，以祛邪通滞为主；在不发作时，当从本治，以健脾厚肠为主。如发作时可选用香连丸加味。方中黄连清热燥湿厚肠止痢，木香调气止痛。以黄连为主药，有清热燥湿，行气止痢作用。若发作时，毒热偏重者，可加金银花、黄芩；腹痛剧烈者可加白芍；里急后重明显者酌加槟榔。如不发作时，脾虚明显者用四君子汤、参苓白术散等；阳虚肢冷畏寒，肾阳亦虚者，加肉桂、干姜、制附子等。

噤口痢

下痢不能进食，或呕吐不能食，名为噤口痢。多由胃气虚弱，夹热邪秽气上逆所致。治疗应以标本兼顾，和胃降逆开噤为主要法则。方药：选用开噤散加减，人参、黄连、石菖蒲、丹参、石莲子、茯苓、陈皮、冬瓜子、陈仓米、荷叶蒂。临床应用时，不虚的去人参、石莲子，加半夏、大黄，具有降逆通腑化浊的作用。如果汤药不进者，可先用玉枢丹研末服1～1.5克，温开水送下，以止呕吐，然后再进汤药。如果发现患者舌质红绛而干，脉细数，为胃阴大伤，当加石斛、麦冬、沙参之类。如胃气已败，应重用人参，稍加芳香化浊之品，如藿香、佩兰等。

"痢无止法"，这是前人根据长期临床实践观察总结出来的经验。中医认为痢疾起病，大多由于饮食不慎，再感暑湿之气，则湿食气血郁阻而形成，故又有"无积不成痢"之说。清化导滞是常法。病情虽重，如形体尚实，正气未衰，要用通下导滞的方法，这就是《内经》所说"通因通用"之法。切忌早补纯补或止涩。久痢虚者也当通补，宜导滞消积，清热解毒，行气和血。常用药物有：葛根（有热无热，下痢泄泻均可用）、黄芩、黄连（苦寒清热解毒，且可去肠中湿热蕴毒）、木香、槟榔（行气导滞，有通下除后重的作用）、白芍、甘草（可缓急止痛，减轻后重）。

加减法：兼表证加荆芥、防风；兼暑湿加藿香、佩兰、扁豆花、荷叶；伴食滞加焦三仙、枳实、大黄；肛门灼热，痢赤，加白头翁、秦皮、马齿苋；下痢伴腹痛后重明显，是气血凝滞现象，加当归、大黄、肉桂；久痢虚寒滑脱者加参、附子、诃子、粟壳。

在临床观察痢疾病人时，不发热或低热者为轻，发高烧者为重；能食者为轻，不能食者为重；痢下夹粪便者为轻，纯下脓血者为重；小儿泄痢啼哭多泪者为轻，啼哭少泪或无泪者为重；下痢呃逆气短口舌糜烂者为难治。下痢呕吐不止，食水不进者病危。这些都应该切实掌握，方能使辨证正确无误。

热性病辨治规律

对于温热病的辨治，过去有伤寒派和温病派之分，产生过不少的争论。伤寒派根据伤寒发热的传变情况，提出了以"六经"辨证为纲，温病派根据温热病病情变化轻重深浅的不同，提出了卫气营血和三焦辨证为纲。这三种辨治温热病的纲要，对认识和治疗温热病，都具有一定的作用。

六经辨证

六经辨证是汉代杰出的医学家张仲景在《伤寒论》一书中提出来的。六经是指太阳、阳明、少阳、太阴、少阴、厥阴六种不同证型。一般说来，三阳证是指人体反应性增强或亢盛而出现的证候；三阴证是指人体反应性减弱或衰弱而出现的证候。

太阳证，是指热病初起，病位在表，主要在肺和足太阳膀胱经。临床症状属于表证。但由于人的体质不同，又可分为表虚和表实两类。表虚，症见恶风发热，头痛身体酸楚，颈项强，出汗，舌苔薄白，脉浮数；治用桂枝汤为主方。表实，症见恶寒发热，头痛身体酸痛，颈项强，无汗，舌苔薄白，脉浮紧，治用麻黄汤为主方。

阳明证，是指病邪入里，病位主要在胃肠，是邪热亢盛所出现的证候。临床上可分为经证和腑证两种。阳明经证，症状为高热、大汗出、口大渴、脉洪大有力，舌苔黄燥，治以清热生津，用白虎汤加味主之。阳明腑证，症状为日晡发热，甚则谵语，腹胀痛拒按，口渴心烦，大便秘结，舌苔黄厚而干，脉沉实。治以泻下热结，方用大承气汤主之。

阳明经证和腑证，皆属里实热证；可由太阳证由表入里传变而来，也可在疾病初期随即出现；病势比太阳证为重，常是太阳证的进一步发展。

少阳证，病在半表里，病位主要在肝胆经络，是邪正交争于半表半里所出现的证候。症状为寒热往来，口苦，胸闷，干呕，头眩，胁痛，不思饮食，舌苔白或黄白相兼，脉弦等。治宜和解少阳，方用小柴胡汤或蒿芩清胆汤加减。

少阳证可由太阳证向里传变而来，也可由阳明证出表传变而来。

太阴证，主要是脾胃虚寒证，临床表现为腹满而痛，喜暖喜按，呕吐清水，四肢乏力，泄泻、纳呆，口不渴，舌质淡，苔白而滑润，脉缓弱。治宜温中祛寒，以理中汤为主方。

少阴证，为六经病变发展过程中的严重阶段。病入少阴，人体生理功能明显衰退，病势较重。在临床上常见的有阳虚与阴虚两种证候。少阴阳虚主要病变是肾阳衰微，症见怕冷、四肢厥冷、蜷卧、腹满腹泻、食而不化、舌淡苔润、脉微细。治宜回阳祛寒，方用四逆汤主之。少阴阴虚，是由邪热耗伤脏腑津液而成，其中以心肾阴液亏损为主，症见心烦、失眠、咽痛、口燥、胸闷、舌红、脉沉细。治宜育阴清热，方用黄连阿胶汤主之。

厥阴证，临床表现比较复杂。一般说来，这是邪正交争的终末阶段。这时人体正气很弱，致使体内阴阳失于正常的调节功能；同时病邪亦已衰退，所以正气有开始恢复的趋势。因而厥阴证多见于疾病的晚期或恢复期。其临床症状为寒热交错，常见手足发冷与身热交替出现，并有心中烦热，不思饮食，气往上冲，或有呕吐，或呕吐蛔虫，或伴腹泻，舌质红，脉弦细。治宜调理寒热，佐以和胃，常用方为乌梅丸。

三阳证多发生在疾病的初期、中期和极期，三阴证多发生在疾病的极期、晚期和恢复期，三阴证多由三阳证传变而来。一般传变的规律是：太阳→少阳→阳明→太阴→少阴→厥阴，由浅入深，由轻到重的发展。若正气渐渐恢复，病邪不断衰退，最后发展到厥阴证，可向痊愈转化。但是，六经之间是一个互相联系，互相制约的整体，并不是孤立地存在的，也不是绝对地按照顺序传变的，有时寒邪可以直中少阴而出现少阴阳虚证。因此，我们必须对疾病的临床表现，进行全面的、仔细的观察，加以分析、综合、比较，然后才能做出正确的判断。

卫气营血辨证

卫气营血辨证，是清代温病学家叶天士根据《内经》卫气营血学说和《伤寒论》的有关理论，结合自己丰富的实践经验，创建的学术流派，它丰富与发展了温热病辨证的内容。

卫气营血辨证就是将温热病病变发展过程和病势轻重浅深划为四个阶段。病在"卫分"比较轻浅；病在"气分"则稍重；病在"营分"为病重；病在"血分"为最重，用以说明病变的部位，各个阶段的病机和疾病传变的规律，为临床治疗提供依据。

一、卫分证

临床症见发热微恶风寒、头痛、身痛、咳无嗽、汗或少汗、舌苔薄白、脉浮。其病位在表、在肺，病势较轻。若正气衰弱，正不胜邪，则病势进一步加重，常由卫分转入气分，也有少数病例不经气分而直接传入营分、血分，出现神志昏迷的心营证。

二、气分证

既可由卫分传入气分，也可因营分、血分好转后传出气分。临床表现为高热、不恶寒、口不渴、汗出、谵语或狂躁不安、腹胀腹痛、尿黄量少、便结、舌苔黄、脉滑教。其病位在肺、胃、肠、脾等脏腑。若是从卫分传入气分，表示病情加重；若是由营分、血分而出气分，则表示病情减轻。

三、营分证

病由气分转入而来，也有从卫分直传营分的。临床表现为发热，夜间尤甚，烦躁不安，难以入眠，口干，皮肤出疹，谵语，四肢抽搐，神志不清，重则昏迷，舌质红绛而干，苔少或无苔，脉细数。其病位在里，主要在心肝两脏。亦有由于热势猖獗而热极生风。营分证是表示病情较重。

四、血分证

病邪由营分传入，病势更重。临床症见高热不退，夜间增高，口干不渴，精神萎靡，神志不清，狂躁，谵语，四肢抽搐，皮肤有出血斑点，或见吐血、鼻血、便血等候，舌质红绛而干，舌光滑无苔，脉沉细数。其病在里，主要在心、肝、肾三脏，是病势危重的阶段。

总起来说，卫气营血的证候，最浅的是卫分，最深的是血分。一般传变规律是卫→气→营→血，由轻到重，由浅入深，由表及里的发展。这叫顺传。但也有少数病例，或由卫分直接传入营分而出现心营证。这叫逆传。此外，还有在发病初期就出现气分或营分证，或者卫分证未除，气分证已到，或者气分、营分、血分的证候同时出现。因此，在临床辨证时，必须灵活地观察病情的变化。

三焦辨证

三焦这个概念，最早出自《内经》。《内经》将人的躯干所辖的脏腑，划分为上、中、下三部分，称之为"上焦""中焦""下焦"。上焦是指咽喉至胸膈部位，包括心肺在内；中焦是指膈下、脐部以上的脘腹部位，包括脾胃等脏腑；下焦是指脐以下部位，包括肾、膀胱等脏腑。如《灵枢·营卫生会》指出："上焦出于胃口，并咽以上贯膈而布胸中……中焦亦并胃中，出上焦之后……下焦者，别回肠，注于膀胱而渗入焉。"

清代著名的温病学家吴鞠通，根据《内经》提出的三焦理论，结合自己长期临床实践的经验，系统地阐述了三焦所属脏腑在温病过程中引起的病理变化，并以三焦学说作为辨证温热病的纲，以此来概括证候的轻重、病情的深浅以及所病的部位，然后对症施治。这同张仲景《伤寒论》以六经为纲，叶天士以卫气营血为纲一样，对指导临床实践，都具有十分重要的现实意义。

一、上焦症状

吴鞠通说："凡病温者，始于上焦，在手太阴。""太阴之为病，脉不缓不紧而动数，或两寸独大，尺肤热，头痛，微恶风寒，身热自汗，口渴或不渴而咳，午后热甚。"这一系列的症状，多出现在温热病初期。若继见神昏谵语，舌绛等症，则为邪陷心包。可见上焦病候，主要包括手太阴肺和手厥阴心包二经的病变。

二、中焦症状

吴鞠通说："面目俱赤，语声重浊，呼吸俱粗，大便秘，小便涩，舌苔老黄，甚则黑有芒刺，但恶热，不恶寒，日晡益甚者，传至中焦，阳明温病也。"吴氏认为这些症状是中焦温病的典型症状。临床如见头重身痛，胸闷不饥，午后身热，舌苔白腻，脉濡等，这属湿温病，是足太阴的特征。中焦的病候，主要是指足太阴脾、足阳明胃和手阳明大肠三经的病变。

三、下焦症状

吴鞠通认为：凡汗下后，或热久不退，脉尚躁甚；或汗后脉虚大，手足心热；或汗后舌强，神昏耳聋；或阴液将涸，而出现厥、哕、痉等，以及脉结代，心烦不得卧等等，多为温热病后期病变，由于肝肾阴虚所造成的，所以他都归在下焦的范围。下焦的病候，主要是指足少阴肾和足厥阴肝二经的病变。

三焦所属脏腑证候的传变，标志着温病发展过程中的三个不同阶段。其中，上焦手太阴肺的病变，多为温热病初期阶段；中焦阳明胃（包括脾）的病变，多为温热病的极期阶段；下焦是足厥阴肝、足少阴肾的病变，多为温热病的末期阶段。其传变过程，一般多自上而下，由上焦手太阴肺开始，由此传入中焦为顺传。由肺而传入心包为逆传。中焦病不愈，则多传入下焦肝肾。如吴鞠通在《温病条辨》中讲的："肺病逆传，则为心包；上焦病不治则传中焦，胃与脾也；中焦病不治即传下焦，肝与肾也；始上焦，终下焦。"但这是一般的演变情况，并不是固定不变的绝对规律。如何鉴别这些传变，应当根据临床所见症状为依据。

叶天士的卫气营血辨证，是从横的方面划分了病邪所在位置的深浅，而吴鞠通三焦辨证则自上而下从纵的方面论述了温邪的传变及病情的轻重，故而后世对叶、吴二家有"一横一纵"之称。

由此可见，三焦辨证确实是临床治疗温热病的辨证纲领。否定三焦学说，认为它对温病的防治没有什么实践意义的论点是缺乏科学依据的，因而也是错误的。

六经、卫气营血和三焦这三种辨证理论，都是中医治疗热性病的辨证方法。过去，某些医家把寒、温两大学派对立起来，局限于某一种辨证方法，这是不够全面的。其实，温病派是伤寒派的继续和发展。六经、卫气营血和三焦辨证三者之间，是有不少共性的。例如：

1. 病情性质方面：这三种理论所提示的病情性质大体上是相吻合的。比如，伤寒化热，阳明燥热亢盛于内或外蒸肌肉而见壮热，汗大出，大烦，大渴，脉洪大等症，同卫分温病不解，热邪传入气分证及中焦气分证是一致的。

2. 受邪深浅方面：在温热病的这三种辨证方法，都能预示病邪的深浅。如邪在太阳、卫气、上焦，病变在表，受邪较轻；如邪在厥阴、血分、下焦，病变在里，受邪较重。

3. 传变过程方面：六经、卫气营血、三焦理论，都说明疾病的传变过程。如六经认为病的传变是由"太阳→阳明→少阳→太阴→少阴→厥阴"；卫气营血理论认为病的传变过程是"卫之后方言气，营之后方言血"；三焦学说则认为病变的过程是从上至中及下由浅入深，由表及里的传变过程。

4. 病变部位方面：如"凡病温者，始于上焦，在手太阴"，同"温邪上受，首先犯肺"的说法也是一致的。

当然，三者之间的差别也是存在的。主要是因为受邪的性质不同，因而在病变过程中疾病的转归也是不同的。如寒为阴邪，易于伤阳，临床上伤寒以伤阳、亡阳为多见。温为阳邪，易于伤阴，临床上温病以伤阴亡阴为多。

综合辨证

现在临床上常把六经、卫气营血和三焦辨证三种理论有机地结合起来，以八纲辨证为基础，进行综合辨证，把热性病分为表证、表里证和里证三个阶段，作为温热病辨证的总纲。

一、表证

表证是指病邪尚浅，居于卫分，病在皮毛，以肺卫症状为主。临床可见恶寒、发热（卫分）、鼻塞、咳嗽。以解表宣肺为治疗总则。但亦应根据所感病邪之不同，脉象、舌苔和症状的差异灵活处理。一般可分为：表寒、表热、秋燥和表湿四种。

1. 表寒证：以恶寒无汗为主症，根据口不渴、舌润可与表热证加以区别。此证脉多浮紧，舌淡红，苔薄白，应予辛温解表，常用荆防解表汤等主之。

2. 表热证：咳嗽突出，兼有轻微发热，微恶寒或短暂恶寒，咽干，脉浮稍数。按照《温病条辨》上讲的"咳重热轻者，桑菊饮主之"。若热势高，咳嗽不重，咽干疼，渴能饮，舌边尖赤苔微黄，脉数者，宜辛凉解表，银翘散主之。方中荆芥、淡豆豉两味虽然风寒、风热都可以用，但若没有恶风者，最好减去不用。

3. 秋燥证：又分温燥和凉燥两种。温燥则见口、唇、鼻、咽均觉干燥，咳嗽无痰或少痰甚至带血，痰液黏稠难咯，脉细数涩，舌少津等一派燥象，治以辛凉清润，桑杏汤加减主之。凉燥者温燥症状不重，且伴有恶寒，治宜辛散为主，佐以清润，杏苏散加减主之。

4. 表湿证：除恶寒发热外，并见头重身困，胸脘饱闷，脉濡，苔腻等湿象，治宜透表逐湿，予羌活胜湿汤或藿香正气散主之。

二、表里证

表里证有两种含义，从温病卫气营血辨证来看，属于卫气之间，就是"邪在膜原"；从伤寒六经辨证来看，属于少阳证。病邪在此阶段既不能汗也不能下，须用和解法通达表里以祛邪外出。当然，表里同病也可用表里双解法治疗。邪在半表半里可用小柴胡汤，表邪偏重者合桂枝汤，里热偏重者用大柴胡汤，湿热偏重者用蒿芩清胆汤，邪伏膜原者用达原饮，湿热而热偏重者可用柴胡清膈煎化裁。

表里同病之证，表寒里热，症见恶寒发热，咳喘痰稠，口渴，舌红，苔黄，脉滑数者，可用麻杏石甘汤解表清里；若膈热便秘，症见心烦舌疮，口渴，小便短赤，脉数，舌红苔黄者，用凉膈散清膈通便。

三、里证

里证范围较广，内容较多，它包括了气、营、血等方面的病证，具体的可以分为如下几种。

1. 气分热结：症见壮热、大汗出、口大渴、脉洪大、舌红苔黄，治以清气生津，方用白虎汤加石斛、芦根、天花粉之类；津伤严重者，加西洋参或沙参。

2. 气热腑结：症见壮热、大汗出、口渴、唇干、便秘、腹痛，有时谵语，苔灰黑而干，舌红，脉沉细无力，应予增液承气汤增液通腑。若脉细而有力，说明津液未伤，可予三承气汤。

3. 湿热困脾：湿重于热者，热象不高，口黏干呕，胸闷身倦，小便不利，舌红苔白腻，脉濡细。治宜芳香宣气，可予三仁汤或藿朴夏苓汤加减。热重于湿者，热势较高，口渴胸闷，溲赤，脉濡数，苔黄腻，治宜清热燥湿，用连朴饮加减主之。湿热并重者，热势不高，口渴不能多饮，汗出，小便短黄，大便溏而不爽，苔黄腻，脉濡数。治宜清热利湿，黄芩滑石汤加减。发痦者发热朝轻暮重，缠绵不退，汗出酸臭，约周余后头颈胸腹可见白痦，脉濡数，舌红苔黄厚腻。治宜清气透痦，方用薏苡仁竹叶散加减。白痦中有红点者可加金银花、连翘、牡丹皮。白痦枯黄瘪者加芦根、石斛、天花粉等生津之品。

4. 气营两燔：症见壮热、口渴、汗出、心烦不眠、舌红苔黄少津、脉洪。治宜清气凉营，玉女煎加减主之。

5. 热入营分：按其深浅不同，又分为气热入营和热入心包两种。气热入营，可见灼热、心烦不眠，有时谵语，舌红绛，脉沉细而数，治宜清热透气，清营汤加减。若上症不减且见神昏，舌红绛，脉沉细而数，则为热入心包，治宜清心开窍，可予清宫汤兑服安宫牛黄丸。若苔黄腻，脉虚滑数，为痰湿蒙蔽心包，治应豁痰开窍，可予菖蒲郁金汤兑服至宝丹。

6. 热入血分：病情较重，病变部位在肝、肾、心。其中又可以分为实风、虚风、发斑、出血四种。"实风"即血热动风或痰热动风，症见高烧不退，抽搐，神志不清，脉弦，因热者，舌红绛，治宜平肝息风，方用羚角钩藤汤；因痰热者，舌红苔黄腻，治宜豁痰开窍，用紫雪散主之。"虚风"即阴虚风动，症见循衣摸床，撮空理线，神志似清非清，舌质红绛无苔，脉沉细弦。治宜育阴潜阳，可予大小定风珠加减主之。"发斑"由于气热迫血外溢肌肤所致，症见身热，发斑色红，烦躁，神志模糊，口干渴，舌红绛，苔黄，脉疾数。治宜清热化斑，方用化斑汤加减。"出血"的表现是鼻、牙龈出血或小便、大便带血，烦躁不眠，舌红绛无苔或剥苔，脉沉细，治宜清热凉血，可予犀角地黄汤主之。

以上所述说明，中医对温热病的辨证是有一套完整的理论，已经摸索出了一条规律，值得我们去继承和进一步发扬。

为了便于临床鉴别，现将六经、卫气营血和三焦辨证的相互关系，以及表证、表里证和里证的分期症状绘图表如下：

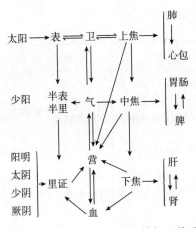

六经、卫气营血与三焦辨证的相互关系

附：表证、表里证、里证的主要症状、治法及常用方剂表

（一）表证期

证型	症状	舌苔	脉象	治法	常用方剂
表寒	恶寒、发热、头痛、无汗、肢节酸痛、鼻塞、流涕或咳嗽、音哑	薄白	浮紧	辛温解表	荆防解表汤
表热	发热、不恶风寒、口渴、头痛、咳嗽、痰黄	薄白而干，或微黄、边尖红	浮数	辛凉解表	桑菊饮或银翘散加减
表湿	头身重痛为主，微寒、微热、无汗或少汗、口渴、胸闷	薄白而腻	濡、缓	透表逐湿	藿香正气散或羌活湿胜汤加减
肺燥	咳嗽无痰、唇咽干燥、发热、胸痛、口干	薄白或黄、干燥无津、舌质红	浮滑数	辛凉清润	桑杏汤加减

（二）表里证期

证型		症状	舌苔	脉象	治法	常用方剂
半表半里		寒热往来、口苦、胸闷、干呕、头眩、胁痛、不思饮食或听觉不灵	白如积粉，厚腻或黄腻	弦数	和解表里	1. 小柴胡汤加减 2. 蒿芩清胆汤加减
表里同病	表寒俱热	寒热、口渴为主，咳、逆气短、无汗或少汗	黄白相兼	浮数	清热宣肺	麻杏石甘汤加减
	表里俱热	身热、烦渴、便秘为主、目赤、咽痛、头眩、口疮唇裂、尿赤口渴	舌心干、舌边色红、中心或黄或白	数	透热清里	凉膈散加减

（三）里证期

证型	症状	舌苔	脉象	治法	常用方剂
气分热结	壮热口大渴为主，大汗出、面赤、气短	黄燥无津	洪大	清气生津	白虎汤加减
气热腑结	腹痛便秘、壮热汗出、口渴、唇干	苔黄燥裂或灰黑	沉实或沉细	泻下实热	承气汤加减
湿热困脾	发热、口不渴、口粘干呕、胸闷、肢倦、小便不利	白腻	濡数	宣气化湿	三仁汤加减
气营两燔	壮热、口渴、汗出、心烦不眠	苔黄而干舌绛	洪数	清气凉营	清气凉营汤
邪热入营	灼热、心烦、不眠，有时谵语	舌绛而干	细数	清营透热	清营汤

证型	症状	舌苔	脉象	治法	常用方剂
邪热入心	烦躁不安、灼热、神昏谵语	舌质红绛	细数	清心开窍	清宫汤
热极生风	高烧不退、抽搐、神志不清、牙关紧闭	舌绛苔黄少津	弦急而数	平肝息风	羚角钩藤汤
阴虚动风	神昏、手足蠕动、口渴齿燥、循衣摸床	舌绛无苔	细数无力	滋阴潜阳	大定风珠
血热发斑	身热烦躁、发斑、斑色紫暗、口渴气粗	舌质红绛苔黄	数	解热化斑	化斑汤

浅谈温病的主症、治法和代表方剂

温病是多种热性病的总称，它是由温邪、热毒引起的，易于伤阴的，以热象偏重为主的一种疾病。并具有发病急、传变快、变化多和易于漫延（传染）的几个特点。古人有"大则流毒天下，次则一方、一乡、一家"的记载，就是指温病的传染性和危害性而讲的。

温病临床病种包括范围甚广，归纳起来一般有九种。"温病者，有风温、有温热、有温疫、有温毒、有暑温、有湿温、有秋燥、有冬温、有温疟"等。这九种温病虽然不能包括一切温热病，但却代表了四时流行的各种温热病。这九种温病，都有各自的特征，但在临床上它们的主要症候，又有许多共同的特征。最常见的共同主症有热、汗、神昏谵语和痉厥。

发 热

发热是各种温病的共同主症之一。一般而言，温病初起发热，以阳性发热为主为多，而且大多呈急性或亚急性，热势较高，并常伴有阳热亢盛的一系列表现，这是与内伤发热根本区别之点。当然，在温病后期，由于余邪未清，气阴亏虚，也可以出现类似内伤发热的虚热或虚中夹实症，但发病过程与内伤发热是截然不同的。

各种温病均有比较典型的热型。根据发热时体温的升降和持续情况，大致可以分成如下几类。

一、一脚热

一脚热，指热势一开始就很高（39℃以上）。久不下降，每日波动不逾1℃左右。如属温病初起，不恶风寒的，不管哪种温病，均应清热泻火为治，用辛凉重剂白虎汤加味主之。

二、起伏热

起伏热，指体温时高时低，时起时伏，伏时不降至正常，起时可达39℃～40℃。如春季见此热象，并伴舌红苔黄汗少，为邪伏气营。属气血两燔，治宜清热滋阴，方用玉女煎加减。如有大热烦渴、脉大、汗出及唇舌红绛等候，治宜清气热，凉营血，亦可用玉女煎去牛膝加玄参主之。凡气血两燔，不可专治一面而忽略另一面。选用张景岳治气血两燔之玉女煎、牛膝趋下，不合太阴证之用，故去之，加玄参者，取其壮水制火，预防咽痛失血等症。熟地黄改用细生地黄，取其轻而不重，凉而不温之义，且细生地黄能发血中之表；此法为辛凉合甘寒，治气血两燔甚佳。起伏热体温时高时低，时起时伏反映了人体邪盛正衰的现象，玉女煎具有祛邪扶正作用，治起伏热有较好的效果。

三、定时热

定时热，指发热有一定时间，或日发一次，或双日一次，发热期与无热期交替出现，有一定规律性。临床上常见的定时热以疟疾为多。疟疾在《温病条辨》中称为温疟和疸疟。温疟与疸疟均为发热有时，汗出后体温正常。但温疟先热后寒（或无寒但热），疸疟则但热不寒或微寒多热，舌干口渴，此乃阴气先伤，阳气独发。所以治法有所不同，温疟治用白虎汤清热保津，加桂枝引邪外出。瘅疟则当清气生津，抢救胃阴，用甘寒救阴之法，五汁饮或白虎加人参汤主之。

四、往来寒热

往来寒热就是寒时不热，热时不寒，交替出现，界限分明。这是与定时热不同之处。此类病候且持续出现，但不是疟疾，而是温病之邪在膜原，即在少阳之分，于半表半里之间。临床常见是卫分症已罢，气分症未曾出现，而在卫气之间。治宜和解清热，以蒿芩清胆汤等方加减主之，这同《伤寒论》用小柴胡汤和解法是不同的。

五、灼热

灼热，似火烧灼，体若燔炭，手足如烙，热势很高，热象缓缓上升，有时一日之间变化很大，高时达40℃以上，低时在正常值以下。常在邪热入侵血分时见之，易于耗伤心阴或肝肾之阴。临床上遇见灼热，并伴有神烦不眠、谵语等候，治宜清营解毒，泄热养阴，可用清营汤主之。

六、低热

低热，热势略高于正常体温，常在37.5℃～38℃波动。温病中的低热，临床常见的有两类。其一是温病初起，邪在肺卫，并伴有微恶风寒、咳嗽等征，治宜清热解表，宣肺止咳。咳重热轻者可用辛凉轻剂桑菊饮。这是因为病在上焦肺卫，故用轻清散邪之品。其二是温病后期，余邪未清，体温持续不退，阴津耗伤，手足心亦有热象。这种低热，要视具体情况用药。如热伤肺胃之津，可用竹叶石膏汤或清络饮，清其温热。如热伤肝肾，肝肾阴虚，当用滋阴清热之剂，如三甲复脉汤或大定风珠均可治之。

汗之有无

在治疗温病过程中，随时注意汗之有无，泄汗多少，有无气味，以及汗出时身体反应如何等等，对于辨别症候，判断病情，预测转归都有很重要的实践意义。应汗而无汗，不应汗而汗泄过多，均为一种病态。

一、无汗

无汗，指应汗而不汗。常见的有两类：一类是寒邪束表，表寒里热。此为里有伏温，复感外邪所致，肺卫之气被遏、腠理闭塞而无汗，症见发热无汗、微恶风寒、口渴、咳逆、气短、咽痛、苔黄白相兼、脉数。治宜清热宣肺，麻杏石甘汤主之。另一类是邪热入营，高烧不退，烦躁不眠，灼热耗伤阴津过多，以致不能作汗，症见浑身高烧似火，舌绛而干，口不甚渴，脉细，治宜清营透热，以清营汤主之。

二、微汗

微汗，指周身絷絷有汗，但量甚少，邪郁肺卫，其病在表，病邪有外驱之势。症见发热、微恶风寒或不恶风寒、咳嗽、口渴、头痛，苔薄白而干或微黄，舌边尖红，脉数，风温初起常有此候。治宜辛凉解表以驱邪外出。咳重热轻者以宣肺为主，用桑菊饮。热重咳轻者以清热为主，用银翘散。

三、大汗

大汗，指汗出淋漓不止，暑热内蒸，迫津外泄，故汗出过多。温病中期，正气未虚，邪气尚实，正邪相搏，汗出淋漓不止。汗出愈多，津气愈伤，正气愈伤，汗出愈多。症见高烧壮热、烦渴、气喘，舌质红、苔黄干燥，脉虚大无力，重证还伴有神昏不语。暑温多见此候。治宜清暑益气，生津养阴，白虎汤加味主之。

四、臭汗

臭汗，指气味酸臭。湿热之邪，恋于气分，缠绵不解，蒸郁肌表，虽有汗出，但邪不去，湿热有外透之势而未得宣扬。故症见热势起伏不定，汗出缠绵不断，但流不畅，气味酸臭，胸闷、恶心或大便溏薄，伴见白痦，形如小水晶泡，布于颈、胸、腹各部，苔黄白而腻，脉濡涩，此系湿温病的一种类型。治宜清透气分湿热，薏苡竹叶散主之。若湿热熏蒸肝胆，胆汁随汗外渍，发热、汗出酸臭色黄，口渴不思饮，肢体浮肿，苔黄腻，脉沉滑，治宜清热利湿，茵陈四苓散主之。

五、黏汗

黏汗，汗出量多，黏而似油。常见于温热病之后期，正气大伤，阳不敛阴，阴阳两脱，精气将尽，系危重之症。一般伴有四肢厥冷，气短息微，精神疲乏不支，舌卷少津，脉微欲绝或大而无力等候。治宜益气回阳，固脱急救，生脉散加味主之。

六、战汗

发热时，身先战栗，而后出汗。温邪侵入气分，正气抗邪外出，故战栗而后有汗。临床见症为发热、烦渴、躁扰不宁，突然全身战栗，而后汗出，苔薄黄，脉浮数。遇见战汗，应视具体情况，分别处理。如汗出病退，脉静身凉，烦渴顿除者，此为正气胜于邪气，病渐转愈，属佳象，可不必治疗，或饮热米汤，以调养胃气；如战汗之后，热势不退，烦躁加重，脉见躁动，此为正气虚弱，不能胜邪，而热复内陷，属危象，病情严重，应根据病情轻重给予适当处理。

神昏与谵语

神昏谵语在温病的极期才能出现。临床上常见的有以下五类。

一、湿蒙心窍

湿热之邪，蕴遏气分，久缠不解，酿蒸痰浊，蒙闭心窍。症见神志迷蒙，似清非醒，时眛时清，时有谵语，发热大多不高，胸闷叹息，苔黄白而腻，舌尖微红脉滑数。此属湿温病的一种，治宜清热化湿，芳香开窍，玳瑁郁金汤加减主之。

二、热入心包

邪热入营，心神被扰，轻则烦躁不安，重则神昏谵语。症见灼热、烦躁、神昏谵语，舌质红绛，脉细数。由于心肺同居膈上，肺气不宣，肺热炽盛直接影响心包出现上症时，治宜清心开窍，以清营汤加减，重者可另服安宫牛黄丸。

三、痰蒙心包

邪热内陷，灼液成痰，痰热闭阻心窍，神志被蒙。症见高热，烦躁神昏，喉间痰声辘辘，舌苔厚黏而黄，脉滑数，此为痰热内盛之候，治宜豁痰开窍，以菖蒲郁金汤加味，另服至宝丹。

四、突然昏倒

暴热之邪入侵人体，闭塞清窍，神志失灵。症见突然昏倒，不省人事，牙关紧闭，身热有汗，脉数急，此为暑温，常发于夏令中暑。暑痫、抽风均有此证。治宜开关通窍，先用通关散吹鼻取嚏以开其窍，再服至宝丹以清其神。神志清醒之后，再以清凉涤暑法治之，有抽风者宜平肝息风，另服紫雪散。

五、瘀血蓄积

温热迫血，积于下焦小腹，瘀热在里，热结膀胱。症见发热，大便色黑，小便自利，脉沉弦，并伴有神昏谵语等候，严重者其人如狂。治宜攻下去瘀，抵当汤主之，桃仁承气汤亦可治之。

同是神昏谵语，其成因各有不同，临床见证亦各有差异。凡属热闭与痰闭，神昏与谵语为必有之症，且程度较深，持续时间较长，属危急之证。而在气分高热时，有时出现神昏谵语现象，一般程度较浅，持续时间较短，往往是一时性的，如经清热通腑，神志即可苏醒恢复正常。

痉 厥

温病出现痉厥，皆为肝风内动之象。由于温病常有高热，故肝风每易妄动。除热入肝经引动肝风外，其他如气分胃肠实热亢盛，心营热盛，有时亦可引动肝风。肝风内动，临床分为虚实两大类。

一、实风

实风多由热邪炽盛所致，多发生于温病的极期阶段，大致有三种：①热邪炽盛→阴液耗伤过多→筋脉失养拘急而痉；②阳气被遏，不能敷布全身→四肢不温而厥；③清窍失灵→神昏而厥。

实风的主要表现是：抽搐、惊跳、颈强、两目上翻、口角颤抖、烦躁、意识模糊、神志不清、舌红或绛、脉多洪数或弦数有力，此属危重之证，治宜平肝息风，羚角钩藤汤加减主之。

二、虚风

虚风多由阴虚而形成。热邪留恋日久，阴津血液渐耗，不能濡养筋脉，所以称为虚风内动，多在温热病后期出现。临床表现有低烧颧红、心烦、形瘦、口干舌燥、盗汗、神疲欲眠、耳聋失语、舌尖红少津少苔、脉虚细带数等见证外，必有手足蠕动，口角颤抖，心中憺憺大动等虚风内动的表现，治宜滋阴潜阳，大定风珠主之。

总之，发热、汗出或无汗，神昏谵语和痉厥，是各种热性病所通有的共同主症。全面认识与掌握这些共同特征，有助于进一步认识和研究各种温病的各自特征，以便审证求因，对证下药，可获药到病除的良效。

宣畅气机乃治温之常法

气机升降失常是温热病的基本病机

气机升降运动是人体机能活动的具体表现形式。如肺之宣发肃降；肝之升发疏泄；心之曲运神机；脾之运化精微；肾之潜藏蒸腾；胃之受纳下降；大小肠之泌别传导；三焦和胆之宣泄决渎；膀胱之气化行水等等。脏腑组织的气机升降运动，处于动态平衡的状态，则能抵抗病邪的侵袭，适应自然环境变化的能力也就大；相反，脏腑组织气机的升降失常，则抗病的能力就弱。所以《内经》上说："升降息则气立孤危……非升降，则无以生长化收藏。"

就温热病的病机来说，热毒病邪侵入人体，使气机升降的平衡状态遭到破坏，造成脏腑功能活动障碍、气血阴阳失调，是温热病的基本病机。历代温病学家对此亦有专门论述。如吴又可认为：温热病的发生是由于"正气被伤，邪气始得张溢，营卫运行之机，乃为之阻，吾身之阳气，因而屈曲，故为热。"(《温疫论》)杨栗山在《伤寒瘟疫条辨》一书中指出："杂气由口鼻入三焦，怫郁内炽，温病之所由来也。"叶天士认为："瘀血与热为伍，阻遏正气，遂变如狂、发狂之证。"(《外感温热篇》)

由温热病邪所造成的气机障碍，存在着虚实两种情况。若温热之邪直接痹阻气机，导致升降失常，致使肺气壅闭，或肠胃不通，或心包闭阻，或肝胆郁滞，或膀胱不利者属实；若温热之邪损伤气阴，气机升降无力而壅滞不行者属虚。

宣畅气机是治疗温热病的常法之一

历代温病学家都强调清热逐邪乃治温的第一要义；同时亦十分重视宣畅气机的作用，认为宣畅气机是治疗温热病的常用方法之一。如吴又可指出："承气本为逐邪而设，非专为结粪而设也……结粪一行，气通而邪热乃泄。"（《温疫论》）吴又可在这里强调了气机通畅是泄热的重要条件。杨栗山以调整脏腑气机升降为法的升降散等十五方，临床应用亦颇有成效。何廉臣认为，清解络瘀伏火"唯用轻清灵通之剂，渐渐拨醒其气机，宣通其络瘀，庶邪气去而正气不与之俱去，若一涉呆钝则非火闭即气脱，非气脱即液涸。"（《重订广温热论》）蒲辅周也强调："温病最怕表气郁闭，热不得越，更怕里气郁结，秽浊阻塞，尤怕热闭小肠，水道不通，热遏胸中，大气不行，以致升降不灵，诸窍闭滞。治法总以透表宣膈，疏通里气而清小肠，不使邪热内陷或郁闭为要点。"（《蒲辅周医疗经验》）

我个人认为，叶天士提出的"在卫，汗之可也；到气，方可清气；入营，犹可透热转气；入血，就恐耗血动血，直须凉血散血"的论述，科学地阐述了温病辨证论治的基本原则，尤其是"汗、清、透、散"四字，突出了宣畅气机是治疗温病的常法这个特点。

1. 汗：温病发汗，昔贤有禁。但病在卫分，令其发汗，并非强而发之，而是以辛凉之品泄卫以透汗。这就是吴鞠通讲的"温病亦喜汗解。最忌发汗，只许辛凉解肌，辛温又不可用，妙在导邪外出，俾营卫气血调和，自然得汗，不必强责其汗"（《温病条辨》）。因此，温病透汗，不仅适用于"风热感冒"之类的轻症，即使是风温、春温、冬温、温疫等重症，凡属卫分证，用之得宜，常获全功。切不可以其轻淡而弃之。

2. 清：卫之汗，营之透，血之散，不言清字，实寓清意。叶氏以到气方可清气，强调气热最甚，当在"清"字上着眼。他还认为"宣经气，利腑气，是阳病治法"。一宣一利，说明清气热，亦需宣畅气机，以利邪热外达。

3. 透：指轻宣气热、透热转气、芳香透泄及开窍宣闭。营热多从卫分或气分迫入。如服药不当，或兼夹宿食、积滞、痰热、湿浊、燥屎、瘀血等阻滞于内，以致气机不畅，邪热内迫于营。"透"就是在清解营热方剂中，配伍轻宣气热、芳香开透之品，或兼佐消导、化痰、祛湿、通下、行瘀之品，宣通气机，使邪热有外透之机，达出气分而解。

4. 散：瘀血与热互结，阻滞血脉气机，是血分证的基本病理变化。热灼阴血，血液涸滞而运行不畅；热伤脉络，迫血妄行，蓄于体内；以及凉血止血使用不当，均可导致瘀血。因此，散其瘀滞，流动气机，使无形者转旋，有形者流畅，是血分证的重要治则。

吴鞠通的"治上焦如羽，非轻不举；治中焦如衡，非平不安；治下焦如权，非重不沉"，是根据上中下三焦脏腑气机升降特点，以轻、平、重三法分治三焦。他强调逐邪必须"随其性而宣泄之，就其近而引导之"。所谓"随其性"，即逐邪必须随脏腑气机升降之性；所谓"就其近"，即逐邪必须依邪气所居之势，宣畅气机，因势利导，给邪以出路。

1. 轻：即轻可去实，宣通上焦。上焦病证，重在心肺。肺位至高，必予轻清，方能达肺。热陷心包，则当芳香开透，令邪从上解。

2. 平：即平调脾胃，利其升降。脾胃乃气机升降之枢。温热之邪中阻，或夹湿浊、食滞、燥屎，或用药燥润失宜而致升降逆乱。治当调其润燥，适其纳运，令气机升降平衡而安。

3. 重：下焦病证，重在肝肾。温热之邪损伤肝肾阴血而致虚风内动、虚阳外越等证，治当填阴潜阳以降虚逆。非重浊之品不能沉入肝肾，故下焦用药当质重、味厚、气降。

宣畅气机法在临床上具体应用

一、宣通上焦，轻可去实

所谓实，是指上焦气机为邪热壅闭而周行窒滞，失其清虚灵动之机，为无形之气机壅实。应予轻苦微辛具流动之品，轻灵平淡之方，拨动气机，透泄无形之邪。切忌重药杂投，使无病之地反先遭克伐。常用自拟的辛凉 1 号方（桑叶、菊花、桔梗、连翘、杏仁、甘草、薄荷、芦根、金银花、荆芥、牛蒡子）。

病案举例：韩某，男，30 岁。

1978 年 2 月 1 日初诊：因高热 7 天，伴有咳嗽，左侧胸痛，住院治疗。体温 39.8℃，咽部充血，左侧扁桃体有化脓点，全身皮肤可见红色丘疹，两肺呼吸音粗糙。白细胞：9300/ 立方毫米。胸透：左侧第二肋间可见大片状阴影。西医诊断为大叶性肺炎。曾用青霉素、链霉素、红霉素、庆大霉素，以及中药加味麻杏石甘汤等治疗，均无效果。

中医辨证：发热一周，干咳痰少，胸闷又痛，口干而苦，泛恶，汗出不畅。苔薄腻，脉数。病属冬温袭肺，肺卫失宣，表气郁闭。治以透表解郁，宣肺清热，轻可去实，庶能克功。嘱停用西药。

处方：牛蒡子10克　豆豉10克　荆芥5克　金银花10克　连翘10克　葛根10克　僵蚕10克　蝉蜕10克　大青叶10克　赤芍10克　甘草5克（3剂）。

药后体温降至37℃，诸症减轻。原意出入续进3剂，脉静身凉。胸透复查：炎症吸收。痊愈。

二、和解少阳，通达表里

少阳为表里气机出入之枢。温热之邪壅滞少阳，表里之气不得相通则胸胁满闷，口苦干呕，寒热往来或高热寒战反复不解。治当和解少阳，即疏通少阳枢机，令精元之气自内表达，驱邪外出。常用小柴胡汤去人参、甘草，酌加葛根、知母、郁金或金银花、连翘等；兼阳明里热偏盛者，予柴胡白虎汤；温热夹湿者，用蒿芩清胆汤。

病案举例：庚某，女，28岁。

素罹系统性红斑狼疮，1978年3月8日因持续高烧10天，应邀会诊。体温40℃，咽部充血，有白色薄膜，心肺（－），白细胞：4700/立方毫米。血沉：53毫米/小时。咽部涂片查到霉菌。西医诊断为继发性霉菌感染。曾用红霉素、庆大霉素及清热凉血解毒中药，无效。

中医辨证：久病正虚，温热之邪乘虚内侵，阻于少阳，表里之气不相通达，故高热寒战，无汗，恶心，呕吐，烦躁。舌光而红，脉浮大而弦。治当和解少阳，通达表里，俾少阳机枢通达，正气伸而邪乃退。

处方：银柴胡 10 克　黄芩 5 克　葛根 12 克　山药 10 克　石斛 10 克　芦根 10 克　荷叶 6 克　金银花 10 克　谷芽 10 克　麦芽 10 克　甘草 3 克（4 剂）。

药后表里通畅，汗出津津，体温降至 37.5℃，诸症悉减。继以原方出入续进 6 剂，体温正常。

三、辛开苦降，分消走泄

温热之邪流连三焦气分，或夹湿邪、痰浊阻滞，气机升降不利，则寒热起伏，胸脘痞闷。治当以辛开发于上，以苦泄热于下，从上下分消，宣通三焦，祛除温热痰湿之邪。常用小陷胸加枳实汤。

病案举例：尚某，男，45 岁。

1980 年 5 月 10 日初诊：咳嗽一周，发热胸痛，住院治疗。体温 38.1℃，咽部充血，两肺呼吸音粗糙。白细胞：11600/ 立方毫米。胸透：右下肺可见片状阴影。西医诊断为大叶性肺炎。曾服土霉素及解热剂无效。

中医辨证：发热恶寒无汗，胸脘疼痛泛恶，咯吐黄色脓痰，舌红苔黄腻，脉滑数。此乃素有痰饮，复感温热之邪，痰热互结，阻于胸脘，气机不畅，失降失司。治宜辛开苦降，俾使痰热分消。

处方：瓜蒌 30 克　黄连 6 克　半夏 10 克　杏仁 12 克　石膏 15 克　陈皮 10 克　白茅根 30 克　牡丹皮 10 克　甘草 10 克（2 剂）。

药后汗出较畅，体温降至正常，咳嗽、咳痰、胸疼均减。续进 2 剂，诸症悉平。胸透复查：炎症已吸收，痊愈。

四、行气通腑，攻积导滞

温热病热结胃腑，得攻下而解者十居六七。通腑之法，旨在承其胃降之气，通其郁闭，和洽气机，冀顽邪蕴毒因势下泄，周身之气机自然流布，故无须拘于有无结粪。但也不得以"温病下不嫌早"之说而妄用下法。温病误下，初期可使表邪内陷，后期或为伤阴，或致暴脱。因此，攻下必须适其时，得其法，合其量。不宜失下，也不可妄下。应察病之缓急，度邪之轻重，谅人之虚实，慎重而为之。临床常用的有宣肺通腑的宣白承气汤；开胸通肠的陷胸承气汤；脏腑同治的白虎承气汤、导赤承气汤；攻补兼施的增液承气汤、新加黄龙汤。用之得当，取效甚速。

病案举例：盛某，男，52 岁。

1980 年 6 月 18 日初诊：因恶寒发热，伴咳嗽胸痛，住院已 17 天。体温 39.3 ℃，咽红，右肺呼吸音减弱，白细胞 18600/ 立方毫米，中性 83%。胸透：右下肺可见片状阴影。西医诊断为大叶性肺炎。

中医辨证：恶寒、发热、无汗、咳嗽、胸痛，恶心呕吐，腹痛便结。舌红、苔黄腻，脉滑数。肺与大肠互为表里，温热犯肺，肺气不降则腑气不通，二者相互影响。治当宣上通下，脏腑同治，以利邪热外达。

处方：生石膏 45 克　瓜蒌 30 克　大黄 5 克　杏仁 10 克 知母 15 克　苍术 10 克　赤芍 15 克　柴胡 10 克　前胡 10 克 芦根 30 克（2 剂）。

药后体温降至 36.5℃，诸症均减。续进 4 剂，病状消失。胸透复查：炎症吸收，痊愈。

五、宣闭开窍，透热转气

温邪内陷，蒙蔽心包，心窍气机不运，失其灵通之性则神昏谵语或昏睡不语。治当开窍宣闭，清心凉营，常用清宫汤合安宫牛黄丸、紫雪丹、至宝丹。安宫牛黄丸、紫雪丹、至宝丹乃于清热解毒药中荟萃多种灵异诸香，宣通气机，调整升降，使闭固深伏之邪热温毒从内透达，俾邪秽消，气机利，则神明复。由于邪入心包的途径不同，则应配合不同的方药清热透邪，宣通气机，以利开窍。如邪从卫分陷入，予银翘散合菖蒲、郁金或安宫牛黄丸；若从气分酿成，则应根据邪热壅闭的具体情况分别加以施治，开泄气热，以利开窍。

透热转气主要是在清营凉血方剂中配伍质轻微辛清气之品，取其轻清透发之性，令营血邪热透出气分而解。如清营汤中的金银花、连翘、竹叶；导赤清心汤中的竹叶、灯心草；清宫汤中的连翘、竹叶；犀地清络饮中的连翘、竹沥、姜汁、石菖蒲、灯心草；青蒿鳖甲汤中的青蒿，等等。

病案举例：田某，男，2 岁。

患儿因高烧 6 天不退，喘促、神昏，体温 38℃，全身充血性皮疹，双目结膜充血，鼻翼扇动，两肺腋背可闻散在细湿啰音。白细胞 7600/ 立方毫米。西医诊断为麻疹合并病毒性肺炎。曾用青霉素、链霉素无效。1960 年 3 月 12 日应邀会诊。

中医辨证：高热喘促，痰声辘辘，神昏躁动，舌红少津，脉浮数。此乃痰热闭肺，内迫心包。当卫营合治，宣肺豁痰开窍。

处方：生地黄 10 克　连翘 6 克　牡丹皮 6 克　葛根 3 克　麻黄 2 克　杏仁 6 克　牛蒡子 4.5 克　生石膏 12 克　竹沥 10 克　安宫牛黄丸 1 丸化服（6 剂）。

药后肺气得通，邪热外透，神清疹消，体温正常。

六、凉血散血，通畅气机

血热炽盛，耗血动血，以致出血瘀血。瘀血与热互结，阻滞脉络，故凉血必须配伍散血。散血之法，不单纯是活血化瘀，宣通血脉，滋阴养液亦不能少。阴液充足则其聚可散，其流亦畅，二者相辅相成。常用的犀角地黄汤即体现了这种配伍精神，寒凉而不呆滞。临床运用颇有良效。

病案举例：安某，男，5 岁。

1960 年 3 月 8 日初诊：高热三日，咳嗽气急，痰带血丝，鼻衄，遍身红疹，小便短赤，大便干结，舌质红，苔黄而干，脉细数。病系温邪内犯，郁热蕴蒸，损伤营血。治当凉血散血，通郁泄热。

处方：犀角 1.5 克（磨冲）　生地黄 10 克　赤芍 10 克　当归 6 克　大黄 6 克　白薇 6 克　炒栀子 4.5 克　连翘 4.5 克　元明粉 3 克（冲）　六一散 10 克（1 剂）。

药后便通热退，红疹减轻，鼻衄量减。续进 2 剂，痊愈。

宣畅气机注意要点

第一，寒凉不可冰伏。温热病应用寒凉之品不可寒遏冰伏，以防凝滞气机，郁闭邪气。因此，必须掌握这样四条要素：①苦寒必须及时，用之不可过早；②清气不可寒滞，注意宣展气机；③通腑攻下不可太过，以防徒伤胃气、胃阴；④苦寒之剂应少佐温通，振奋阳气，鼓动气机，令寒药不致呆钝而奏捷效。

第二，滋补须防壅滞。滋补气阴，用之合度，有利于气机的转枢。但滋补之品，大都黏腻缓滞，用之不当则易阻滞气机，壅闭郁热。特别是温病后期，余邪未尽，正气已虚，切不可虑其虚而补之太过，以致留邪生变。即使纯属阴虚，滋阴之剂亦当少佐阳动之品，以振奋气机，俾津一得气布，阴液自复。

下法在温热病临床中的应用

下法，也叫泻下法、攻下法，是运用具有泻下或润下功能的药物，治疗里热证的一种方法。它具有通导大便、消除积滞、荡涤实热和攻逐水饮的作用。在医门八法中，也是一种常用的方法。

六腑以通为用。如实邪积聚在里，浊气不降，就会发生脘腹胀满，腹痛拒按，大便秘结，不思饮食等一系列里热证。这时就要运用下法，排去在里的实邪热结或积滞，使腑气通畅，症状得以缓解或消除。所以，下法的治疗作用，有如下三点：

第一，驱除积滞。凡宿食、燥屎、虫积、停饮、蓄水、顽痰、瘀血等有害物质，蓄积体内，产生病变，下之则邪去正复，这就是通常讲的"推陈致新"。

第二，清热泻火。火热之邪，充斥表里，弥漫三焦，邪盛伤阴，势如燎原，当宜急下存阴，这就是通常讲的"釜底抽薪"。

第三，润肠通便。凡津液不足，脾弱肠燥，大便燥结，宜润而下之，这就是"增水行舟"。

柳宝诒说："胃为五脏六腑之海，位居中土，最善容纳。邪热入胃，则不复他传。故温热病热结胃府，得攻下而解者，十居六七。"（《温热逢源》）可见，下法在温热病治疗中占有很重要的地位。凡温热病有形实邪内结，诸如燥屎、积滞、瘀血积聚等证，皆须重用下法，使内结之邪从下而解。

温病下不嫌早

温热病临床使用下法，在我国医药发展史上，曾经产生过"下不宜早"和"下不嫌早"的两种意见，并且发生过激烈的争论。《素问·热论》指出："其未满三日者，可汗而已；其满三日者，可泄而已。"《内经》是主张下不宜早的。黄元御在《四圣悬枢·温疫病解》三阳传胃篇中，也是提倡下不宜早的，他认为："温病内热素炽，断无但在经络不传胃府之理……但胃热大作，必在三日之后，经热不解而后府热郁勃，此自然之层次……若三日以外，府热已作，则攻泻之法乃可续用……肠胃未至燥结，则滋阴不须承气，即燥结未甚亦当俟之……若燥热隆盛，则三四五日之内俱可泄下，是当用伤寒急下之法。"吴又可不赞成上述的主张，提倡下不嫌早。他在《温疫论》一书中，一再强调说："勿拘于下不嫌迟之说，应下之证，见下无结粪，以为下之早，或此为不应下之证，误投下药，殊不知承气本为逐邪而设，非专为结粪而设也。""大凡客邪，贵乎早逐，乘人气血未乱，肌肉未消，津液未耗，病人不至危殆，投剂不至掣肘，愈后亦易早复。"戴北山也是赞成下不嫌早的，他在《广瘟疫论》一书中说："一见舌黄、烦渴诸里证，即宜攻下，不可拘于下不嫌迟之说。"

杨栗山在《伤寒温热条辨》一书中，全面地阐述了伤寒下不嫌迟和温病下不嫌早的理由。他指出："伤寒里热方下，温病热胜即下，其治法亦无大异。但伤寒其邪在表，自气分而传入血分，下不嫌迟。温病其邪在里，由血分而发至气分，下不嫌早，其证不必悉具……"

为什么伤寒下不嫌迟，温病下不嫌早？戴北山和柳宝诒两位医学家谈得十分清楚。戴北山指出："温病下法，亦与伤寒不同，伤寒下不嫌迟，温病下不嫌早。伤寒在下其燥结，温病在下其郁热。伤寒里证当下，必待表证全罢；温病不论表邪罢与不罢，但兼里证即下。伤寒上焦有邪不可下，必待结之中下二焦方可下；温病上焦有邪亦可下，若必待结至中下二焦始下，则有下之不通而死者。伤寒一下即已，仲景承气诸方，多不过三剂；温病用下药，最少三剂，多则一二十剂者。"柳宝诒说："伤寒热结胃府者，粪多黑而坚燥；温病热结于胃者，粪多酱色而溏。藜藿之子，热结者粪多栗燥；膏粱之人多食油腻，即有灼热，粪不即燥，往往在热蕴日久，粪如污泥而仍不结为燥屎，此不可不知也。有便泄稀水不行者，此热结旁流也，古法用大承气，吴鞠通改用调胃承气甚合。"他还指出："热结而成燥屎者，行一两次后，燥屎已完，邪热即尽；若溏粪如烟膏霉酱者，或一节燥，一节溏者，此等症，其宿垢最不易清，即邪亦不易净，往往有待一二日再行至五六次，多至十余次者，须看其病情如何？以定其下否？慎勿震于攻下之虚声，遂谓已下而不可再下，因之留邪生变，而受养痈之实祸也。"戴北山着重介绍了温病与伤寒使用下法的不同之处，柳宝诒则着重介绍温病的攻下，主要是依据大便的色泽和质地为标准。所有这些，对温病临床治疗，都有一定的指导意义。

我个人亦是提倡温病下不嫌早的。不过，我认为，柳氏所谈的"粪多酱色而溏，粪如污泥，便泄稀水和便溏如烟膏霉酱"等，都可应用下法的主张，是不够全面的。在实际临床中，除了观察粪便的色质以外，还要结合了解大便的臭气，配合其他方面的诊断，才能周匝无遗。因为临床若见粪如酱色，但无臭气，此乃里无郁热之兆，不宜攻下；或者症见便泄稀水，但其气不臭，也未必是热结旁流，常常是湿困太阴，清气下陷之证。否则，单凭大便色质（溏薄、稀水、霉酱）作为攻下的依据，会贻误病情。

温病临床常用的下法

温热病最易化热化燥，大多有伤津的特点，所以一般都以攻下（峻下）为主。在临床上常用的有如下几类。

一、苦寒攻下

苦寒攻下就是用苦寒之品攻下胃腑实热。此法适用于邪实正气未衰，亦无兼证的情况。主要症状是壮热、便秘、腹部胀满、烦躁谵语、舌苔焦黄起刺、脉沉实有力的阳明腑实证，或热结旁流，或热盛痉厥。代表方为大承气汤。如吴鞠通在《温病条辨》一书中指出的："面目俱赤，语声重浊，呼吸俱粗，大便秘，小便涩，舌苔老黄，甚则黑有芒刺，但恶热，不恶寒，日晡益甚者，传至中焦，阳明温病也。脉浮洪躁甚者，白虎汤主之；脉沉数有力，甚则脉体反小而实者，大承气汤主之。""阳明温病，面目俱赤，肢厥，甚则通体皆厥，不瘛疭，但神昏，不大便七八日以外，小便赤，脉沉伏，或并脉亦厥，胸腹满坚，甚则拒按，喜凉饮者，大承气汤主之。"大承气汤用大黄苦寒泄实，泻火解毒；芒硝咸寒润燥，软坚破结，是本方的主药，以荡涤胃肠结热，攻下肠内积粪；厚朴苦温，宽中行气；枳实苦寒，破气消积导滞，是本方的佐药，以消除痞满。本方泻下药与行气药相配伍，可使泻下作用增强，有峻下热结之功，是寒下法中的峻剂，是苦寒攻下法的代表方剂。

大承气汤方的作用，归纳其适用范围，是"痞、满、燥、实"四症。"痞"，是指胸脘部有压重闷塞感，脘部按之板硬；"满"，是指腹部胀满；"燥"，是指肠燥，肠内有硬结的粪块而见大便秘结、舌苔干燥等症状；"实"，是指腑实，即肠内有宿食积粪等有形的实邪。本方选用枳实、厚朴、芒硝、大黄四味药物，就是分别针对"痞、满、燥、实"四种症状的。故在临床应用时，其药味加减和用量比例，可根据"痞、满、燥、实"的轻重，灵活运用。例如《医宗金鉴》上说："诸热积结于里，而成痞、满、燥、实者，均以大承气汤下之也。满者，腹胁满急䐜胀，故用厚朴，以消气壅；痞者，心下痞塞坚硬，故用枳实，以破气结；燥者，肠中燥屎干结，故用芒硝，润燥软坚；实者，腹痛大便不通，故用大黄攻积泻热。然必审四证之轻重，四药之多少，适其宜，始可与也。"

二、滋阴攻下

滋阴攻下法是攻补兼施，邪正兼顾的一种治疗方法，适用于既有阳明腑实证，又兼阴虚津伤者。如《温病条辨》上讲的"阳明温病，下之不通……津液不足，无水舟停者，间服增液，再不下者，增液承气汤主之。"本方用玄参苦咸微寒为主药，壮水制火，既能治津液干涸，通畅二便，亦能治腹中寒热积聚，并能解除热结；麦冬治心腹结气，有能补能润能通之功，用以为佐；生地黄味甘微苦而寒，有清热、滋阴之力；再入大黄、芒硝泻火攻积，软坚破结，诸药相伍，具有滋阴增液、通便泻热之功，增其液而下之，增水行舟是滋阴攻下的代表方剂。

三、益气补阴攻下

益气补阴攻下法也是攻补兼施、邪正兼顾的一种治疗方法。它适用于气阴两伤，正虚邪实的阳明腑实证。如《温病条辨》上说："阳明温病，下之不通……应下失下，正虚不能运药，不运药者死，新加黄龙汤主之。"方用甘草之缓急，合人参以扶正补气；微点姜汁，宣通胃气，代替枳壳、厚朴之功，与人参相合，最宜宣通胃气；加麦冬、生地黄、玄参，既能保津，又能散聚；姜汁能宣气分，当归能宣血中气分；再入大黄、芒硝泻火攻积，软坚破结，是益气补阴攻下的代表方。

四、解表攻下

解表攻下法是治疗表证未解，里实已成的常用方法。温疫初起，症见憎寒发热，头疼身痛，心烦溲赤，口舌生疮，大便秘结，腹胀满按痛，苔黄白相兼，舌质红，脉象浮数或细数，治宜解表攻下，增损双解散主之。方用蝉蜕、薄荷、防风、荆芥、僵蚕疏风解表；大黄、芒硝通腑泄热；黄连、黄芩、栀子、连翘、石膏、滑石清解气热，桔梗宣通气机。诸药相配，共奏解表通腑泄热清里之效，攻下不使表邪内陷，解表亦无贻误病机之虞。

五、宣肺攻下

宣肺攻下是治疗肺与大肠同病、邪热壅肺、肺气不降、肠燥便秘、腑气不通的常用方法。主要见症是壮热、便秘，喘促不宁，痰涎壅滞，右寸实大等。如《温病条辨》指出："阳明温病，下之不通……喘促不宁，痰涎壅滞，右寸实大，肺气不降者，宣白承气汤主之。"方以杏仁、瓜蒌、石膏宣降肺气，化痰润肠；以大黄攻下结实。此乃脏腑同治之良方。

六、清肠攻下

清肠攻下是两解大小肠热结的治疗方法。阳明腑实，下之不通，小肠热盛，下注膀胱，症见壮热、便秘、左尺牢坚，小便赤痛，时烦渴甚，如《温病条辨》上所说："阳明温病，下之不通……左尺牢坚，小便赤痛，时烦渴甚，导赤承气汤主之。"药用连、柏之苦以通火腑；大黄、芒硝承胃气而通大肠；赤芍、生地黄清热滋阴。诸药相伍，既能清热滋阴利尿，解膀胱水热互结，又能攻下胃肠结热，乃双解大小肠热结之良方。

七、导滞攻下

导滞攻下也叫导滞通腑，是治疗郁热积滞的常用方法。适用于郁热夹积滞交结胃肠。症见腹脘痞满，恶心呕逆，便溏不爽，色黄如酱，肛门灼热，舌苔黄厚等，方用枳实导滞汤主之，药用山楂、神曲消导化滞，黄连燥湿清热，连翘轻清宣泄透热，木通利湿，合小承气汤泄热，诸药为伍，共奏消积导滞之效。

八、逐瘀攻下

逐瘀攻下亦叫通瘀破结，它是治疗血热灼阴、凝而成瘀的常用疗法。温病深入下焦蓄血，症见少腹硬满急痛，大便秘结，小便自利，其人如狂，漱水不欲咽，舌紫绛，脉沉实者，急宜逐瘀攻下，桃仁承气汤主之。如《温病条辨》上说："少腹坚满，小便自利，夜热昼凉，大便闭，脉沉实者，蓄血也，桃仁承气汤主之，甚则抵当汤。"药用当归、赤芍、桃仁、牡丹皮活血散瘀，大黄、芒硝荡涤热结而通畅气机，共奏凉血清热、攻逐瘀结之功。

九、开窍攻下

开窍攻下是治疗痰热蒙蔽心包而兼大肠燥结的常用疗法。主要见症是邪闭心包，神昏谵语，大便闭结，饮不解渴，急宜开窍攻下。如《温病条辨》指出："阳明温病……邪闭心包，神昏舌短，内窍不通，饮不解渴者，牛黄承气汤主之。"药用安宫牛黄丸加大黄9克同服，用安宫牛黄丸开手少阴之闭，入大黄急泻阳明，以救足少阴肾液之消亡，上下同治，方可两全，此乃两少阴合治法。

温病使用下法应该注意的问题

下法治疗温病虽然奏效迅速，应用较多，但必须审证度势，察邪之盛衰，病位之高下，兼邪之多寡，正气之强弱，病势之缓急而善为之。否则，用之不当，为害甚大。所以温病使用下法必须注意这样几点：

1. 温病表邪未解者，一般不宜使用下法，即使已兼里热的，也只能先表后里或解表与通下并用。

2. 正气虚弱者须慎用下法，如正虚而邪实非下不足以去病者，则应采取攻补兼施、寓补于泻的方法。

3. 孕妇不宜任意攻下，防止损伤胎气，引起流产。

清法治温琐谈

清法，又称清热法，是使用寒凉清热性能的药物以清除各种不同类型热证的一种治疗方法，具有清热、泻火、凉血祛暑、生津、解毒的作用。在医门八法中是一种常用方法。

清法的理论根据

《内经》上讲的"热者寒之""治热以寒"，《神农本草经》上说的"疗热以寒药"，以及王冰主张的"壮水之主，以制阳光"的论述，都是清法的理论根据。程国彭在《医学心悟》一书中，系统地论证了清法的理论根据。他明确地指出："清者，清其热也。脏腑有热则清之。经云热者寒之是也。……夫六淫之邪，除中寒、寒湿外，皆不免于病热……盖风寒闭火则散而清之，经云火郁发之是也；暑热伤气，则补而清之，东垣清暑益气汤是也；湿热之火则或散或渗或下而清之。开鬼门，清净府，除陈莝是也；燥热之火则润而清之，通大便也；伤食积热，则消而清之，食去火自平也。惟夫伤寒传入胃府，热势如蒸，自汗口渴，饮冷而能消水者，藉非白虎汤之类，鲜克有济也。"

清法主要适用于热性病。但热证有表热和里热、虚热和实热的区分，"阳盛则外热……阴虚则内热"。一般而言，由阳盛所致的热证，大多表现为表热（有时也可以表现为里热）和实热；由阴虚所致的热证，大多表现为内热（有时也可以表现为表热）和虚热。在表热和实热之中，则又有热邪在卫、在气、在营、在血及热盛化火、热极生风等不同；里热和虚热之中，则也有心热、肝热、脾热、肺热、肾热及血虚发热、阴虚发热等区别。而且，表里虚实之间，又往往互相夹杂。由于热证的临床表现是多样的，因而清法的分类也是多样的，大致可以分为三大类：一是清气（清营）凉血法；二是清热解毒法；三是清热利湿法。具体地说，在清气（清营）凉血法中，又可分为轻清宣气、大清气热、清热泻火（苦寒直折）、清营泄热、气营两清、凉血散血、清热滋阴等法；在清热解毒法中，又可分为清心开窍、凉肝息风、清瘟败毒、清肺润燥、清肺败脓等；在清热利湿法中，又可分为芳香化湿、淡渗利湿和清热化湿等法。

清法在温病临床上的具体运用

温热病使用清法，首先应该分清卫分、气分、营分、血分的差别，按照深浅程度的不一分别使用各种不同的清热法。其次，应该分清何脏何腑的热证，按照各脏各腑病证表现的不同，分别采用清除各种脏腑热象的方法。

下面结合自己的临床体会，以《温病条辨》一书为主，谈谈个人的看法。

一、辛凉泄热（解表）

辛凉泄热就是用辛凉之剂疏散风热。此法适用于风热袭于肺卫，症见发热，微恶风寒，口微渴，咳嗽或咽痛，无汗或少汗，苔薄白舌边尖红，脉浮数等候。吴鞠通的银翘散就是本法的代表方剂。"太阴风温、温热、瘟疫、冬温，初起恶风寒者，桂枝汤主之；但热不恶寒而渴者，辛凉平剂银翘散主之"（上焦篇第四条）。方中金银花、连翘清热解毒，配伍竹叶以加强清热作用；薄荷、豆豉辛凉解表，荆芥虽属辛温之品，但温而不燥，与辛凉解表药配伍运用，可增强解表作用；桔梗、甘草、牛蒡子合用能宣肺解表、祛痰、利咽喉；芦根清热生津，清润不腻。无恋邪之虑，适用于温病初起，口渴津伤不甚的症候。

二、轻清宣气

吴鞠通说："治上焦如羽，非轻不举。"王孟英指出："用药有极轻清极平淡者，取效更捷。"轻清宣气就是以轻清透发之品，宣畅气机，透热外达。此法主要用于邪热过卫初传入气，气机不畅而里热不甚，症见身热、微渴、心中懊恼不舒，苔薄而黄，寸脉略大。这就是《温病条辨》上焦篇第十三条上讲的："太阴病得之二三日，舌微黄，寸脉盛，心烦懊恼，起卧不安，欲呕不得，无中焦证。栀子豆豉汤主之。"栀子苦寒，清热泻火，通利三焦；豆豉辛甘微寒，宣郁清热达表，一宣一泄，相互为伍，相互配合，可以促使郁热分消而症状解除。凡是风温、春温、冬温、暑温邪热初入气分者，均可使用本法。

三、大清气热

大清气热就是用辛寒清气之品大清气热以达到退热存津、除烦止渴的目的，所以也叫辛寒清气法。此法主要适用于阳明胃热炽盛，症见壮热、大汗、心烦口渴、面目赤色、呼吸气粗、语言重浊、小便涩少、苔黄、脉浮洪者。白虎汤为本法之主方。《温病条辨》上焦篇第七条讲的"太阴温病，脉浮洪，舌黄、渴甚、大汗、面赤，恶热者，辛凉重剂白虎汤主之"，就是大清气热法，其作用就是达热出表。方中以清热泻火的石膏为主药，配以善清肺胃实热、兼能养阴的知母，可增强清热泻火的作用；甘草、粳米养胃和中作为辅助，组合成方，具有清气热、泻胃火、生津止渴的作用。大凡风温、春温、冬温、暑温诸病而症见大热、大渴、大汗、脉洪大者，均可用大清气热法，以白虎汤加减主之。诸如：症见高热不退、汗出过多、气津两伤，以及暑热伤气等病证，可用白虎加人参汤主之；症见高热、身发斑疹者，可用白虎加地黄汤主之；湿温多汗，身重或湿痹化热以及夏秋高热，症见头重如裹、胸闷、口渴不欲饮、关节肿痛、舌苔白腻等湿困证候者，可用白虎加苍术汤主之。

四、清热泻火

清热泻火就是以苦寒之品直清里热，所以也叫苦寒直折法。此法主要适用热蕴气分，郁而化火，或是由于温疫、温毒所致的发热口苦，烦渴汗少，小便黄赤，舌红苔黄等症，可用黄连黄芩汤加减主之。方中黄连、黄芩均系苦寒之品，都有清热泻火解毒的作用。黄芩泻上焦肺火；黄连泻中焦胃火；郁金苦辛微寒，凉血解郁，与黄芩、黄连为伍，可以促进泻火解郁的力量。

五、清营泄热

清营泄热是清除热性病营分邪的治疗方法。热邪入于营分症见高热夜甚，心烦不寐或神呆谵语，斑疹隐隐，舌质红绛，脉象细数，法当清营泄热，代表方剂是清营汤。《温病条辨》上讲的:"脉虚夜寐不安,烦渴舌赤,时有谵语,目常开不闭,或喜闭不开,暑入手厥阴也。手厥阴暑温,清营汤主之。"(上焦篇第三十条)"阳明温病,舌黄燥,肉色绛,不渴者,邪在血分,清营汤主之。"(中焦篇第二十条)这都是清营泄热法。方用犀角、生地黄清热凉血,为本方主药;由于邪气热毒入于营血,故配金银花、连翘清热解毒;黄连、竹叶心清心泻火;丹参清心而凉营血;热盛易伤津液,故又用玄参、麦冬养阴生津。诸药配合而成,既能清营解热,又能凉血养阴。

六、气营两清

气营两清也叫清气凉营,就是清气与清营合用,同时使用清气分和清营分的药物,以治疗热性病邪已入营而气热仍盛的气营两燔证。症状以高热、心烦为主,并有口渴、汗出、不能安睡,舌质绛、苔黄而干,脉洪数等症。应用吴鞠通的气血两清的玉女煎去牛膝熟地加细生地玄参方主之(发斑者用化斑汤主之)。方用石膏、知母组成的白虎汤清气热;生地黄、麦冬、玄参组合的增液汤滋营阴,清营热,两方合成一方,能共奏清气凉营之功。

七、凉血散血

凉血散血是清血分热邪的治疗方法。具有清热解毒,凉血散瘀的作用。热性病邪入血分,血热炽盛,迫血妄行,症见吐血、衄血、便血、溲血,舌色紫绛或发斑色紫黑,甚或发狂谵语等时,就应采取凉血散血法,主方是犀角地黄汤。方用犀角清心,凉血解毒,生地黄凉血、养阴、清热,为本方主药;使以赤芍、牡丹皮凉血散瘀。药仅四味,但能直清营血之热,且有清心、凉血、止血之功。

八、清心开窍

清心开窍法是治疗温病神志昏迷的一种方法，具有清心化痰、芳香透络、开闭通窍的作用。热邪内闭心包，症见神昏谵语或昏愦不语，高热烦躁不安，舌蹇肢厥，舌质纯绛等候时，急宜清心开窍。《温病条辨》上讲的"太阴温病……神昏谵语者，清宫汤主之，牛黄丸、紫雪丹、局方至宝丹亦主之"（上焦篇第十六条）。"温毒神昏谵语者，先与安宫牛黄丸、紫雪丹之属，继以清宫汤"（上焦篇第二十一条）。"手厥阴暑温，身热不恶寒，清神不了了，时时谵语者，安宫牛黄丸主之，紫雪丹亦主之"（上焦篇第三十一条）。"湿温邪入心包，神昏肢逆，清宫汤去莲心、麦冬，加银花、赤小豆皮，煎送至宝丹，或紫雪丹亦可"（上焦篇第四十四条）。"热多昏狂，谵语烦渴，舌赤中黄，脉弱而数，名曰心疟，加减银翘散主之；兼秽，舌浊口气重者，安宫牛黄丸主之"（上焦篇第五十三条）。这都是属于清心开窍法。安宫牛黄丸用黄连、山栀、黄芩清热泻火解毒；牛黄、犀角清营凉血解毒；麝香、冰片芳香开窍；朱砂、珍珠安神镇惊；雄黄辟秽解毒；郁金凉血解郁。所以安宫牛黄丸是清心开窍的代表方剂。

九、清瘟败毒

清瘟败毒法就是用大剂清热解毒之品以清解气血热毒。主要用于温病热毒壅盛，充斥气血、三焦，症见壮热烦渴，口秽喷人，头痛如破，谵狂不安，痉厥抽搐，斑疹紫黑或吐血、衄血，苔黄焦燥，舌质紫绛等。代表方是清瘟败毒饮。本方综合了白虎汤、犀角地黄汤和黄连解毒汤三方的药物加减而成，既有白虎汤的大清气热，泻胃火的功能，又有犀角地黄汤的清营凉血解毒，黄连解毒汤的苦寒泻火解毒等作用，适用于气血两燔，火热毒盛的重要方剂。《温热经纬》一书在论述本方时说："重用石膏……以退其淫热，佐以黄连、犀角、黄芩泄心肺之火于上焦；丹皮、栀子、赤芍泄肝经之火，连翘、玄参解散浮游之火；生地、知母抑阳扶阴，泄其亢甚之火，而救欲绝之水……此大寒解毒之剂，重用石膏，则甚者先平，而诸经之火自无不安矣。"

十、清泄少阳

清泄少阳是用清热泻火治疗热性病邪在半表半里（少阳）的一种治疗方法。春温初起，冷一阵热一阵，寒热来往，口苦胁痛，烦渴溲赤，脘痞泛恶，苔黄舌红，脉弦而数，病属热郁少阳，胆气失和，应以清泄少阳为法，清泄肝经气分的热邪。蒿芩清胆汤、加减小柴胡汤均为本法的常用方。蒿芩清胆汤以青蒿的芳香清热透邪与黄芩的苦寒泄热相配伍，以清化湿热；陈皮、半夏、枳壳、竹茹理气、降逆、和胃；茯苓、碧玉散淡渗利湿，兼能泄热。诸药相合成为清热利湿、调畅气机的代表方。

十一、清热滋阴

热性病后期，阴液耗损，邪热留恋于阴分，症见低热不退或潮热盗汗，颧红，消瘦，舌红绛少苔等候，就应在清热的同时，兼顾养阴，采取清热滋阴法。代表方剂有青蒿鳖甲汤和黄连阿胶汤。"脉左弦，暮热早凉，汗解渴饮，少阳疟偏于热重者，青蒿鳖甲汤主之"（中焦篇第八十三条）。"夜热早凉，热退无汗，热自阴来者，青蒿鳖甲汤主之"（下焦篇第十二条）。"少阴温病，真阴欲竭，壮火复炽，心中烦，不得卧者，黄连阿胶汤主之"（下焦篇第十一条）。青蒿鳖甲汤以鳖甲的咸寒滋阴清血热，青蒿的苦寒清热，透邪外达，为全方的主要组成部分，同时配以生地黄、麦冬、牡丹皮的养阴生津，凉血降火，阴复足以制火，邪去其热自退，所以本方是清热滋阴法的代表方剂。

十二、清热利湿

热性病湿热夹杂，热邪为水湿抑遏，邪气留恋气分不能外透，例如湿温初起，症见头痛恶寒，身重疼痛，胸闷不饥，午后热势较高，舌白不渴，脉濡细者，就应该用清热利湿法使湿热两清。《温病条辨》上焦篇第四十三条上说："头痛恶寒，身重疼痛，舌白不渴，脉弦细而濡，面色淡黄，胸闷不饥，午后身热，状若阴虚，病难速已，名曰湿温。汗之则神昏耳聋，甚则目瞑不欲言，下之则洞泄，润之则病深不解，长夏深秋冬日同法，三仁汤主之。"三仁汤用杏仁宣通上焦肺气；蔻仁开中焦之湿滞；薏苡仁利下焦之湿热；半夏、厚朴辅助杏仁、蔻仁宣通上中二焦；滑石、通草辅助薏苡仁清利下焦湿热。这样可以使三焦宣畅，湿热分散。所以三仁汤是清热利湿的代表方。

十三、清热息风

清热息风法也叫清肝息风，就是清热凉肝，息风定痉。适用于温病热盛，引动肝风，症见高热神昏，手足瘛疭，状若惊痫，甚则口噤，舌质干绛，脉弦而数。代表方是羚角钩藤汤。方用羚羊角、钩藤、桑叶、菊花清肝息风定痉；川贝化痰，茯神安神；白芍、甘草、鲜生地黄酸甘化阴，滋阴血以缓肝急；竹茹通络祛痰，清泄肝胆之热，诸药综合而成清肝息风定痉的代表方剂。

使用清法应注意的问题

1. 温病初起，热象虽高，但病邪在表者，不宜使用。如果病邪在表，理当汗解；如果里热已经导致腑实，则宜攻下。使用清法必须在表已得汗而热不退，或里热已炽而尚未出现腑实证的情况下，用之方是恰当。

2. 临床应用清法，必须分清气血，分别脏腑，以及邪之轻重，要防止两种倾向：一种是病重药轻贻误病机；另一种是寒凉太过，损伤正气，使邪气留伏不出。

3. 苦寒清热之品，不宜过服，服之反易化燥伤阴，损及脾胃。故里热而伤阴者，不能纯用苦寒，必须兼用甘寒生津以救其阴。大病之后、体质素弱及妇女产后，都应慎用苦寒。

4. 热邪炽盛，服清热药入口即吐者，可于清热剂中少佐辛温之姜汁，或用凉药热服法，此即"热因热用"的反治法。

暑湿和湿温用药大要

暑湿、湿温初起，虽有恶寒、身重、头痛之象，但不可即用麻黄、葛根之属辛温发汗，以防引起湿邪上蒙清窍。且湿温身本多汗，再汗恐有亡阳之变。但若触冒风寒，恣食生冷，遏抑其阳，不发汗则邪不易解。此时宜微微发汗，使表里通达。故湿温或暑温夹湿，初起见有恶寒的，余每以银、翘、鲜藿香、佩兰、青蒿、葛根等加清豆卷、荆芥，芳香宣透。如兼咽痛，宜加牛蒡子、杏仁、桔梗。温邪夹湿内停，交阻肺胃三焦，气机升降失司，症见寒热起伏，胸满腹胀，咳嗽，溲赤苔腻，如叶桂《温热论》所说"亦如伤寒中少阳病也"，在治则上则"分消上下之势"，余每以三仁汤加陈皮、枳壳、桔梗、清半夏、茯苓、青蒿、黄芩、荷叶等属，辛淡宣气化湿，舒展气机，轻以取胜。热重的加金银花、石膏辛凉芳透。不可见热而骤用芩、柏、连等苦寒之品。因湿为阴邪，易伤阳气，且湿温患者，脾胃功能多弱，苦寒易损伤脾阳，且寒凉冰伏其热，邪反不易透发。

湿温之邪，最易稽留中焦脾胃，弥漫三焦，常见胸闷身热、脘痞便溏、苔腻或面色污垢淡黄等症，当分辨湿重于热、热重于湿，还是湿热并重，权衡用药。要充分重视祛湿，因湿去则表气易于透达，里气亦易通畅，并可使湿、热分离，湿渗则热下，则热势孤立易撤。祛湿之法，当以芳化为主，兼以淡渗，或参以苦温燥湿。或侧重一法，需根据具体病情而定。例如淡渗一法，并非每个湿温症均能适用，还要参究体质阴阳。如阳虚湿重，湿困脾阳，只宜苦温燥湿，佐以甘辛理脾，而不可恣用淡渗，而使真阳无水维附；湿温化燥伤阴，更不可渗利过度，耗伤阴津。这些病证，用药宜轻灵，不可见症重而以重剂治之，否则欲速不达。湿去六七，方可议理脾之法以善后。

气分湿热，若症见胸口满闷，可用藿香、佩兰、厚朴化、广郁金；中焦湿重，宜清半夏、茵陈、厚朴、薏苡仁、茯苓、神曲，并加枳壳、竹茹、陈皮、大腹皮等属以流畅气机；淡渗多用茯苓、通草、块滑石、车前子；恶心呕吐则加玉枢丹、清半夏；有热象的可用马尾连、竹茹；便溏则加白扁豆、怀山药、炮姜炭、生薏苡仁；湿浊入里，与胃中宿滞兼夹，浊秽郁伏，闭结中焦，当用制大黄、槟榔、枳实、厚朴等开泄，配合藿、佩、茵陈、白豆蔻等芳香逐秽。

湿温出汗，可能属表里通达之象，也可由于表虚，但切忌轻易进补，防止甘腻气机，助湿恋热，湿热不化以延误病程。湿滞经络，多见身体困重乏力，不能误认为气虚而进补，而宜适当参用桑枝、萆薢、晚蚕砂等祛湿通络。湿温白㾦，多用薏苡仁竹叶散治之，红疹则加牡丹皮、金银花炭。湿温中、后期，要慎防化燥伤阴，耗血动血。若便黑腹胀，属血分瘀热的，则用金银花炭、炒牡丹皮、黄芩炭、侧柏炭、仙鹤草、地榆、白茅根等清热行瘀、凉血止血。若热逼营血而湿邪未化，苔仍腻者，勿轻用生地黄、阿胶之类。也有素禀阳虚，湿温从阴化寒的，此时出血每多兼见阳虚有寒之症，我常用伏龙肝、炮姜炭、人参粉、三七粉，益气温阳摄血。

湿温化燥入营，与其他温病治法相同。惟其苔腻者，即使有入营动血之象，不可轻用滋腻，以防恋邪，使病情反复。

论治白喉为病

热毒温邪入侵人体，蕴结肺胃，上冲咽喉，咽喉梗痛，并布白点，名为白喉。古代又有"白缠喉""缠喉风""锁喉风"等称。郑西园在《喉科秘论》中说："白缠喉风传染甚多，初起先从关内生白膜，形如豆大，不肿不烂渐蔓舌尖，发热痰嘶，小儿患此者尤多。"

白喉的主要症候，恶寒发热（壮热或微热）、咽喉疼痛，咽喉布有白腐（或白点），强行撕去白腐则易出血。

临床上常与喉痈、乳蛾、烂喉痧等病相混，应详加辨别。

1. 喉痈：多发于喉关内一侧或两侧，有时亦波及关外，局部红肿高起疼痛，剧者其色为紫，肿胀之处常亦蒙有一层白腐薄膜，形似白喉，但白腐易被擦去且不出血，治不及时则肿疼化脓成痈。

2. 乳蛾：生在喉内两侧或一侧，故有单蛾和双蛾之称。其形似飞蛾，红肿疼痛而不化脓。后期肿处表面溃烂而不痛，相继出现白色黏液膜，拭去亦不出血。

3. 烂喉痧：咽喉红肿疼痛，甚则腐烂成白色薄膜，但周身满布痧痦，白喉则无痧痦。

本病发生亦有内外二因。内因是素体阴虚，里有蕴热。或过食辛辣助火之物，形成阴虚阳亢，阴虚于下，阳浮于上，咽喉受其熏灼而发本病，或复感风温、燥热之邪而诱发。正如郑梅涧所说："此症发于肺肾，本质不足，或遇燥气流行，或过食辛热之物，感触而发。"外因是由于气候变化失常，天时不正，感受了风热温燥之邪，郁伏于内，未能透发于外，蕴酿化火，邪正相搏于肺胃二经。咽喉为肺胃之门户，肺胃邪热上熏咽喉，炼津灼液，腐蚀喉膜，故见咽喉疼痛，白膜布生。

本病在临床上常见的有风热白喉、阳热白喉和阴虚白喉三种类型。风热白喉，一般常有卫分症状，热邪盛而阴不虚，故治以辛凉利咽；阳热白喉热毒较风热白喉为甚，开始即见阳明气分症状，故治以清气解毒；阴虚白喉，阴被火劫，故以养阴清肺法滋水敌火为治。

一、风热白喉

邪在卫分，恶寒发热，头痛，喉间哽痛，并布白膜（或白点），甚则波及蒂丁，苔白或黄，脉浮数。治宜辛凉利咽，方用除温化毒汤加减主之。

处方：桑叶 10 克　葛根 6 克　薄荷 5 克（后下）　川贝 10 克　桔梗 6 克　甘草 6 克　木通 3 克　竹叶 6 克　金银花 10 克　瓜蒌皮 10 克　土牛膝根 15 克。

大便秘结者加郁李仁 10 克，喉间痰阻者加莱菔子 10 克。

病案举例：赵某，女，11 岁。

1958 年 10 月 20 日初诊：其母代诉：前天放学回家，身感发冷，头晕，口舌干燥，咽喉亦痛，食量减少，半夜微感发热，口渴欲饮冷水，小便黄，大便干。昨天下午发烧而不感寒冷，咽喉疼痛更甚。今日咽喉作痛尤凶，不能吞咽食物。

诊见：面红目赤，呼吸气粗，口臭，微有咳嗽，喉部现绛色，干燥发皱，微肿，肿胀处见白腐，大如拇指。舌苔白腻而滑，边缘微带黄色，脉象浮数而有力。体温38.9℃。

辨证：风热蕴结肺胃，上冲咽喉，发为风热白喉。

立法：本宜除温化毒，现因伪膜已现，故以养阴救肺为法。

方药：养阴救肺汤加味。

处方：生地黄12克　麦冬10克　生甘草3克　白芍10克　薄荷5克（后下）　玄参10克　牡丹皮6克　川贝母10克　青果6克　金银花12克　连翘10克。

日服2剂，外用珠黄散吹喉，每日3～4次。

10月21日二诊：咽喉干燥已减，色呈正红，肿处不显，伪膜变为黄色，疼亦大减，热势下降，其他症状如前。守原方加山楂、麦芽。

处方：生地黄12克　麦冬10克　生甘草3克　白芍10克　薄荷5克（后下）　玄参10克　牡丹皮6克　川贝母10克　青果6克　金银花12克　连翘10克　山楂10克　麦芽10克。

日服2剂，吹药同前。

10月22日三诊：自述喉已不痛。检查白腐已全部脱落，喉部湿润已成微红色，其他均恢复正常。恐其复发，继服第一方，1剂日服4次。23日一切正常，病愈出院。

二、阳热白喉

温毒炽盛，发热面红目赤，喉痛且闭，白膜布满喉间，口渴唇干，口出臭气，舌苔黄厚或焦黑，脉数有力。治宜清气解毒，方用神仙活命饮加减主之。

处方：生石膏 24 克（先煎）　龙胆草 6 克　生地黄 10 克
山栀 10 克　黄柏 6 克　白芍 6 克　板蓝根 10 克　瓜蒌仁 10
克　马兜铃 6 克　玄参 6 克　土牛膝根 15 克。

三、阴虚白喉

素体阴虚，浮阳上越，复感温毒，二火相伍，水不润于
上，火不交于下，咽喉被其熏灼。症见微热，倦怠无力，咳嗽
（或不咳嗽），鼻干而燥，咽喉隐痛，白点布满，甚则声音嘶
哑，呼吸困难，面青唇黑，舌质红绛，脉数无力。此乃阴被火
劫，非壮水无以制阳，法当养阴清肺。

处方：大生地黄 15 克　麦冬 10 克　生甘草 6 克　玄参
15 克　川贝母 10 克　牡丹皮 6 克　薄荷 6 克（后下）　白芍
10 克　土牛膝根 15 克。

病案举例： 侯某，女，12 岁。

1958 年 10 月 3 日初诊：病孩自述：4 天前每到下午发烧，
疲倦无力，口干，口渴不想喝水，喉痛已有两天，吞咽时更加
疼痛。昨天在公社卫生所治疗，医生说是白喉，心里很紧张。
现在觉得喉咙干痛，头有些晕，不愿意吃东西，大便正常，小
便时有热感，特别近两天来，每当小便或走路时，下部（阴
部）有刺痛感，故来住院治疗。

诊见：面色苍白，精神不振，喉部关内有拇指大的伪膜两
块，擦之不去，口臭。舌苔微黄而干燥，脉象沉细而数。体温
38℃。妇科检查：阴部肿胀，大小阴唇肿胀处呈青紫色，并有
白色伪膜粘连。

辨证：体素阴虚，浮游之火，上熏咽喉，发为白喉。

立法：养阴清肺，滋水敌火。

方药：内服加味养阴清肺汤，外用珠黄散吹喉。

处方：生地黄 15 克　麦冬 10 克　生甘草 3 克　白芍 10 克　薄荷 5 克（后下）　玄参 10 克　牡丹皮 6 克　川贝母 10 克　土茯苓 12 克　木通 10 克　金银花 12 克　连翘 10 克。

外用珠黄散日吹喉部胀痛处 4 次。阴部肿胀用鲜地骨皮 20 克、槐枝 10 克，煎水热熏温洗，每日 2 次。

10 月 4 日二诊：喉痛减轻，伪膜停止发展，色已变黄，口极臭，守上方去薄荷再进。仍用珠黄散吹喉，并以原方煎水热熏温洗阴部。

10 月 5 日三诊：伪膜已有部分脱落，喉痛不减，食欲仍然不振，守前方加山楂 10 克、麦冬 10 克再进。外用药如前。

10 月 6 日四诊：伪膜已全部脱落，体温、大小便均正常，阴道由青紫色变为正红色，唯仍有刺疼感，脉沉而涩。继用养阴清肺汤加土茯苓、木通、金银花、连翘、当归、赤芍为治，照常熏洗下部。

上药连服 3 日，日服 1 剂，到第 9 日再诊时，阴部肿势已消，白色伪膜尽去，仍有微疼。不用内服药，只用前方熏洗阴部，到第 11 日诸症全消，病愈出院。

肠痈三法

行气活血

赵某，女，61岁。

1972年5月29日初诊：右下腹痛已有4天。前两天伴发烧，呕吐，纳差，口干。大便正常，小便色黄。检查：右下腹有压痛和反跳痛，隐约可触到肿块。验血：白细胞15600/立方毫米。舌质红，苔边白、中微黄，脉象细数。西医诊断为急性阑尾炎。

中医辨证：病属湿热积滞，肠络不通。治宜清热解毒，行气活血。

处方：金银花12克　连翘12克　蒲公英30克　败酱草30克　红藤30克　赤芍9克　牡丹皮9克　桃仁9克　丹参12克　延胡索2克　生大黄4.5克（3剂）。

6月2日二诊：药后腹痛消失，纳增，唯觉下腹作胀。瘀滞已行，毒邪渐解，仍有气滞未除。上方加减续进。

处方：金银花12克　连翘12克　蒲公英30克　败酱草30克　红藤30克　赤芍9克　牡丹皮9克　乌药9克　青皮9克　陈皮9克　枳壳9克（3剂）。

6月10日三诊：腹胀消失，食欲增加，血检正常，查腹平软，右下腹有轻度压痛，未触及肿块，嘱停药注意饮食调理。

按：肠痈多由饮食不节，寒温不适，劳伤过度，致使湿热积滞肠内，气血蕴结，聚而成痈。本案腹痛拒按，口干尿黄，舌红苔黄脉数，属于湿热积滞肠道，热邪偏盛，故以清热解毒行气活血为治，药用金银花、连翘、蒲公英、败酱草、大黄清理肠道之湿热蕴毒；以红藤、赤芍、牡丹皮、桃仁、丹参、元胡调气行血而疗痈定痛。药后症状基本消除，仅见下腹作胀，因而将原方去桃仁、丹参、延胡索、大黄之行血药，加入乌药、青陈皮、枳壳以调理气机，使肠道湿热郁毒得解，络道之阻滞得通。

化瘀导滞

赵某，男，40岁。

1972年6月2日初诊：右下腹痛已十天。有时胃脘亦痛，伴发烧，不思饮食。大便秘结，小便量少色黄，口渴欲饮。在当地已用青霉素等药治疗几天未效。检查：右下腹肌紧张，压痛明显，可触及鸡蛋大小肿块。体温37.2℃。血常规检查：白细胞13000/立方毫米。舌质红有条状紫斑，苔黄厚。脉象弦数。西医诊断为阑尾脓肿。

中医辨证：系湿热蕴结肠道，气血凝聚成痈。急宜清热解毒，化瘀导滞。

处方：金银花15克　连翘15克　蒲公英30克　败酱草30克　赤芍9克　牡丹皮9克　桃仁9克　红花9克　冬瓜子30克　生薏苡仁30克　元胡9克　木香9克　生大黄9克

（2剂）。

6月4日二诊：腹痛加重，大便日行两次，质稀。胃脘亦痛，不思饮食。仍用原方加减。

蒲公英15克　败酱草30克　红藤30克　柴胡12克　赤芍12克　白芍12克　牡丹皮9克　桃仁9克　生薏苡仁30克　青皮、陈皮各6克　木香9克　延胡索9克　丹参15克　酒大黄9克。

6月5日三诊：清晨腹痛加重，有时恶心，体温上升（39℃），右下腹肿块增大，局部鼓气，压痛明显，拒按。血常规检查：白细胞19000/立方毫米。请外科会诊需动手术，转入外科病房。事后了解，病人家属煎药不得其法，每剂药仅煎一次，时间短，量又少，故药效较差。当天中午即将二诊方按医嘱常法煎服，下午大便一次，大便拉出红白黏液盈碗，腹痛减轻，体温渐下，已思饮食。家属要求免行手术续服中药，外科医师亦同意继续服用中药治疗。

6月8日四诊：服二诊方3剂，腹痛大减，脓肿包块缩小，压痛减轻，发烧退净，已能下楼活动，饮食日进350～400克，大便日行2～3次。再用6月2日方加减续进。

金银花15克　连翘15克　蒲公英30克　败酱草30克　红藤30克　赤芍9克　牡丹皮9克　桃仁9克　延胡索9克　红花9克　木香9克　大黄9克　三棱9克　莪术9克（4剂）。

6月12日五诊：药后腹痛消失，下腹肿块缩小至栗子大，压痛不明显。血化验正常，饮食恢复正常，病人要求出院。嘱带药续服，以巩固疗效：

红藤 30 克　三棱 9 克　莪术 9 克　木香 12 克（6 剂）。

6 月 20 日追访：右下腹肿块完全消失，饮食倍增，体力增强，已能参加劳动。

按：本案病时较久，因其病邪未得及时控制，致使湿热蕴久，腐肉成脓，故见腹痛拒按，并在右下腹可摸到包块，兼见口渴欲饮、舌红苔黄厚，脉弦数等脓成之象，治以清热解毒化瘀导滞，药用金银花、连翘、蒲公英、败酱草清热解毒；以薏苡仁、冬瓜仁利湿排脓，木香、大黄理气导滞。药后症状未见改善，主要原因是煎药不得其法，后用常法煎服，药后即见疗效。后阶段又入三棱、莪术消瘀攻坚之味，致使病得痊愈，避免了手术的苦楚。

解毒导下

杨某，女，55 岁。

1978 年 7 月 15 日初诊：10 多天前下痢，经治已愈，但下腹疼痛。近两三天来，右下腹起一包块，大如鸡蛋，按之则痛，步履艰难。大便秘结，食欲减少。舌质紫黯，苔黄厚腻，脉象沉细。西医诊断为急性阑尾炎。病系湿热瘀阻肠间而成。故取行气化瘀、解毒导下为法。

处方：桃仁 9 克　枳壳 9 克　金铃子 9 克　红藤 30 克　赤芍 9 克　金银花 9 克　生薏苡仁 15 克　大黄 6 克　牡丹皮 9 克　元胡 4.5 克　芒硝 3 克（4 剂）。

7 月 20 日二诊：药后大便畅行，前两天便中伴有脓血样黏液，腹痛减轻，肿块渐消。再守上方去金铃子、元胡、芒硝续进。

桃仁9克　枳壳9克　红藤30克　赤芍10克　金银花10克　生薏苡仁15克　大黄6克　牡丹皮9克。

连服6剂，病告痊愈。

按：本案是痢疾后肠道湿热未得尽除，故右下腹疼痛并继起肿块。故取行气化瘀解毒导下为法。药用金银花、薏苡仁解毒利湿，牡丹皮、赤芍、红藤、桃仁、金铃子、元胡、枳壳理气行瘀；大黄、芒硝攻下导滞，药后痛减肿消。再诊时减去止痛导下之味，进一步清理肠道湿热蕴毒，从而使病痊愈。由此可见，痢疾不可止涩过早，过早则有闭门留寇之患，这是要特别注意的。

以上3例肠痈的治疗，均取仲景之法，以大黄牡丹皮汤加减，清热解毒，化瘀通腑，获得满意效果。这也是中医采用非手术治疗急腹症的一种常用的治疗法则。

治痹之要

　　气血为病邪所闭而不通，引起筋骨、肌肉、关节的疼痛、酸楚、重着、麻木和关节肿大，屈伸不利，均称为痹证。关于痹证的病因病机，《内经》早就做了详尽的论证。《素问·痹论》指出："风寒湿三气杂至，合而为痹也。"《素问·痹论》按照发病时间和部位的不同，又把痹证分为五类："以冬遇此者为骨痹，以春遇此者为筋痹，以夏遇此者为脉痹，以至阴遇此者为肌痹，以秋遇此者为皮痹。"痹证日久不愈，病邪由浅入深，由表及里，由经络而至脏腑，则能成为五脏痹："骨痹不已，复感于邪，内舍于肾；筋痹不已，复感于邪，内舍于肝；脉痹不已，复感于邪，内舍于心；肌痹不已，复感于邪，内舍于脾；皮痹不已，复感于邪，内舍于肺。"

　　痹证多属风邪，风邪最易化热。痹证日久，缠绵不愈，邪留络经，蕴而化热，呈现一系列的热胜症状，此类痹证称为热痹，如《类证治裁·痛风》中讲的："寒湿风郁痹阴分，久则化热攻痛。"风、寒、湿、热，经久不愈，邪气壅阻，气血凝塞，血运不畅，脉络不通，出现皮下瘀斑、关节周围结节等症，此为瘀血证，如《丹溪心法·痛风》所说："肢节肿痛，脉涩数者，此是瘀血。"

　　现代临床上，常把痹证分为风寒湿痹和热痹两大类，常以祛风通络为主，根据证候的不同，分别采用祛风、散寒、除湿和清热等法。根据我个人长期临床实践的体会，仅仅采用上述诸法，是远远不能适应痹证病情复杂多变的需要的。例如有一种痹证，既有寒候，又有热象，既不属寒痹，亦不是热痹。所以我认为，治疗痹证，应该重要抓住这样一些要点。

疏痼阴破沍寒，乌头麻黄力宏

痹证虽为风寒湿三气杂至，但人体素质不同，感邪亦各有偏胜。如《素问·痹论》曰："风气胜者为行痹，寒气胜者为痛痹，湿气胜者为着痹。"治痹既不可偏执一端，亦不可主次不明。治痹不效之因，大多是用药散而杂，不能切中肯綮。辨证用药要按邪之偏胜，分别主次，突破重点。凡见疼痛较剧，遇寒更甚，局部不温，舌黯不红者，为寒胜。川乌为必用之品，配伍麻黄，其力更宏。

处方：川乌 5 克　麻黄 10 克　桂枝 6 克　白芍 6 克　酒当归 10 克　地龙 10 克　木瓜 10 克　甘草 5 克。

此方从《金匮要略》的乌头汤化裁而来。《金匮要略·中风历节病脉证并治》指出："病历节，不可屈伸，疼痛，乌头汤主之。"乌头除寒开痹，善入经络，力能疏通痼阴沍寒，配伍麻黄宣透皮毛腠理，一表一里，内外搜散，止痛甚捷；桂枝通阳，地龙活络；当归、白芍开血痹以通经脉；木瓜、甘草酸甘缓急。有一郭姓患者，腰骶疼痛如掣，向下肢放射，不能直立步履两个月有余，夜间疼痛尤剧，形寒肢麻，肢端不温，舌黯、苔白，脉沉细。西医诊为"坐骨神经痛"。前医虽投温经散寒之品，疗效不著。原因就在于此乃痼阴沉寒凝于经脉，非川乌、麻黄之属，难以奏功。遂投上方 6 剂，服后腰痛大减，并能直立，守方加鸡血藤 20 克，又进 6 剂，疼痛缓解，能独立行走。

清热毒凉营血，水牛角赤芍功著

痹之因于寒者固多，因于热者亦复不少。热痹既可由于素体阴虚，内有蕴热，与风湿相搏而成，亦可直接感受风湿热毒所致。本型特点是热毒内壅关节，与寒热错杂之痹证不同。症见关节红肿焮热疼痛，痛不可触，口渴烦热，小便黄赤，舌红苔黄，脉象滑数。治宜清热解毒，凉血通脉。犀角罕贵，我在临证时常用水牛角、赤芍代之。水牛角清热、凉血、解毒，治热痹颇有功效。

处方：水牛角 15 克　赤芍 10 克　石膏 15 克　知母 10 克　萆薢 10 克　晚蚕砂 10 克　忍冬藤 10 克　牡丹皮 10 克　苍术 10 克　汉防己 10 克　地龙 10 克。

方以水牛角配赤芍、牡丹皮凉血解毒，散瘀通痹；石膏、知母、忍冬藤清热解肌；萆薢、晚蚕砂、苍术、防己宣痹祛风湿；地龙活血通络。如门诊有一周姓患者，左踝关节及足背红肿热痛，并有大片紫斑，烦热口渴，溲黄，舌红苔黄，脉细数。血沉正常。血小板 12000/ 立方毫米，白细胞 9300/ 立方毫米。上方加生地黄 20 克、红花 10 克，6 剂后疼痛大减，续进 12 剂后紫斑明显消散，守方调治两个月，疼痛消失，紫斑全部吸收。

散外寒清里热，川乌石膏合用

临床上有一类痹证，既不属于寒痹，亦不同于热痹，为外寒里热，寒热错杂之证。热痹局部红肿灼热，此类痹证局部并无红肿，外观与风寒湿痹无甚差别，局部亦喜温熨。但有舌红苔黄，溲黄便干，脉象有力等内热之象。这是外有寒束，内有热蕴，寒热相互搏结，故疼痛甚剧。对此类痹证，应采用外散里清之法，我将散外寒、清里热之川乌、石膏合用，屡见卓效。

处方：川乌15克　石膏15克　桂枝5克　知母10克　黄柏10克　生地黄10克　苍术10克　秦艽10克　威灵仙10克　赤芍10克　川芎10克。

方中川乌驱逐外寒，以解内热被郁之势；石膏清解里热，以除寒热互结之机；桂枝、威灵仙、苍术、秦艽疏风散寒燥湿以助川乌疏散之力；生地黄、知母、黄柏清热凉血以资石膏内清之功；赤芍、川芎活血通络，使外邪解，血脉和，内热清，诸症自愈。如赵姓患者，患类风湿性关节炎多年，两手指间关节变形，呈梭形肿大，肩关节不能抬举，形寒怕冷，小便短黄，口苦，舌红苔黄，脉沉细。曾服散寒通阳之品，痛不减而口苦愈甚，而投上方加制乳香、制没药各1.5克，6剂后疼痛缓解，口干口苦亦罢。

祛湿毒利关节，萆薢晚蚕砂灵验

《素问·生气通天论》指出："因于湿，首如裹，湿热不攘，大筋缦短，小筋弛长，缦短为拘，弛长为痿。"验于临床，因湿聚热蒸，蕴于经络而拘急痹痛者，确不少见。湿热伤筋之痹，常见全身痹痛难以转侧，肢体拘挛重着，或遍身顽麻，或见皮下结节，皮肤瘙痒，尿黄，苔腻或黄腻，脉濡。舌苔对本证诊断尤属重要。对于此类痹证，用药切忌重浊沉凝，宜选轻清宣化，流动渗利之品，使经气宣通，湿热分消。根据长期临床实践体会，我认为祛湿毒，利关节，以萆薢、晚蚕砂为妙。

处方：萆薢 10 克　晚蚕砂 10 克　桑枝 20 克　薏苡仁 20 克　滑石 10 克　黄柏 10 克　苍术 10 克　防己 10 克　牛膝 10 克　木瓜 10 克。

方以萆薢、晚蚕砂祛湿毒，利筋骨；薏苡仁、滑石淡渗利湿；黄柏、防己清热除湿；苍术、木瓜健脾燥湿；桑枝、牛膝疏经活络。曾治王姓患者，痹痛二年有余，手指不能伸开，双肩沉重不举，下肢拘急肿痛，步履艰难，皮肤瘙痒。色素沉着，血沉 30 毫米/小时。舌红苔黄中剥。虽长期服用激素，迄未见效。投上方加白鲜皮 10 克、地肤子 10 克，加减服用 50 余剂，痒除痛止，色斑消退，血沉降至 16 毫米/小时，活动如常人。

缓拘急舒筋脉，桑枝木瓜效彰

临床上还有一类痹证，主要表现为筋脉拘急，肌肉酸痛，屈伸不利，病程日久，寒热之象不甚明显。此乃风寒湿邪阻滞经络、筋脉，气血流行不畅，筋脉失于濡养所致。治疗关键在于舒筋活络，使气血周流。应用桑枝、木瓜治疗，此两药之功，专去风湿拘挛。

处方：桑枝 20 克　木瓜 10 克　海风藤 10 克　鸡血藤 10

克　络石藤 10 克　丝瓜络 5 克　海桐皮 10 克　五加皮 10 克
豨莶草 10 克　路路通 10 克。

全方集藤类药于一方之中，以桑枝、木瓜、海风藤、络石藤、海桐皮祛风通络，缓急舒筋；豨莶草、五加皮强筋利湿；鸡血藤、丝瓜络、路路通养血通络柔筋。本方既无大寒之品，亦无燥烈之药，用之对证，多能收功。有位瞿姓患者，罹风湿性关节炎十余年，最近两个月，两下肢沉重拘紧，步履不便，右上臂酸麻，抬举不利，大便不实，舌黯苔薄黄，脉沉细而涩。予上方加苍术 6 克，12 剂后下肢拘紧感明显减轻，大便成形。以羌活易苍术，续进 20 余剂，上臂已能抬举。

治顽痹开闭阻，麝香黄酒为引导

痹证日久，引起瘀血凝滞，疼痛较剧，此为顽痹。其痛有定处，或关节变形，舌色紫黯。由于脉络痹阻，外邪与瘀血痰浊互相搏结，单用祛风去寒除湿之药，难以取效，应重活血通络，开通瘀痹，使气行血活，脉络通畅，使外邪始得外解之机。临证治疗我常以黄酒、麝香为引导。麝香通络散瘀，开关透窍，外达肌肤，内入骨髓，配黄酒通血脉以行药势。

处方：鸡血藤 10 克　赤芍 10 克　桃仁 10 克　红花 10 克　川芎 10 克　香附 10 克　片姜黄 10 克　路路通 10 克　制乳香、制没药各 1.5 克　当归 10 克　桂枝 5 克　麝香 0.15 克（绢包）　黄酒 60 克（同煎）。

方以当归、赤芍、川芎、鸡血藤养血活血；桂枝温通血脉；片姜黄、制乳香、制没药、桃仁、香附、路路通行气活血，通络止痛。如张姓患者，左臂外伤多年，麻木酸胀，顽痛不止，每遇阴冷加重。舌红少苔，脉细弦。予上方6剂，疼痛大减，守方加三七粉3克（冲服），续进6剂，疼痛缓解。

补肝肾填精髓，当用猪脊髓熟地黄

《素问·评热病论》说："邪之所凑，其气必虚。"痹证之发生，总由腠理空疏，营卫不固，风寒湿邪得以乘虚侵袭所致。久而不愈，更致骨弱血亏。所以治疗痹证，首先要摆正内外虚实之关系。初起或急性发作时，多偏于邪实；及至病久，症情呈慢性迁延时，多偏于正虚。要详审正邪之盛衰，细酌补泻之分寸。初病宜疏散，邪净为务；久病当固本，扶正为先。凡久病入肾，邪深至骨，或精血内亏，肝肾不足之人，症见身体羸瘦，皮肤枯涩，疼痛掣骨，不得屈伸，痿弱履艰，舌红少苔，脉细者，纯用驱散无效，须用补益肝肾，填精补髓之法。精血内枯，骨乏濡养，非血肉有情之品，难以收功。每用猪脊髓、熟地黄等补填精髓之品，常获显效。

处方：猪脊髓1条（洗净）　熟地黄10克　枸杞子10克　狗脊10克　酒当归10克　黄柏10克　苍术10克　白芍10克　牛膝10克　砂仁3克　甘草3克。

方以猪脊髓、熟地黄填精补髓；当归、枸杞子滋补肝肾；狗脊、牛膝补肝肾强筋骨；芍药、甘草缓急止痛；黄柏、苍术清热燥湿；砂仁芳香醒脾，并能解猪脊髓之腥，使全方补而不腻。如治一位李姓患者，因患肾炎而长期服用激素，遂至关节疼痛，髋关节痛甚，行走困难，遇寒冷潮湿及劳累则痛增，摄X线片见骨质疏松，皮肤有散在出血点，消瘦，纳少，面色㿠白无华，皮肤干涩，血色素9克，舌黯红，苔薄黄，脉细数。

肾主骨生髓，由于骨髓不充，腠理空疏，外邪乘虚而入。治以填精补髓，固本缓图，服上方20余剂，关节疼痛缓解。

壮元阳补督脉，生鹿角杜仲有功

肾为水脏而寓元阳，督脉总督一身之阳气。若肾阳不足，督脉失固，风寒湿邪乘虚入侵经络，阻遏阳气运行。症见腰膝酸软冷痛，畏寒，甚至疼痛不能屈伸转侧，遇天时阴雨，气候寒冷则痛剧，舌苔白，脉沉。此乃阳虚邪恋，虚实互见之证，以生鹿角、杜仲合用，最有功效。生鹿角壮元阳补督脉，行血辟邪，杜仲为之使。《本草汇言》指出："凡下焦之虚，非杜仲不补；下焦之湿，非杜仲不利；足胫之酸，非杜仲不去；腰膝之疼，非杜仲不除。"

处方：生鹿角10克　杜仲10克　肉桂3克　仙茅10克　仙灵脾10克　桑寄生10克　川续断10克　牛膝10克　独活10克　熟地黄10克　枸杞子10克。

方以鹿角、杜仲、肉桂、仙茅、仙灵脾壮元阳补督脉鼓动阳气；熟地黄、枸杞子滋补肾阴，以刚柔相济；桑寄生、川续断、独活、牛膝祛风除湿，强健筋骨，合为扶正祛邪之剂。如有一位纪姓女患者，腰脊疼痛三年，转侧活动不利，遇寒则痛剧，白带清稀，面色青白，头晕耳鸣，舌淡脉沉细。上方加菟丝子10克，6剂后腰痛明显减轻，下肢转温，略觉口干，加生地黄10克，续进12剂，诸症平。

益心气调营卫，选用黄芪五加皮

痹证迁延日久，可由经络而侵及脏腑。心主血脉，若脉痹不解，内舍于心，可以引起心脏病变，影响血液运行。症见心慌气短，面㿠无华，营卫不固，易于外感，关节疼痛，舌黯，脉细或结代。此类患者，心气心血俱不足，心脉瘀阻，营卫失固，极易感邪。治宜补心气，调营卫，从本缓图，不可过用疏散，强求速效。黄芪和五加皮，益气强筋，固表除痹，标本兼顾，为治疗本证必选之品。

处方：黄芪 10 克　五加皮 10 克　党参 10 克　炙甘草 5 克　酒当归 10 克　桂枝 5 克　红花 10 克　鸡血藤 10 克　牛膝 10 克　桑枝 15 克　桑寄生 10 克。

方以黄芪、党参、甘草益心气以资脉之本源；五加皮、牛膝壮筋骨以御外之风寒；桂枝通阳气和营卫；当归、鸡血藤、红花养血化瘀通脉；桑寄生、桑枝蠲痹止痛。全方旨在扶正以固本，实卫以达邪。曾遇一王姓患者，患风湿性心脏病 5 年，平素极易感冒，下肢关节游走性疼痛，心悸、胸闷、气短，下肢稍现浮肿，舌尖红，苔薄，脉细数。以上方加萆薢、晚蚕砂各 10 克（包），12 剂后浮肿消，心悸减，关节痛缓。唯动则气短，去萆薢、晚蚕砂，加丹参 15 克，调治半年，关节疼痛未再发作，感冒亦少。

要识误补之弊

当前在中医内科临床上，不少医生喜欢运用补法。一是因为补药为病者所喜吃；二是因为补法为医者所喜用。

当补则补，补之恰当，通过补法补药使病家恢复了健康，这是符合"虚则补之"的原则的。但是也常常碰到某些病家吃了补养药，不但对身体无益，而且感到不舒服，甚至使病情加重。这种情况叫作误补。误补大致有以下两种。

不当补而补

不是虚证而用补药，或虚人邪浊尚盛不能运用补法而补之，均属不当补而补的范畴，会引起种种不良后果。具体地讲，有以下几种情况。

一、"大实见虚候"

病属实证而出现某些虚证的症状，误认为虚证而用补法。临床上有些热性病，积热在中，脉象反而细涩，神昏体倦，甚则憎寒振栗，欲盖衣被，很像虚寒证，但同时伴有唇焦口燥，便秘溺赤等候。这与真虚是有根本区别的。此病本应用白虎承气清热通下之剂，若误投补益之剂，药用人参、附子等品，犹似火上添油，当然为害不浅。

二、体虚受邪

病者平日体质素弱，又感外邪，邪势方盛，高烧不退。本当应先清解（或疏解）祛邪，然后再行补虚，若医者不分轻重缓急，不别标本先后，用参芪骤然补之，结果事与愿违，"闭门留寇，助长病邪"，致使热象更高，胸腹闷满，大便闭结，神烦不安，甚则昏狂谵语，病证更重。

三、痰湿素重

痰湿之生，常由肺脾气虚引起，但痰湿均为浊邪，往往有碍于脏腑功能的正常活动。痰湿壅盛，充斥体内，可以出现各种症状：咳嗽痰多、喘急胸闷、精神疲倦、头晕目花。有些精神病，中医认为是痰浊阻滞（痰蒙心包）引起的。痰浊为病虽然是肺虚、脾虚产生的，但治疗此病，亦不能骤用补法、补药，必须先化痰逐湿以祛邪，然后再用补法，以防止痰湿再生。若补之太早，非但不能复正，反而使痰湿胶结不化，日久难愈。

上面三种情况，前一种是属于不虚而补，后两种是属于虚不受补。在临床上有很多种病人是虚不受补的。例如肾阳虚损及脾阳虚的病者，伴有局部或全身浮肿的，亦不能一开始就用补法补药。若误投补药，则会越补病情越重。

补之不当

前人认为运用补法补药，应当"分气血，辨寒热，知开阖，分缓急，别脏腑"。如果气血不分，寒热不辨，主次不分，五脏不别，乱补一通，或者重虚轻补，轻虚重补，诸如此类，补之不当，即使补了，对病情也是没有什么好处的。补之不当临床上常见的也有这样几种情况。

一、气血不分

气虚补血，血虚补气，阴虚补阳，阳虚补阴，这都是属于气血不分。气虚补血，血虚补气，这同补血药中加一些补气药，补气药中加一些补血药是根本不同的。阴虚补阳，阳虚补阴，这同阴中求阳，阳中求阴也是有本质区别的。气为血帅，血为气母，阴阳互根，气与血，阴与阳，它们二者之间，有着十分密切的内在联系，是不能截然分开的，但是又不能把二者混为一谈。气虚有气虚的症状，血虚有血虚的特点，气虚补气，血虚补血，都各有侧重的一面。以阳虚为例，如临床有些心脏病之属于阳虚者，其阴必偏盛，所以常出现心慌气短，大汗，甚则四肢厥冷，舌质淡，苔薄白，脉象虚大或有结代等症。此时心阳式微，即有阳亡厥脱之变，理当重用参、附、桂、姜等药，以益气回阳为急，若不补其阳而误补其阴，就会导致阴之过甚，而"重竭其阳"，使阳虚加重。临床亦常遇见一些心脏病患者表现为阴虚的，阴虚者阳必偏盛。因此，出现的症状与上面阳虚者不同，而见心悸烦乱，面赤颧红，口燥舌或姜、附，这对气虚的康复有很大的帮助。当然，我们不能否认气虚补气在治疗上的应有作用，但临床确实也常碰到一些慢性疾患，如老年慢性支气管哮喘并发肺气肿的病人，长期呼吸困难，喘咳不已，由于肺气耗散过极，形体日瘦，卧床不起，久则母病及子，影响肾气亏虚，命门火衰，无权温煦摄纳。此时，单用补气定喘药是无效的。在这种情况下，我常在补气定喘药物中（即人参、黄芪、五味子、冬虫夏草、沉香、苏子、杏仁、紫石英……），加入少量肉桂、附子温肾之品，往往收到良好效果。无数临床实践证明，应用这种方法，能使病情迅速缓解，个别患者在万分痛苦的情况，服药三五剂后，呼吸困难与喘咳即明显减轻，畏寒怕风汗出等症亦很快消除，精神逐渐转佳，食欲随之增多。所以"少火生气"之法，如能运用得当，依据临床验证，确有实践意义。其他如慢性脾虚泄泻、重症肌肉无力等病，同样可用此法治疗而获得较好效果。但事物往往总是一分为二的。根据"气有余便是火"与"壮火食气"的理论，我个人认为，补火一法，也不宜久用。原因何在呢？因过盛之火，亦可使人体气血阴阳失去调节与平衡而发生其他病变。所以，如果在补气中加入大量肉桂、附子、干姜等温热药，有余之火非但不能达到生气的目的，反过来还会伤气。为此，在采用此法时，必须掌握病机，用药合乎法度，才能起到事半功倍之效，不然亦会产生相反的作用。

再说，血虚补血，用四物汤主之，又要弄清病者是血热还是血寒。若是血热，应在四物汤中加牡丹皮、黄芩，兼清其热；若是血寒，则应在四物汤中加肉桂、干姜，温经养血以和之。此外，血虚补血，根据"气为血帅"之说，是不是一定要在补血药中加补气药才能取效？这个问题，要看临床病情轻重而定。若一般性的血虚，单用补血药亦能奏效。如果失血过多，导致严重贫血，例如再生障碍性贫血或妇女子宫功能性出血等病证，临床出现面色㿠白，心悸乏力，衄血或经血量多不止，头晕眼花等，长期服用补血药而效果不显者，此时，必须在用大量滋阴养血药中（即当归、熟地黄、阿胶、白芍、龟甲、鳖甲、牡蛎……），加入人参、黄芪、白术等补气之品，其疗效确实显著。它的药物作用，归纳起来有三：一是助生化之源；二能使血液再生；三补气可以摄血。所以，"气为血帅"体现于临床实践，确有其科学性。

以上说明气血不分，寒热不辨，阴阳不别，补之不当，不但不能补其正气，而且还会使阴阳失调加剧，损害正常机能，使病情恶化。所以运用补法，一定要强调辨证施治，辨明气血、阴阳的盛衰，气血不能混淆，阴阳不能颠倒，对证下药，才能收到良好的疗效。

二、不知开阖

"阖"是指补法，"开"是指泻法。补法主要用于虚证，泻法主要用于实证。《内经》曰："实则泻之，虚则补之。"《难经》上说："虚则补其母，实则泻其子。"补法与泻法是中医治疗上的两个重要方法。古人强调"知开阖"，其意就是要知道补与泻二者之间的辨证关系，把补与泻有机地结合起来，做到补中有泻，就是在扶正之中兼以祛邪。因而前人在运用补药时，根据证情常常加入一二味泻药，以防补之太过而造成其他病变。例如，在参芪中加陈皮以开之，四君子汤入茯苓以泻之，六味地黄丸中用泽泻、茯苓、牡丹皮以导之清之。又如枳术丸消补并行，人参白虎汤清补兼顾，如此等等，都是取补泻结合之意。可是，有时医者运用补法时，不了解"开阖"的这种辩证关系，只补不泻，益气则壅滞，养血则滋腻，致使增加了脾胃的负担，损害了脾胃的功能。"胃气一败，百药难施"。不管吃多少补药也是无济于事的。因为脾胃乃后天之本，中医在治病整个过程中，不管治什么病，首先要考虑胃气之有无。如果患者病重能进饮食，说明胃气未败，尚有生机。反之，水饮难入，病情虽轻，却预后不良。所以古人把胃气有无，看作病情转归及预后好坏的依据，是有·定道理的。他们在临床错综复杂的病变中，提出用药要"知开阖"，也是极其科学的。举例来说，中医认为胃下垂是中气不足，治当补中益气。但是，这种病人往往不能多进饮食，食则脘腹胀满难忍。下垂重者，少腹胀大，气水内停，按之辘辘作响，叩之咚咚有声，形体日瘦，大便难下。所以在治疗时必须采用升降结合之法。若一意补中升阳，常使胃气壅滞，病情加重。我对此病治疗，常根据下垂的不同程度和症情轻重，在补中益气汤中加通降之品，如枳壳、槟榔之类，胀甚者再加消导理气之鸡内金、香橼皮等药。其效果要比单纯用补中益气为好。升降结合以治下垂，是根据前人"胃主通降，以通为补"之说而来，从这一方药组成来分析，实含有"开阖"之意。

三、不知缓急

在复杂的证候中，存在着本末主次，轻重缓急的症状，应注意区分。例如，阴虚发热的病人忽然喉头肿痛，水浆难下。这时，慢性的阴虚发热是本，喉头肿痛是标。如喉头肿痛严重有窒息之危，成为主要矛盾，就应该首先治疗喉病，这是

"急则治标"。如果喉部肿痛已除，而阴虚发热未除，就应治疗阴虚，"缓则治本"。若不知缓急，不分先后，不抓主要矛盾，是不会有好的疗效的。不问病情轻重，重虚轻补，轻虚重补，同样也不会有好的疗效。病重轻补，药力不足，达不到扶正祛邪的目的；病轻重补，补之太过，病人不能耐受，亦会发生其他的变证。所以运用补法时，一定要认真地分清主次、本末、轻重、缓急。

一般而言，对正气虚的危重病人，如心衰厥脱病人，脉微欲绝，大汗淋漓，应着重峻补，急用四逆汤合生脉散以益气回阳救脱；对元气虽虚，但病邪未尽，不任重补的病者或病后体质较虚的患者，应以缓补。如温热病后期，低烧不退，津气已伤，余热未撤，当用竹叶石膏汤以清热养胃、生津止渴；若病后体质较弱而见心脾两虚者，当用归脾汤以补脾养心；对体质素虚，大寒大热之象不明显者，可服丸药以平补，或用谷果畜菜等营养品进行食补。

四、不辨脏腑

主要表现是运用补药缺乏针对性，既不详问病灶发生在何脏何腑，也不细究药物归经，这样盲目用补，目的性不强，其结果必然不好。根据我个人的体会，临床诊治病人要做到两点：其一是要掌握患者的病变发于何脏何腑，是怎样形成的，用什么方法去治疗，像《难经》上讲的："损其肺者，益其气；损其心者，调其营卫；损其脾者，调其饮食，适其寒温；损其肝者，缓其中；损其肾者，益其精。"其二是要掌握中药的归经，要熟知某种药物对某脏某腑的病变有主要的治疗作用。药物归经不同，治疗作用也不一样，例如同是补药，有的补肾，有的则补脾；同为清火药，有的能清肝火，有的则能清胃火，有的能清三焦之火。所以临床运用补法补药，首先必须区别病变发生于何脏、何腑、何经、何络，然后再按照药物的归经，选用相应的补药进行治疗，才能收到良好的效果。

试论吴鞠通学术思想的特点

对吴鞠通学术思想的评价，历来就有不同的见解。有的医家认为，吴鞠通的学术思想完全师法于张仲景，没有什么创新，对临床亦无指导意义。有的医家则认为，吴鞠通师古而不泥古，在许多重要课题上，是有特殊的高见的。我倾向于后一类评价，认为吴鞠通在治疗温热病方面，是有所创造，有所发明的。他对中医学的发展，是做出了卓越贡献的。

下面，就他学术思想的特点，谈一点个人的粗浅看法。

三焦为纲辨证的实践性

三焦这个概念，最早出自《内经》。《内经》将人的躯干所辖的脏腑，划分为上、中、下三部分，称之为"上焦""中焦""下焦"。上焦是指咽喉至胸膈部位，包括心、肺在内；中焦是指膈下，脐部以上的脘腹部位，包括脾、胃等脏腑；下焦是指脐以下部位，包括肾、膀胱等脏腑。如《灵枢·营卫生会》指出，"上焦出于胃上口，并咽以上贯膈而布胸中"；"中焦亦并胃中，出上焦之后，此所受气者，泌糟粕，蒸津液，化其精微，上注于肺脉，乃化而为血，以奉生身，莫贵于此"；"下焦者，别回肠，注于膀胱而渗入焉。故水谷者，常并居于胃中，成糟粕，而俱下于大肠，而成下焦，渗而俱下，济泌别汁，循下焦而渗入膀胱焉"。《灵枢·营卫生会》中讲的"上焦如雾"（指肺的输布作用），"中焦如沤"（指脾胃的消化转运作用），"下焦如渎"（指肾与膀胱的排尿作用），都是在讲三焦的生理功能。吴鞠通根据《内经》提出的三焦理论，结合自己长期临床实践的经验，系统地阐述了三焦所属脏腑在温病过程中引起的病理变化，并以三焦学说作为温热病辨证的总纲，以此来概括证候的轻重、病情的深浅以及所病的部位，然后对症施治，这同张仲景《伤寒论》以六经为纲，叶天士以卫气营血为纲一样，对指导临床实践，都是有十分重要的现实意义的。吴氏在《温病条辨》一书中，对怎样运用三焦学说来进行辨证施治的问题，分别做了详尽的论述。

一、关于上焦的症状

吴鞠通说："凡病温者，始于上焦，在手太阴。""太阴之为病，脉不缓不紧而动数，或两寸独大，尺肤热，头痛，微恶风寒，身热自汗，口渴或不渴而咳，午后热甚。"这一系列的症状，多出现在温病初期；若继见神昏谵语，舌绛等症，则为邪陷心包。由此可见，上焦的病候，主要包括手太阴肺和手厥阴心包二经的病变。

二、关于中焦的症状

吴鞠通说："面目俱赤，语声重浊，呼吸俱粗，大便闭，小便涩，舌苔老黄，甚则黑有芒刺，但恶热，不恶寒，日晡益甚者，传至中焦，阳明温病也。"吴氏认为这些症状是中焦温病的典型症状。临床如见头重身痛，胸闷不饥，午后身热，舌苔白腻，脉濡等，这属湿温病，是足太阴的特征。所以，中焦的病候，主要是指足太阴脾、足阳明胃和手阳明大肠三经的病变。

三、关于下焦症状

吴鞠通说："凡汗下后，或热久不退，脉尚躁甚；或汗后脉虚大，手足心热；或汗后舌强，神昏耳聋；或阴液将涸而形成的厥、哕、痉等，以及脉结代，心烦不得卧。"这些症状多在温热病后期出现，由于肝肾阴虚而致，所以他都归在下焦里面。下焦的病候，主要是指足少阴肾和足厥阴肝二经的病变。

总之，三焦所属脏腑证候的传变，标志着温病发展过程中的三个不同阶段。上焦手太阴肺的病变，多为温热病的初期阶段；中焦阳明胃（包括脾）的病变，多为温热病的极期阶段；下焦是足厥阴肝、足少阴肾的病变，多为温热病的末期阶段。其传变过程，一般都是自上而下，由上焦手太阴肺开始，由此传入中焦为顺传；由肺而传入心包为逆传；中焦病不愈，则多传入下焦肝肾。如吴氏在《温病条辨》中讲的："温病由口鼻而入，鼻气通于肺，口气通于胃。肺病逆传，则为心包；上焦病不治，则传中焦，胃与脾也；中焦病不治，即传下焦，肝与肾也；始上焦，终下焦。"但这是一般的演变情况，并不是固定不变的绝对规律。如何鉴别这些传变？应当根据临床所见症状为依据。

叶天士的卫气营血辨证，是从横的方面划分了病邪所在位置的深浅；而吴鞠通则自上到下从纵的方面论述了温邪的传变及病情的轻重，故而后世对叶、吴两家，有"一横一纵"之称。所以，三焦辨证同六经、卫气营血辨证一样，都是中医治疗温热病的辨证方法。三者之间，是有着不少共性的。例如：

第一，在病情性质方面。这三种辨证所提示的病情性质大体上是相同的。伤寒化热，阳明燥热亢盛于内或外蒸肌肉而见壮热、汗大出、大烦、大渴、脉洪大等症，同温病卫分不解，热邪传入气分证以及中焦气分证的症状是相同的。

第二，在受邪深浅方面。这三种辨证方法，都能提示病邪的深浅。如邪在太阴、卫气、上焦，病变在表，受邪较轻；如邪在厥阴、血分、下焦，病变在里，受邪较重。

第三，在传变过程方面。六经、卫气营血和三焦辨证，都说明了疾病的传变过程。如六经辨证认为病的传变是由太阳→阳明→少阳→太阴→少阴→厥阴；卫气营血辨证认为病的传变过程是"卫之后方言气，营之后方言血"；三焦辨证则认为病变的过程是从上至中及下，由浅入深，由表及里的传变过程。

第四，在病变部位方面。"凡病温者，始于上焦，在手太阴（肺）"，同"温邪上受，首先犯肺"的学说，也是一致的。

由此可见，三焦辨证确实是临床治疗温病的一种辨证纲领。否定三焦辨证的学说，认为它对温病防治没有什么实践意义的论点，是完全错误的。

三大治则的科学性

"治上焦如羽，非轻不举；治中焦如衡，非平不安；治下焦如权，非重不沉"。治疗温热病的这三大原则，是吴鞠通按照自己所创三焦辨证理论，结合长期实践的经验，根据病情轻重，受邪深浅，所病部位，脏腑性质及药物性味功能等各方面因素进行综合观察分析后提出来的，这是吴氏遗留下来的十分宝贵的财富，具有高度的科学性。

吴鞠通讲的"凡病温者，始于上焦，在手太阴"，是继承叶天士的"温邪上受，首先犯肺"的学说而来的，它说明了温邪受自口鼻，病位在肺。肺为清虚之脏，邪犯于肺，便可发生一系列肺卫症状，如咳嗽、发热、微恶风寒、鼻塞、口渴、舌白而干、脉浮等症。由于病邪在表，内应于肺，病属轻浅，所以只要用些轻散药物，就可收效。因此，吴鞠通以"上焦如羽"来比作温病初起，病位在肺，"如羽"形容邪在浅表像羽毛那样轻浮之意。病变既在皮毛，况在上焦，故只要用辛散轻清的方药，驱邪外出，可以达到驱邪而不伤正，这就是"治上焦如羽，非轻不举"的意思。

"治中焦如衡，非平不安"，衡是平衡的意思。病在中焦，说明邪已入里。中焦脾胃，具有升降、运纳、湿燥不同的生理特点。一旦升降、运纳、湿燥的平衡失常，有所偏胜，就会产生种种病理变化。所以，治疗中焦的病证，首先要观察病位所在，即病在脾还是病在胃。其次要分析伤阴还是伤阳，湿重还是热重。然后对证施治，进行调整，使其平衡。例如，病在胃，热重伤阴，则以清热生津为宜，如病重气腑不通，则应以增液通下为主；若病在脾，湿阻中焦，当以芳化燥湿为主。如此热清湿化，脾胃升降、运纳功能正常，燥湿平衡，病情也会很快解除。因此吴氏把这种治疗过程概括为"治中焦如衡，非平不安"，只有使脾胃的升降、运纳、燥湿等功能保持相对的平衡，方能使人身体健康。相反，如果违背这个治疗原则，对中焦脾胃功能的偏胜失常现象不去调整平衡，那么病情也就不容易解除。

"治下焦如权，非重不沉"。权者秤锤也，秤锤是铁的东西，非常沉重。他的意思是指病在下焦肝肾的病变，一般较重。这在温病后期出现过多，此时往往阴精内劫，虚多实少，所以必须重用滋阴养血重镇的药物，在厥脱时要重用温肾救逆的药物，这就是吴氏主张的"非重不沉"的意思。

这三个治疗原则，都是从脏腑病变与脏腑性质总结出来的，因此不仅是治疗温热病必须遵循的原则，同时对其他疾病的治疗，同样具有重要的指导意义。

自制方剂的创造性

吴鞠通在制方立法用药上，十分富有创造性。这种创造性，可以用十六个字来概括：立法严谨，用药轻灵，随机应变，事半功倍。

下面结合他创制的几张药方具体地谈谈这些特点。

一、桑菊饮

这是一张治风温身热不甚、微咳的主方。方中以桑叶、菊花为主药，都具有轻清泄热的作用；加薄荷以助解表散风之力；桔梗、甘草、杏仁能宣肺利咽，止咳化痰；连翘清热解毒，芦根生津止渴。诸药合成，具有泄风清热，宣肺止咳的作用。吴鞠通说这是一张辛甘化风，辛凉微苦之方。根据"上焦如羽，非轻不举"的原则，定为辛凉轻剂。此方用药虽很平淡，但具有轻可去实的良好作用。风温常见于春天为多，因春为风木当令，桑菊还具有清肝泄风作用，用于春季为宜，其灵活之处反映在加减之中：如气粗似喘加石膏、知母；舌绛暮热，烦躁较甚，热邪入营加玄参、犀角；病在血分者去薄荷、芦根，加麦冬、细生地黄、玉竹、牡丹皮；肺热甚者加黄芩；渴者加天花粉。一张处方，稍经加减，其治疗作用就有所不同，这充分反映出轻巧灵活的特点。

二、银翘散

这也是治疗上焦温病的一张主方。但作用却不同于桑菊饮，以治热重咳轻为主。因其清热作用较好，故称为辛凉平剂。方以金银花、连翘为主药，配伍牛蒡子、薄荷，清透表热更为有力。佐以甘草、桔梗利咽止咳；芦根、竹叶清膈上之热，并可生津止渴。特别要指出的，吴氏方中加豆豉、荆芥二味微辛微温之品，这是他经验的独到之处。辛凉解表方中为什么要用此二味辛温解表药？意义何在？原因就在于：豆豉、荆芥二味配合于辛凉之中，透表清热的作用更为明显；此方如用在微恶风寒而热盛少汗时，疗效更佳。吴氏制立此方是根据《内经》"风淫于内，治以辛凉，佐以甘苦"的理论而来的。本方虽然四时均可应用，但常用于春季为多。吴氏对银翘散煎服法的要求很为严格。在煎法上，要求用鲜芦根汤煎。不能久煎，勿过煎，香气大出即取服。因为肺药取轻清，过煎则味厚而入中焦矣。在服法上，吴氏要求：重者二时（4小时）一服，日三服，夜一服；轻者三时（6小时）一服，日二服，夜一服；病不减者，作再服。盖肺位最高，药过重则过病所，药过少则又有病重药轻之患，不能克敌制胜。所有这些，都是吴氏从实践中总结出来的宝贵经验。吴氏还批评某些人一不见效，就改弦易辙，药石乱投，结果事与愿违，适得其反，病情由轻转重而入中下焦。对于银翘散的临床应用，吴鞠通提出了许多加减法。例如：

胸膈闷加藿香、广郁金疏利气机；渴甚加天花粉生津清热；咽痛加马勃、玄参解毒消肿；咳甚加杏仁宣利肺气；热甚而衄血去荆芥、豆豉，加白茅根、侧柏叶、栀子炭以凉营止血；热渐入里伤及营分者加细生地黄、麦冬清热滋阴；热伤津液而小便短少，加知母、黄芩、栀子苦寒与麦冬、生地黄之甘寒，以清热养阴。

这一切，都充分反映了吴氏制方用药立法严谨，处方灵活的特点。

三、三仁汤

本方是治疗湿温病初起，表里有湿而以里湿为重的一张主方。湿温初起，或暑温夹湿，湿热互结，湿重热轻，邪在气分，燥湿则助热，清热则滞湿。所以吴鞠通用杏仁之苦温，宣肺利气以化湿；用蔻仁、厚朴、半夏芳化理气以燥湿；用通草、薏苡仁、滑石淡渗以利湿；用竹叶透热于外。诸药配合，具有开上、宣中、渗下之功，使表里之湿，由上中下三焦分消，湿去则热无所依，而病易转愈。吴鞠通设制本方去湿而不助热，清热而不留湿，是根据"中焦如衡，非平不安"的治则拟定的。通过宣气化湿，中焦畅通，脾胃相和，脾胃升降平衡，当然会收药到病除，事半功倍之效了。

四、五个加减正气散

藿香正气散本是宋代《太平惠民和剂局方》收集的一张治疗寒湿郁阻的主方。吴鞠通从古人那里继承了这张药方，加以精心化裁，设制了五个加减正气散，用来治疗湿郁三焦而病变重心在于中焦的各种疾病。

诸如：若脘腹胀满、大便不爽的，用一加减正气散主之，以宣化中焦湿浊而利气机，故药用藿梗芳香化浊，疏化中焦；用厚朴、陈皮、大腹皮以理气化湿；用杏仁利肺和大肠之气，以利滞阻；用神曲、麦芽以苏醒脾胃之气；用茵陈、茯苓皮以渗利湿邪。这里为什么要用藿梗而不用藿叶？这是取其走中而不走表，取其末以疏化中焦，而不使其宣透于外。为什么茯苓要用皮呢？因诸皮皆凉，泻湿热之功更佳。

若脘闷、便溏、身痛、苔白、脉象模糊的，用二加减正气散主之，以化湿理气，宣通经络。故用藿梗、厚朴、陈皮以化中焦之湿；湿走经络而身痛，脉象模糊，故以防己、薏苡仁宣通经络之湿；用豆卷、通草渗利湿邪，通利小便乃是为了实其大便。

若苔黄、脘闷，久蕴成热的，宜用三加减正气散，理气化湿，兼以泄热。故药用藿梗、厚朴、陈皮疏理中焦；茯苓皮渗湿泄热；因湿渐化热而见苔黄，故用藿香叶以透热于外；滑石辛淡而凉，故用以利湿中之热；再用杏仁以宣利肺气。气化则湿热俱化。

若见苔白滑而脉缓的，用四加减正气散主之，以温中化湿。药用藿梗、厚朴、陈皮、茯苓理气化湿，草果温运脾阳；加山楂肉、神曲以健中运之力。

若见脘闷、便泄的，宜用五加减正气散主之，以运脾燥湿。故药以藿梗、陈皮、厚朴、腹皮、茯苓等品理气化湿；以苍术燥湿；谷芽醒脾。茯苓淡渗利湿，使湿邪不偏渗于肠，则便泄自可转愈。

以上五个加减正气散，都是治疗湿温证的，但由于症状、舌苔和病机不同，就有不同的治法和用药。这说明吴鞠通临床辨证，是极为精细的，他的立法是十分严谨的，用药又是十分灵活的。

五、加减复脉汤

本方由《伤寒论》炙甘草汤去参、桂、姜、枣，加白芍组成的，为温热病深入下焦，肝肾阴伤时治疗的主方。在温热病后期，肝肾两虚而出现脉虚大、手足心热、心中憺憺、舌强神昏等症，以及热邪深入，或在少阴或在厥阴时，均宜复脉汤主之。吴鞠通说："在仲景当日，治伤于寒者之脉结代，自有取于参、桂、姜、枣以复脉之阴，今伤于温者之阳亢阴竭，不得再补其阳也，一用古法而不拘用古方，医者之化裁也。"本方用地黄、阿胶、麦冬、白芍滋阴补血，炙甘草、麻仁扶正润燥，以奏滋阴退热、养液润燥之效。

若肝肾阴虚兼见大便溏泄，则宜滋阴固摄，以一甲复脉汤主之，即于加减复脉汤中去麻仁，加牡蛎一两（16两制，下同）。

若因真阴欲竭，内风将起而仅见手足蠕动尚未痉厥的，治宜滋阴潜阳，用二甲复脉汤主之，以防发痉，即在加减复脉汤中加生牡蛎五钱，生鳖甲八钱。

若兼心中憺憺而动，脉象细促的，此乃阴亏较甚，肝风已动，治宜滋阴潜阳，用三甲复脉汤主之，即在加减复脉汤中加生龟甲一两，以助滋阴潜阳之力。

若已见瘛疭、神倦、脉虚，舌绛少苔，时时厥脱的，则为阴精大亏，虚风旋扰，急宜滋阴固脱、潜阳息风，用大定风珠汤主之。本方系三甲复脉汤加味组成，方用阿胶、鸡子黄补阴液而息内风；用白芍、五味子、甘草甘酸化阴，补阴敛阳；用麦冬、地黄滋阴润燥；取龟甲、鳖甲、牡蛎潜阳。诸药合成，为治疗虚风内动的主方。

从上面也可以看出，吴鞠通用古法而不拘古方，精心化裁，立法严谨，用药灵活，的确值得后人认真学习的。

六、加减承气汤

张仲景在《伤寒论》中，为阳明腑实的不同见证，设制了调胃承气汤、大承气汤和小承气汤等方药。吴鞠通仿照张仲景的原意，根据温病伤阴的特点，对温热病在气分时出现大便闭塞这种症状，分别不同的病因，创设了新加黄龙汤、宣白承气汤、牛黄承气汤、导赤承气汤和增液承气汤等方，为中医学事业的发展，做出了重要的贡献。

先以导赤承气汤为例。本方是由导赤散和调胃承气汤相合加减而组成的。主治温热病在气分阶段，症见身热、烦渴、腹满痛拒按、小便短赤而痛，苔黄燥的阳明腑实、小肠热结患者。方用黄连、黄柏、生地黄、赤芍泻小肠热结，同时又滋养津液；用大黄、芒硝攻阳明腑实。二肠之邪既去，则诸症均可随之而愈。

再谈一谈增液承气汤。本方是由吴鞠通自制的增液汤合张仲景的调胃承气汤去甘草组成的。主治高热伤阴，热结便燥，用寒下法大便仍然不解，伴见舌红苔黄而干，脉细数。吴氏认为这种热结便燥，主要是由于灼热伤阴，津液不足，好比无水舟停。治宜增液滋阴，通便泄热，好比增水行舟。本方重用玄参、麦冬、生地黄增液滋阴，配合大黄、芒硝，泄热通便，达到润下燥屎的目的。

七、黄芩滑石汤

湿为阴邪，其性重浊黏腻，与热相结，熏蒸难解，所以湿温病一般病程较长，缠绵难愈。若症见身痛，渴而不欲多饮，脉缓，苔淡黄而滑，汗出热解，继而复发者，此为湿热胶结，更为难解。吴鞠通根据自己长期的临床实践经验，设制了黄芩滑石汤，以清化其湿热胶结之邪。方用黄芩、滑石、茯苓皮清利湿热；蔻仁、大腹皮理气化湿；猪苓、通草淡渗利湿，这样分消湿热，祛湿清热之效甚速。本方的立法同样是十分严谨的，用药也是轻巧灵活的。

吴鞠通的这些制方，师承于古人而超越了古人，其独到之处是：泻中有补，清中有泻，宣通结合。因此，完全可以这样说，这是中医学史上一项了不起的发明创造，是值得我们认真学习和细心研究的。

综上所述，我认为吴鞠通是一位既有高超理论，又有丰富临床实践经验的杰出的中医学家。当然，由于历史的局限性，在吴氏著作中，也存在着一些封建性的糟粕。但是，我们应该分清主流与支流、成绩与错误的界限，不能苛求于前人。前人创造的科学与精华，需要我们去继承和发扬；前人遗留下来的封建性糟粕，需要通过我们的创新来剔除和改造，这才是我们应该采取的正确态度。

情志所伤和心理治疗

引起疾病的原因，固然是多种多样的。"千般疢难，不越三条"，概括起来，不外六淫、七情和饮食劳伤等三种因素。六淫是指风、寒、暑、湿、燥、火六种邪毒侵入人体而发病；七情是指喜、怒、忧、思、悲、恐、惊等七种情志所伤引起的疾病；饮食劳伤是指饮食不节（食积气滞、生冷伤脾、辛辣动火、油腻厚味）、起居失调（过度劳累、房事不节）等引起的病变。

情志所伤是指七情太过

喜、怒、忧、思、悲、恐、惊七种心情或情绪，在正常范围内，对人体健康无多大影响，也不会引起什么病变，如《素问·气交变大论》指出："有喜有怒，有忧有丧，有泽有燥，此象之常也。"但是，若刺激过大过强，越过了正常的限度，或是刺激过久，长期持续不断地刺激，就可以导致阴阳失调，气血不和，经络阻塞，脏腑功能失常而发生种种病变。

一、喜

喜是指狂喜。如旧时四喜：久旱逢甘露，他乡遇故知，洞房花烛夜，金榜题名时。喜欣若狂，成了狂喜，便会使精气消耗太多，心气弛缓，血气涣散，不能上奉于心，神不守舍，便会出现心悸、失眠、失神甚至发为狂乱等症，所谓"多喜为癫"。

二、怒

怒是指暴怒或怒气太盛。如果勃然大怒，暴跳如雷，拍桌大骂，拳打脚踢，伤杀人畜，毁坏器物，轻者便会肝气郁滞，食欲减退；重者便会出现面色苍白，四肢发抖，甚则昏厥死亡。

暴怒、愤怒、怒气太盛的人，一般都表现得比较急躁。据有关资料分析，我国的食道癌患者，除了外界环境因素之外，有 70%～80%是性情急躁的人。

三、忧

忧是指忧愁、苦闷、担心。愁眉苦脸，垂头丧气，闷闷不乐，意志消沉，能使气机不畅，气滞郁结，常常会导致咳喘、噎膈、呕吐、食呆、失眠、便秘、阳痿、癫痫等症，严重的还会导致癌症或其他疑重病症。俗话说"多愁多病，越忧越病"，"忧愁烦恼，使人易老"，"愁一愁，白了头"，这是很有科学道理的。东周时代伍子胥过昭关，忧心忡忡，一夜之间，白发满首，青年竟成了老翁。

四、思

思主要是指思虑过度；朝思暮想不能满足个人的欲望而心情不畅；隐瞒着恐惧的事情引起激烈的思想矛盾；方法不对头，思考钻进了牛角尖；脱离现实的空想；不切实际的冥想；消极的幻想；一厢情愿的单相思；毫无根据地多疑猜想（听话爱听声，常常怀疑周围人在嘲笑、反对甚至谋害自己），疑虑重重等等。思则气结，忧思过度，可使脾气郁结，运化失常，便会出现胸脘痞满、食欲不振、腹胀便溏、头晕目眩、怔忡心悸、失眠多梦、健忘等多种病变；严重的也可以出现重症或引发癌症。

五、悲

悲是指悲伤、悲痛、悲哀。如果自己的亲人得了重病或突然死亡，尤其是幼年丧母，中年丧偶，老年丧子；或者是失恋；或者是丢失了自己心爱的珍贵的物品；或者是遭劫、遭灾。都会感到非常难过和伤心，伤心到极度，便会变成沮丧和绝望。悲则气消，悲哀过度，可使上焦郁而化热，消耗肺气。《灵枢》指出："悲哀愁忧则心动，心动则五脏六腑皆摇。"所以，悲伤肺，又伤心，悲伤可以导致咳嗽、肺痨、失眠、食欲减退、癫痫等症。悲哀太甚，还会引起尿血，如《素问·痿论》说的："悲哀太甚，则胞络绝；胞络绝则阳气内动，发则心下崩数溲血也。"悲痛欲绝，还能引起昏厥或突然死亡。一个容易悲伤的人，比不易悲伤的人更容易得癌症或其他的疑难重症。

六、恐

恐是指恐惧不安，心中害怕，精神过分紧张，如临深渊，如履薄冰，如人将捕之。恐则气下，精气下陷。恐惧过度则消耗肾气，使精气下陷不能上升，升降失调而出现大小便失禁、遗精、滑泄等症；严重的也会发生精神错乱、癫痫或痉厥等重症。

七、惊

惊是指突然遇到意外、非常事变，心里大吃一惊。耳闻巨响，目睹怪物，夜做噩梦，都会受惊。惊慌失措，害怕不安，惊则气乱，气机紊乱，气血失调，便会出现心神不安的心悸、失眠和惊厥等症。

情志所伤能使气机功能紊乱

中医科学理论认为，出入升降是脏腑气机的运动形式，是人体脏腑、经络、气血矛盾运动的基本过程。气的升降出入的正常运动，就构成了人体正常的生命活动。所以《素问·六微旨大论》指出："出入废，则神机化灭；升降息，则气立孤危。故非出入，则无以生长壮老已；非升降，则无以生长化收藏。"升降出入，无器不有，如脾气主升，不升则会导致便溏腹泄；胃气主降，不降上逆，则会引起嗳气、呕吐等等。因而《素问·六微旨大论》又强调指出："是以升降出入，无器不有。故器者，生化之宇，器散则分之，生化息矣。故无不出入，无不升降……四者之有，而贵常守，反常则灾害至矣。"王冰对此注释说："四者，谓出入升降也。有出入升降，则为常守。有出无入，有入无出，有升无降，有降无升，则非生之气也。"这就是说，升降出入的气化运动，是人体整个生命的机能，如生长、发育、呼吸、消化、生殖等等，都是在这个气化机能的基础上产生的。一旦情志所伤，人体气机升降出入的正常功能就会发生紊乱，诸如气虚、气滞、气郁、气逆、气血失调、中气下陷、气滞血瘀等等。

由于七情所伤能导致人体出入升降的气机功能发生紊乱，因而《内经》着重指出："百病生于气也，怒则气上，喜则气缓，悲则气消，恐则气下……惊则气乱……思则气结。""怒则气逆，甚则呕血及飧泄，故气上矣。喜则气和志达，荣卫通利，故气缓矣。悲则心系急，肺布叶举，而上焦不通，荣卫不散，热气在中，故气消矣。恐则精却，却则上焦闭，闭则气还，气还则下焦胀，故气不行矣。……惊则心无所倚，神无所归，虑无所定，故气乱矣……思则心有所存，神有所归，正气留而不行，故气结矣。"人体脏腑、气血、经络的气机功能一旦紊乱，就必然会引起各种疾病。这是情志所伤导致疾病发生的病理机制。

情志所伤既由外因引起

人的一切心理活动，都是内外刺激作用于大脑的产物，是人脑对内外刺激的不同反映。因此，情志所伤，既可以由外因引起，也可以从体内自发。现在流行的那种"情志内伤"的说法，认为情志所伤是单纯由内因引起的论点，是不完整的。

《素问·诊要经终论》曾经指出："春刺秋分，筋挛，逆气环为咳嗽，病不愈，令人时惊，又且哭。春刺冬分，邪气着藏，令人胀，病不愈，又且欲言语……夏刺秋分，病不愈，令人心中欲无言，惕惕如人将捕之。夏刺冬分，病不愈，令人少气，时欲怒。秋刺春分，病不已，令人惕然欲有所为，起而忘之。秋刺夏分，病不已，令人益嗜卧，又且善梦。……冬刺春分，病不已，令人欲卧不能眠，眠而有见。"《素问·四时刺逆从论》亦指出："夏刺肌肉，血气内却，令人善恐；夏刺筋骨，血气上逆，令人善怒；秋刺经脉，血气上逆，令人善忘……冬刺肌肉，阳气竭绝，令人善忘。"

《济生方》指出："或因事有所大惊，或闻虚响，或见异相，登高涉险，惊忤心神，气与涎郁，遂使惊悸。"

上面讲的惊、哭、怒、多言、无语、善梦、不寐、眠而有见、善忘等等心理上的异常变化，都是由针灸肌肤、耳闻虚响、目见异相、身历高险或因遇事等外界刺激引起的。由客观环境、外界刺激引起的情志所伤的典型病案，临床上是枚不胜举的。

情志变化亦能从体内自发

中医科学理论认为，内脏气血的病变，也会直接影响到人们情志的异常变化。例如，《内经》指出，"肝病者，两胁下痛引少腹，令人善怒，虚则目䀮䀮无所见，耳无所闻，善恐如人将捕之"，"精气并于心则喜，并于肺则悲，并于肝则忧，并于脾则畏，并于肾则恐"，"肝藏血，血舍魂，肝气虚则恐，实则怒……心藏脉，脉舍神，心气虚则悲，实则笑不休""气不足则善恐，心惕惕如人将捕之"。《伤寒论》指出，"太阳病不解，热结膀胱，其人发狂"，"其人善忘者，必有畜血"。明代江瓘编著的《名医类案》中有这样一个医案："一妇，瘦长色苍，年三十余。忽病狂言，披发裸形，不知羞恶。众皆为心风，或欲饮以粪清，或吐以痰药。汪（石山）诊其脉，脉缓而濡，曰，此必忍饥或劳倦伤胃而然耳。经曰二阳之病发心脾。二阳者，胃与大肠也。忍饥过劳伤胃而火动矣，延及心脾，则心所藏之神，脾所藏之意，皆为之扰乱，失其所归矣，安得不狂？内伤发狂，阳明虚竭，法当补之。遂用独参汤加竹沥饮之而愈。"

中医的心理治疗

善医者，先医其心，而后医其身。中医学一贯注重心理因素在治疗中的积极作用，并且在方法上也是多种多样的。

一、转移注意式的心理治疗

一个人患了某种疾病以后，他的注意力便经常集中在疾病上面，怕病情加重，怕不易治愈，怕因病影响工作、劳动、学习和生活，整天围绕着疾病胡思乱想，从而使自己陷入苦闷、烦恼和忧愁之中。这样，不仅不能使疾病减轻，恢复健康，相反还会使病情加重。所以古代不少名医，常常用转移注意的方法，把患者的注意力从集中在疾病上转移到其他方面去，以便减轻病证，使疾病转向痊愈。以意志为转移，转内痛为外痛，移心病为腿病，以不治为乃治，这是我国古代医家治病的妙法之一。

《续名医类案》中有这样一个医案："杨贲亨治一贵人，患内障，性暴躁，时时持镜自照，计日责效，数医不愈，召杨诊，曰：'公目疾可自愈，第服药过多，毒已流入左股，旦夕间当发毒，窃为公忧之。既去，贵人旦夕视左股抚摩，惟恐其发也。久之，目渐愈而毒不作。贵人以杨言不验，召诘之'。对曰：'医者意也，公性躁欲速，每持镜自照，心之所属，无时不在于目，则火上炎，目何由愈，故诡言令公凝神于足，则火自降，目自愈矣'。"目病移腿病，这是运用转移注意的心理治疗方法获得良效的一个范例。

二、排疑式的心理治疗

"病者多疑"，一个人患了某种疾病之后，容易产生各种各样的怀疑或猜疑，或小病疑大，或轻病疑重，或久病疑死。所以，消除疑虑，排除不必要的思想负担，使其心情舒畅，同样也是中医师常用的心理治疗方式之一。

《古今医案按》里有这样两个病例：

"徐书记有室女，病似劳。医僧法靖诊曰：二寸脉微伏，是忧思致病，请示病因。徐曰：女子梦吞蛇，渐成此病。靖谓有蛇在腹，用药专下小蛇，其疾遂愈。靖密言非蛇病也，因梦蛇过忧成疾，当治意而不治病耳。"

"一人在姻家过饮，醉甚，送宿花轩，夜半酒渴，欲水不得，遂口吸石槽中水碗许。天明视之，槽中俱是小红虫，心陡然而惊，郁郁不散，心中如有蛆物，胃脘便觉闭塞，日想月疑，渐成痿隔，遍医不愈。吴球往视之，知其病生于疑也，用结线红色者，分开剪断如蛆状，用巴豆二粒，同饭捣烂，入红线丸数十丸，令病人暗室内服之，又于宿盆内放水，须臾欲泻，令病人坐盆，泻出前物，荡漾如蛆，然后开窗令亲视之，其病从此解，调理半月而愈。"

这两个病例，就是排疑式的心理治疗方法。

三、说理开导式的心理治疗

《灵枢·师传》指出："人之情，莫不恶死而乐生，告之以其败，语之以其善，导之以其所便，开之以其所苦，虽有无道之人，恶有不听者乎。"这是说理开导式治疗的起源，它包括了四点主要内容。

第一，"告之以其败"，就是向患者指出疾病的性质、产生疾病的原因、病情的深浅轻重，引起病人对疾病的注意，使病人知道疾病的危害，认真对待疾病，既不轻视忽略，也不畏惧恐慌。

第二，"语之以其善"，就是要耐心地告诉患者，只要及时治疗，积极与医务人员合作，按照医嘱进药或针灸，预后是善良的，是可以恢复健康的，以增强病人战胜疾病的信心。

第三，"导之以其所便"，就是要告诉患者如何进行调养，"绝房色，戒恼怒，节饮食，慎起居，莫信邪"，知道养生的方法，能自我进行调理养病。

第四，"开之以其所苦"，就是要帮助患者消除紧张、恐惧、消极的心理状态，解除思想上的苦恼。这些做法，患者都是乐于接受的。

有一个人丢失了一枚绣花针，怀疑是自己不小心误吞进了喉咙，于是就感到身上有许多可怕的病证，甚至感到喉部也肿起来了。他去找一位医生检查，医生没有发现什么病象，就耐心地劝他回去找一找，有没有忘记在什么地方？后来，他在无意中发现了遗失的那枚绣花针，才醒悟自己并没有吞针，疑虑解决了，一切病证也很快消失了。

四、以情胜情的心理治疗

中医科学认为，喜、怒、忧、思、悲、恐、惊七种心情，不仅是引起疾病的主要因素之一，而且还是治疗和防止某些疾病的有效方法，如《素问·阴阳应象大论》指出，"怒伤肝，悲胜怒""喜伤心，恐胜喜""思伤脾，怒胜思""忧伤肺，喜胜忧""恐伤肾，思胜恐"。元代医学家张子和进一步发展了《内经》的学术思想，指出："悲可以治怒，以怆恻苦楚之言感之；喜可以治悲，以谑浪亵狎之言娱之；恐可以治喜，以迫惧死亡之言怖之；怒可以治思，以污辱欺罔之言触之；思可以治恐，以虑彼志此之言夺之。凡此五者，必诡诈谲怪，无所不至，然后可以动人耳目，易人听视。"

临床实践证明，因七情所伤而致病者，用以情胜情以情制情的心理治疗方法，是有一定效果的。

1. 喜伤心者，以恐胜之：翁寿承曾经指出："心有所乐谓之喜，何反谓伤心哉？凡人之气，以平为期，不及者病，过者亦病。经曰：'心藏神，神有余则笑不休'。试即以'不休'二字味之，乃乐之过而失其正也。当此乐以忘忧之际，有放心而不知求其心，所藏之神不亦因之而涣散乎？至于恐能胜喜，其义维何？盖喜为心志，恐为肾志，水能制火，既济之道也。抑更有显而易见者，人当极喜之时，适有恐惧之事，猝然遇之，莫不反喜为忧者，惟以喜之情缓于恐，而恐之情急于喜也。是仅以水火克制之理言之，或近傅会，而不知胜复之道本乎人情，实有深相印合者。"

《续名医类案》中有这样一个病例：

明代农民李大谏，"世为农家"，突然考中了举人，其父闻知，"以喜故，失声大笑"，笑不合口；第二年春天，李大谏又考中了进士，其父"笑弥甚，历十年……遂成痼疾，初犹间发，后宵旦不能休，大谏甚忧之，从容与某太医相商，因得所授。令家人绐乃父云：大谏已殁"。李父得悉后，哭得死去活来，十分悲伤，"恸绝几殒，如是者十日，病渐瘳"。接着又寄信告诉李父说："赵大夫治大谏，绝而复苏"。李父听后，不再悲伤，历时十年的狂笑病，不药而愈，"永不作矣。"

因喜致病的，还可以用恐或怒来治疗。

"庄先生治以喜乐之极而病者。庄切其脉，为之失声，佯曰：吾取药去，数日更不来。病者悲泣，辞其亲友曰：吾不久矣。庄知其将愈，慰之。诘其故，庄引《素问》曰：惧胜喜。"（《儒门事亲》）

"邱汝诚治一女子，恒笑不止。求诊，问生平所爱何衣？令着之，使母与对饮，故滴酒沾其裙，女大怒，病遂瘳。"（《续名医类案》）

2.思伤脾者，以怒胜之：翁寿承认为，"脾志思而肝志怒，木能克土，此其理也，而曰伤曰胜，义亦显明。岐伯曰：'思则心有所存、神有所归，正气留而不行，故气结矣'。盖脾处中州而属土，喜健运而恶郁结，思则气结，故曰伤也。况思虽为脾志，而实本乎心，心者，脾之母也。今以多思而心营暗耗，母气既虚，则所以助脾者亦寡矣。若夫怒可胜思，不言而喻，尝见人熟思审处之时，忽有拂逆之加，一朝之忿，无不为己，前此之思之弗得忽措者，至此而无暇计及矣。此无他，亦惟人之常情，有缓与急而已矣"。

《三国志·华佗传》中讲了这样一个故事：某地太守，因为忧思郁结患了疑难病证，久治无效。华佗诊治后，认为该太守怒气不盛，忧思不解，服药亦无效，只有使他大怒，才能胜忧而病愈。于是，他多收了太守的诊金，不开处方，不加劝导，还留书大骂，不辞而别。太守看了留书，勃然大怒，令家人追杀华佗也来不及了；太守儿子知道了，又嘱咐家人勿追。太守怒气更盛，结果气得吐出黑血数升。那知黑血一去，多年顽疾也就痊愈了。

元代名医张子和治一妇人失眠，认为是"伤思虑过甚，二年不寐，医药无疗"，"两手脉俱缓，此脾受之也，脾主思故也"。他按照"思伤脾者，以怒胜之"的原则，"乃与其夫以怒而激之，多取其财，饮酒数日，不处一法而去"。结果，"其妇大怒，汗出，是夜困眠，如此者八九日不寤，自是而食进，脉得其平"。

3. 悲伤心者，以喜胜之：张子和指出：喜可以治悲，以谑浪亵狎之言娱之。《儒门事亲》中讲了这样一个医案：

"息城司候，闻父死于贼，乃大悲哭之，罢，便觉心痛，日增不已，月余成块，状若覆杯，大痛不住，药皆无功。议用燔炳炷艾，病人恶之，乃求于戴人。戴人至，适巫者在其旁。乃学巫者，杂以狂言，以谑病者，至是大笑不忍，回面向壁，一二日，心下结块皆散。"张子和认为，《内经》早就讲过，忧则气结，喜则百脉舒和；以喜胜悲，《内经》早就有此治法，何必用针灸去增加病人的痛苦呢？！

4. 恐伤肾者，以思解之：翁寿承认为："思虑之志出乎脾，以思胜恐，亦即以土制水，论情论理，亦适符也。"

《晋书·乐广传》里记载了这样一个故事：河南地方有个官员，名叫乐广。他有个朋友常来喝酒聊天。可是有一度，那朋友不知为什么没有到乐广家来。乐广很牵挂他，便派人去探望，原来那朋友病了。乐广得知朋友病了，亲自登门。看上去他朋友的病情不轻。乐广问他什么地方不舒服，他支支吾吾地说不清。经乐广再三询问，他才说出了实情。原来有一天在乐广家饮酒，刚要举杯时，突然看到酒杯里有一条蛇，隐隐约约地在蜿蜒蠕动。他顿时受惊，一股厌恶味直往喉咙口冒。但因为同坐的有几个朋友，他不便说出，更不便不喝。可是当他硬着头皮把酒喝光后，感到满肚子不舒服，回到家里就发病了。乐广边听边想：酒杯里是绝不可能有蛇的，但那是什么东西呢？回家的路上，乐广反复考虑着这件事。回到家里，他走进大厅，终于找到了原因。他就派人把那位老朋友请来，扶到大厅里，仍然请他坐在那天喝酒的位置上，侍从给他斟满了一杯酒。乐广让朋友看看酒杯里还有没有蛇？那朋友一看，说："有，跟上次见到的一模一样。"乐广哈哈大笑，指着墙壁上挂的一张硬弓说，酒杯里的蛇是墙上挂着的弓的影子。那朋友抬头一看，果然看见墙上挂着一张弓，豁然开朗，舒眉展颜，多日的毛病顿时也就痊愈了。"杯弓蛇影"的历史故事，说明由恐引起的疾病，是可以用"深思"的方法来解除其恐惧心理，从而使疾病消除的。

5. 惊伤胆者，以恐解之：张子和指出："惊，以其忽然而遇之也，使习见习闻则不惊矣。"张子和认为，"惟习可以治惊"。意思是说，习惯了就不会因惊致病。《儒门事亲》中有这样一个病例：

"卫德新之妻，旅中宿于楼上，夜值盗劫人烧舍，惊坠床下。自后每闻有响，则惊倒不知人，家人辈蹑足而行，莫敢冒触有声，岁余不瘥。诸医作心病治之，人参珍珠及定志丸，皆无效。"张子和去诊治时，认为"惊者为阳，从外入也；恐者为阴，从内出也；惊者，为自不知故也，恐者，自知。足少阳胆经属肝木，胆者，敢也，惊怕则胆伤矣"。于是乃命二侍女执其两手，按高椅之上，前置一小几。张说："娘子当视此，一木猛击之，其妇大惊。"张说："我以木击几，何以惊乎？"少定，又击之，惊也缓；又连击三五次，同时暗中遣人以杖击门和击背后之窗。"妇徐徐惊定而笑曰：是何治法？"张子和说："惊者平之，平者常也，平常见之必无惊。"是夜复使人去击其门窗，自夕达曙，无惊状，不药而愈，嗣后"虽闻雷亦不惊"。

6. 忧伤肺者，以喜胜之：翁寿承认为："肺为气主，忌乎膹郁。经曰'忧愁者，气闭塞而不行'，是忧伤肺之由也。至于喜可胜忧，其义何故？亦考岐伯曰：'喜则气和志达，营卫通利，故气缓矣。'则以膝闭塞者而和缓之，岂不得谓之胜乎？然亦更有明显者，凡人有所忧愁，每多胸膈不舒，适逢欢快之事，即可情怀开旷，此尤情性之常，宁独火可胜金而已哉！"

乐以忘忧。笑能驱逐愁闷，散发心中的积郁。哈哈一笑，心中的烦恼、忧愁、悲观、苦闷，都会烟消云散。《古今医案按》载有这样一个病例：

"丹溪治陈状元弟，因忧病咳唾血，面黧色，药之十日不效。谓其兄曰，此病得之失志伤肾，必用喜解，乃可愈。即求一足衣食之地处之，于是大喜，即时色退，不药而愈。"

《续名医类案》里也记载着以喜胜忧的二个病案：

"一宦素谨言。一日会堂属官筵中，有萝卜颇大，客羡之。主曰尚有大如人者，客皆笑以为无，主则悔恨自咎曰，人不见如此大者，而吾以是语之，宜以吾言为妄且笑也，因而致病，药不应。其子读书达事，思其父素不轻言，因愧羞成病，必须实所言，庶可解释，遂遣人至家取萝卜如大人者至官所，复会堂属，强扶父病而陪，陪至数巡，以车载萝卜至席前，客皆惊讶，其父大喜，厥旦疾愈。"

一县差，"拏犯人，以铁索锁犯，行至途中，（犯）投河而死。犯家告所差人，索骗威逼致死。所差脱罪，未免费财，忧愤成病，如醉如痴，谬言妄语，复无知识。诊之曰，此以费财而忧，必得喜乃愈，药岂能治哉。令其（家属）熔锡作银数锭，置其侧。病者见之果喜，握视不置，后病遂愈。此以喜胜忧也。"

7. 怒伤肝者，以悲治之：翁寿承指出："肝为木脏，欲散而苦急。经曰'肝气虚则恐，实则怒'。又曰'怒则气上'。夫以将军之官，至刚之脏，复以嗔怒而助其气，是急也，非散也，故曰伤也。若夫悲者，有所哀痛而然也。经曰'悲则气消'，则当气逆之时，适以此消气者值之，谓之曰胜，谁曰不然……怒为肝志，何独非肺志之忧胜之，而云'悲胜怒'乎？盖喜怒忧思悲恐惊，其情有七，而五脏止有五志，故遣去悲与惊二者，以悲与忧相类，皆属不遂其心也；惊与恐相类，皆有所怯也，惟悲之情较急于忧，故其胜怒为更切耳。由此观之，即谓之忧胜怒，亦何不可。"忧极不表现为悲，便表现为怒，因而怒与忧固其一也。所以在治疗上，治怒既可以用悲胜，也可以用喜制。张子和治项关令之妻就是一例：

"项关令之妻，病怒不欲食，常好叫呼怒骂，欲杀左右，恶言不辍。"众医处药，半载无功，求治于张子和。张诊之曰："此难以药治。乃使二娼，各涂丹粉，作伶人状，其妇大笑。次日，又令作角抵，又大笑。其旁常以两个能食之妇，夸其食美，其妇亦索其食而为一尝之。不数日，怒减食增，不药而瘥，后得一子。"

把七情所伤看作是致病的重要原因之一，乃是我国中医科学理论的独特见解；以情胜情，以情制情的心理治疗方法，更是我国传统医学理论的一项创举。

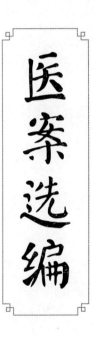

医案选编

春　温

案 1：张某，女，54 岁。

1960 年 3 月 10 日初诊：近来发烧，且伴头痛，咳嗽气促，口干喜饮，汗出，溲黄。舌质红无苔，脉象洪大。

辨证：冬寒内伏，郁久化热，复感时邪，伏气外出气营。

立法：宣透伏热，清气生津。

方药：桑叶 10 克　连翘 10 克　薄荷 5 克　甘草 3 克　黄芩 5 克　山栀 6 克　天花粉 10 克　玄参 10 克　生地黄 10 克　麦冬 10 克　生石膏 15 克（先煎）　知母 10 克　粳米 3 克（2 剂）。

二诊：进清透增液药后，外邪得泄，内伏郁热渐次轻减，伤阴之象明显好转，热势渐退，舌干转润，余症均有好转，因咳逆有痰，宗原意加化痰利肺之品。

牛蒡子 6 克　连翘 10 克　杏仁 10 克　桔梗 5 克　川贝母 6 克　生石膏 10 克（先煎）　知母 6 克　山栀 6 克　甘草 3 克生地黄 12 克　玄参 6 克　麦冬 10 克（3 剂）。

三诊：药后热势渐退，咳逆亦平，略思饮食，舌红转淡，脉象见缓，病情近愈，继以清养肺胃善其后。

生石膏 10 克（先煎）　竹叶 5 克　粳米 6 克　沙参 15 克半夏 5 克　麦冬 10 克　山药 10 克　扁豆 12 克　桑叶 6 克

（1剂）。

服1剂痊愈。

按语：春温又称"伏气温病"，据《内经》记载，春温之证，由于伏寒化热，从内出外，所以最易化热伤阴。本例即是时邪引动伏温，伏气外发气营之症。故症见发热头痛，咳嗽气促，口干脉洪大，溲黄，舌红无苔等热灼伤阴之象，治以清热养阴为主，佐以宣透。在初诊时，一面用白虎清气，又配用生地黄、玄参凉营分之伏热，方中桑叶、连翘、薄荷、山栀等轻宣透表以达外邪，药后表解伏温外出，所以见效明显。再诊时，鉴于痰阻肺络，故仍宗原法，适当加入开提肺气之牛蒡子、桔梗，与化痰止咳之杏仁、贝母。最后用竹叶石膏合沙参麦冬二方加减以善其后。可见伏气温病，非同一般外感一汗即解。内热之症，得清即愈，必须在清透之中，配以养阴之品，始能取得满意效果。

案2：李某，女，71岁。

1982年5月4日初诊：寒热往来，已半月余，头晕，身痛，口苦胁痛，干呕心烦，口干不欲多饮，尿少而黄。舌质红绛，中裂无苔，脉象细弦数。

辨证：春温晚发，邪热未清，表里失和，营分已伤。

立法：清胆泄热，养阴生津。

方药：黄芩10克　青蒿10克　银柴胡6克　竹茹6克芦根20克　滑石10克　石斛10克　天花粉10克　桑叶6克桑枝15克　杏仁10克　丝瓜络5克（3剂）。

二诊：上药进3剂，寒热往来已退，胃津得复，舌面复生薄黄苔，脉象弦细，表里通达，再加养阴清热善后。

沙参10克　麦冬10克　丝瓜络5克　生竹茹5克　生谷芽5克　生地黄10克　芦根15克　黄芩6克　杏仁10克　全瓜蒌15克　桑枝15克（3剂）。

服上方3剂而病愈。

按语： 柳宝诒指出："邪已化热，则邪热燎原，最易灼伤阴液，阴液一伤，变证蜂起，故治伏气温病，当步步顾其阴液。"柳氏之论，颇中要领，临床不可忽视。本例用黄芩、青蒿、银柴胡疏通少阳，宣展气机，清其郁热；芦根、天花粉、石斛养阴清热。由于清热之时，顾其阴液，所以疗效神速。

春温夹湿

陈某，男，17岁。

1960年3月14日初诊：寒热往来一周有余，头晕目眩，胸胁痞满，恶心，不思饮食，小便赤短。舌苔黄腻，脉象弦数。

辨证：伏温夹湿，阻遏膜原。

立法：和解少阳，清利湿热。

方药：蒿芩清胆汤加减。青蒿10克 黄芩10克 姜半夏6克 藿梗6克 炒枳实10克 陈皮6克 茯苓10克 竹茹10克 桑叶10克 菊花10克 碧玉散12克（包）（4剂）。

复诊：上药连服4剂，寒热即除，诸症痊愈。

按语：伏温夹湿，阻于少阳膜原气分，春令阳气开泄，伏邪欲出，与正气相争，故起病即见往来寒热，胸胁痞满，恶心不思饮食，溲黄，苔黄腻，脉数等，均为有湿热内阻之表现。本证治疗不同于伤寒柴胡汤证，以青蒿、黄芩二药为主清泄少阳膜原伏热；陈皮、半夏、竹茹、枳实、藿梗理气和胃化湿；赤茯苓、碧玉散导湿热以下行；桑叶、菊花以清热泄邪，是以药后有效。春温夹湿，因湿热留连，气化郁阻，故治疗上既不能过于寒凉清热，亦不能过于苦燥化湿，为此，我常在方中配用碧玉散，既有化湿热之效，又有泄胆凉肝之意。本案患者所以收效迅速，与用药适当是密切相关的。

风　温

案 1：刘某，男，7 岁。

1960 年 3 月 15 日初诊：初起微有恶寒，旋即发烧，体温高达 40.6℃，头痛无汗，微咳口渴喜饮，饮食不振。舌苔边白中微黄，脉象浮数。

辨证：温邪初感，卫气不宣。

立法：辛凉透表，清热解毒。

方药：金银花 10 克　连翘 10 克　竹叶 10 克　荆芥 5 克牛蒡子 6 克　薄荷 3 克（后下）　豆豉 10 克　甘草 15 克　桔梗 5 克　芦根 10 克　山栀 5 克（2 剂）。

复诊：服药后微微汗出，热势降至 37.4℃，口渴，不思食，微咳，舌苔薄少津，脉缓。余热未尽，肺胃津伤，再以清热生津为治。

金银花 6 克　薄荷 1.5 克（后下）　杏仁 6 克　甘草 1.5 克石斛 10 克　连翘 6 克　炒谷芽 10 克　炒麦芽 10 克（1 剂）。

服 1 剂，病告愈。

按语：本例发病正值春令，证属温邪外感，卫气不宣，故见头痛无汗，邪热灼津，将入气分，故高热不恶寒，口渴喜饮而苔黄，宗吴鞠通辛凉平剂解表透邪，取银翘散加味而获效。在辛凉方剂中，吴鞠通有辛凉轻剂、辛凉平剂、辛凉重剂之训，必须掌握病情，权衡而施，若误用麻桂辛温，则温邪愈炽，或汗多耗阴，或火化而动风，变证莫测。

案 2：于某，女，57 岁。

1983 年 2 月 1 日初诊：发热五天，微恶寒，无汗，头晕，身疼，咳嗽有痰，痰黏色白，咽红咽痛。

辨证：风热之邪，初袭肺卫。

立法：辛凉清解，以护阴津。

方药：银翘散加减。金银花 10 克　连翘 10 克　牛蒡子 10 克　荆芥 10 克　豆豉 10 克　冬瓜子 15 克　桑叶 6 克　桑枝 10 克　桔梗 6 克　甘草 3 克　薄荷 5 克（后下）　芦根 20 克（4 剂）。

二诊：服上药 4 剂后，微微汗出，热退脉静，但咳嗽未已，痰白，左胁隐痛，舌黯苔薄白，脉象细滑。此为外受风温郁遏，内因肝胆阳升莫制，此皆肺失清肃，治宜宣肺止嗽，疏肝理气止痛。

金银花 10 克　桔梗 5 克　桑叶 6 克　菊花 10 克　杏仁 10 克　川贝母 3 克　前胡 10 克　苏子 6 克　广郁金 10 克　赤芍 6 克　柴胡 6 克（6 剂）。

服上药 6 剂，诸症悉平。

按语：吴鞠通指出："温病忌汗，汗之不惟不解，反生他患。"吴氏主张，温邪在表初用辛凉轻剂，取凉性清解表热，取辛凉以宣郁散邪，辛凉清散，用意非在发汗，而在宣泄表邪，开其表邪。一旦肺气得宣，气机调畅，腠理通达，营卫调和，自然汗出而病解；若用麻桂辛温之品以发汗，犹如火上浇油，劫胃汁，泄阳气，或化火动风，或热陷心包，后患无穷。

案 3：英某，男，成年。

1985 年 3 月 18 日初诊：下午发热汗多，已十余天，头痛鼻塞，形寒恶风，周身关节酸楚，口苦。舌红，苔黄，脉细数。

辨证：体素虚弱，复感温邪。

立法：先疏风清热，再扶持正气。

方药：桑叶 6 克　菊花 10 克　杏仁 10 克　银柴胡 6 克　青蒿 10 克　黄芩 10 克　金银花 10 克　连翘 10 克　白蒺藜 10 克　蔓荆子 10 克　路路通 10 克（3 剂）。

3 月 21 日复诊：服上药 3 剂，发热恶风怕寒已除，关节酸楚亦减，尚有轻微咳嗽，仍见头痛隐隐，汗出较多，体倦无力，舌淡红苔薄黄，脉细。风热病邪已退而肺气不宣，卫气失固，当以扶正为主。

黄芪 10 克　炒白术 6 克　防风 3 克　象贝母 6 克　陈皮 6 克　炙甘草 3 克　清半夏 10 克　全瓜蒌 10 克　杏仁 10 克　枳壳 10 克　焦三仙各 10 克（4 剂）。

按语：本例患者最易误诊为柴胡桂枝汤证，但与午后发热，汗多，舌红不符，从时令来看，病发于春季，多为风温。故以疏风清热为先，而继以扶正收功。可见中医治病最宜分清主次，标本先后。

风温发疹

案1： 王某，男，3岁。

1960年3月3日初诊：患儿昨晚起发热，体温38.6℃，且伴咳嗽、喷嚏、流涕，大便干，小便黄，全身皮肤遍起红疹。舌边尖红苔薄白而干，脉象浮数。

辨证：温邪犯肺，肺气不宣，郁热波及营分，外发成疹。

立法：辛凉解表，宣肺透疹。

方药：银翘散加减。金银花10克　连翘10克　薄荷5克　豆豉6克　牛蒡子10克　桔梗5克　竹叶6克　芦根15克　浮萍6克（2剂）。

随访：服上方2剂后，热退疹消而愈。

按语： 风温发疹，多因热邪内郁，侵入营血所致。疹小色红高出皮肤，与斑鲜红成片隐于肌内有所不同。本例系风温之邪侵袭肺卫，热蕴肌肤，肺卫失宣，故发热咳嗽喷嚏；表邪不解，热入血络，外发皮肤而见遍体红疹。根据《内经》"风淫于内，治以辛凉"及疹宜清透的原则，治以辛凉解表，宣肺透疹，方用牛蒡、薄荷、浮萍、桔梗辛凉宣肺透疹；金银花、连翘清热解毒；豆豉、竹叶以除胸中烦热；配芦根以清热生津。从而使温邪得清，肺气得平，波及营分之热亦除而病告痊愈。

案 2：安某，男，5 岁。

1960 年 3 月 8 日初诊：患儿病已三天，高烧不退，咳嗽气急，痰黏带血丝，遍身起红疹，奇痒难忍，小溲短赤，大便干结，口渴思饮，舌质红苔黄而干，脉象浮数。

辨证：温邪内犯，郁热蕴蒸，津液被灼，营血受损。

立法：清热凉血，通泄郁热。

方药：犀角片五分（先煎）　生地黄三钱　赤芍三钱　白薇二钱　当归二钱　大黄二钱　元明粉一钱　炒山栀一钱半　连翘一钱半　六一散（包）三钱（1 剂）。

复诊：服上药 1 剂，得便 4 次，色深绿臭秽难闻，高烧已退，红疹近消，曾鼻衄 1 次量不多，营热未尽，继宗原方去芒硝、大黄，加茅根。

犀角片五分（先煎）　生地黄三钱　赤芍三钱　白薇二钱　当归二钱　六一散三钱　茅根五钱（2 剂）。

服 2 剂病痊愈。

按语：此例系温邪内侵、热伤肺络，因此咳嗽痰黏，病后未得及时治疗，邪热由卫气传营，邪热迫血妄行，故见痰中带血及鼻衄；肺主皮毛，邪热欲出不能，是以郁于肌肤、逼血从皮肤而出，遂发为红疹；肺与大肠相表里，热毒内壅，肺气不降，则口渴、苔黄、便干；溲赤、舌红、脉数为营血受热所灼，治以清热凉血为主，方用犀角片、生地黄、赤芍清热凉血，白薇、山栀、连翘以泄热，六一散导赤清心，当归以和血，用大黄、芒硝泻大肠之热结，取其通下清上之意，故药后高烧即退，红疹渐消。后以原方去硝黄调理而愈。

风温转疟

常某，男，3岁。

1960年4月15日初诊：发热咳嗽已历两周，曾服银翘散、桑菊饮等方，热退一二日复起。现每天午后发热，热时腋下体温39℃左右，继则汗出，至晨4时才热退，已有四天。精神不振，嗜卧，咳嗽，口渴思饮，大便溏，小便黄。舌苔薄腻，脉象弦数。

辨证：外感风温，邪入膜原。

立法：和解清热。

方药：柴胡5克 葛根6克 黄芩5克 连翘10克 草果2克 知母6克 通草2.5克 甘草2.5克 茶叶3克 生姜2片（2剂）。

复诊：药后午后热势减至38℃左右，精神食欲均有好转，脉舌如前，原方再服2剂。

三诊：药后午后发热已除，精神饮食转常，尚有咳嗽痰鸣。痰热迫肺，肺气仍不宣通，从原方增删。

柴胡3克 黄芩5克 知母5克 贝母5克 杏仁3克 金银花6克 连翘6克 前胡6克 红枣3枚（2剂）。

服2剂，诸症痊愈。

按语：患儿体质较弱，风温新感，曾服辛凉解表，病势退而复发，邪气由肺卫传入膜原，邪在半表半里，因而成疟，古人所谓疟不离少阳，所以用和解清热、佐以化湿宣肺之品合法，方中柴胡、黄芩清少阳半表半里之热；葛根、知母以清阳明之里热；草果、生姜辛散和中；连翘、通草清热化湿，调之以甘草、茶叶。药后即见效果，三诊时见有痰热迫肺，肺气失宣，宗原方出入，以宣肺卫，是以药后病愈。

暑　温

案1：宋某，男，13岁。

1960年8月3日到某医院就诊：患儿发热头痛5天，体温高达40℃，全身无力，不思饮食，汗多，曾经呕吐两次，均为食物残渣，精神越来越差，故于8月4日入某医院。当时体检：体温40℃，热性病容，神志尚清，心肺正常，腹软无压痛，颈项强，凯尔尼格征（±），布鲁辛斯基（Brudzinski）征（±），脑脊液检查：压力不高，常规检查（-），培养（-）。血常规检查：白细胞6400/立方毫米，有流行性乙型脑炎接触史。西医诊断：流行性乙型脑炎？8月5日应邀会诊。

诊见：发热头痛，微有恶寒，心烦，自汗，面垢，食纳呆，尿赤少，大便溏薄，日一两次。舌苔黄腻，脉象濡缓。

辨证：内蕴湿热，外受暑邪，暑湿交蒸。

立法：芳香化浊，清利湿热。

方药：藿香10克　佩兰10克　蔓荆子10克　薏苡仁10克　滑石12克　甘草6克　荷叶10克　车前子10克　茯苓6克　竹叶5克（3剂）。

复诊：服上药3剂，发热、头痛、便溏诸症均瘥，精神好转，饮食增加，颈项活动自如，凯尔尼格征（-），布鲁辛斯基征（-），舌苔微黄而腻，脉和缓，暑温得解，以原方出入。

藿香 10 克　佩兰 6 克　陈皮 5 克　薏苡仁 10 克　蔓荆子 10 克　六一散 10 克　赤茯苓 10 克　枳壳 5 克　荷叶 10 克（3 剂）。

三诊：诸症基本控制，惟苔黄而腻，湿热尚未清彻，再以调中运脾化湿之剂以善其后，于 8 月 16 日痊愈出院。

案 2：李某，男，11 岁。

1960 年 7 月 30 日开始发烧，头痛，随即精神倦怠，不思饮食，有时呕吐，于 8 月 4 日入某医院。入院时体检：体温 38.6℃，嗜睡，颈项强直，咽（－），心肺（－），瞳孔等大等圆，光反应好，腹软无压痛，脊柱四肢无异常，腱反射存在，布鲁辛斯基征（＋），凯尔尼格征（＋），巴彬斯基（Babinski）征（＋），腹壁反射（＋），提睾反射（＋）。脑脊液检查：细胞数 196，中性细胞 68%，淋巴细胞 32%，氯化物 750 毫克，糖（＋）。血常规检查：白细胞 5900/ 立方毫米。西医诊断：流行性乙型脑炎。西药输液及注射青霉素预防感染，于 8 月 5 日应邀会诊。

当时症见：头痛，发热，自汗，背部畏寒，胸闷不舒，四肢酸楚，口渴思饮，小溲赤少，颈项强直，面垢，神倦身重。舌苔黄腻而厚，脉象微数。

辨证：暑温夹湿，邪在气分，热炽风动。

立法：清热化湿，平息肝风。

方药：藿香 10 克　佩兰 10 克　葛根 5 克　蝉蜕 2.5 克僵蚕 6 克　秦艽 6 克　滑石 12 克　通草 2.5 克　白蔻 1.5 克厚朴 5 克（3 剂）。

8 月 8 日二诊：药后体温下降至 37℃，项强好转，凯尔尼格征（－），布鲁辛斯基征（－），巴彬斯基征（－），呕吐减少，唯头痛未除，舌质红赤，舌苔中厚焦黄，两目微红，气分湿热未清，肝火内炽，治宗原意，佐以平肝降火。

桑叶6克　龙胆草2.5克　菊花5克　钩藤10克　全瓜蒌12克　葛根5克　白蒺藜10克　滑石10克　通草2.5克　省头草10克（2剂）。

三诊：药后头痛明显减轻，舌红已退，焦黄苔渐化，肝火湿热渐平，继宗原法，以清余邪。

菊花5克　省头草10克　白蒺藜10克　瓜蒌10克　大腹皮10克　枳壳6克　滑石10克　茯苓10克　陈皮5克（2剂）。

服药2剂，诸症均除，腰穿复查正常，于8月16日痊愈出院。

按语：上述两例病儿，西医诊断为流行性乙型脑炎（其中一例怀疑为乙脑）。据其发病季节和临床表现，符合中医学中"暑温"一类病证。本病多因感受暑湿秽浊之气而成，即《温病条辨》暑温篇上所说："上热下湿，人居其中而成暑矣。"张景岳所说的暑温八症，"脉虚、自汗、身先热、背后寒、面垢、烦渴、手足厥冷、体重"。该两例基本具备。因暑为阳邪，极易伤气，所以，暑温除兼寒者外，一开始便见太阴或阳明气分症状。太阴气分伤暑则发热身困；暑必伤气，热甚逼津液外出则自汗，多汗伤气，故微恶寒；头为诸阳之会，暑热上扰则头痛且昏、面垢；火热伤津，引水自救则烦渴引饮；舌苔黄，脉象濡缓或微数均是暑湿蕴阻之象。故两例均是暑温初起邪在气分。治疗暑温的基本原则，首用辛凉，继用甘寒，终用酸甘敛津。此外，有的医家强调，"治暑之法，清心利小便最好"，我认为暑多兼湿，清暑利小便可使热从下行，邪有出路，是治疗暑温一个好方法。本两例均是暑湿蕴阻气分，采用清暑涤热，芳香化浊，方中滑石、甘草即河间天水散，能解热涤暑；加竹叶、荷叶、车前子以清心利小便；藿香、佩兰芳香化湿；蔓荆子清利头目；薏苡仁、赤苓既清暑湿又顾脾气，符合古人"治暑者必顾其虚"的论点。第二例伴嗜睡、项强等肝风内动征象，故加入僵蚕、蝉蜕、钩藤等平肝息风之品，药证相符，故均较快痊愈出院。

暑温夹湿

周某，男，26 岁。

1983 年 5 月 19 日开始，发热恶寒，持续高烧，长达两月之久，体温常在 38℃～ 40℃。曾在某医院住院治疗五天，体温不降，转至我院住院治疗一个月余，经用中药以及抗生素、激素等西药治疗，体温一度下降，恢复正常出院。三天之后，高热复起，达 39℃以上，再度入院。1983 年 7 月 14 日应邀会诊。

诊见：壮热面赤，稍有恶寒，汗出不已，口渴，频频饮冷，咽喉疼痛，自觉胸闷，身重头痛，首如布裹，小便色黄，大便黏秽。舌质红，苔黄厚而腻，脉洪数而有滑象。

辨证：暑温夹湿，湿热弥漫三焦。

立法：清热燥湿。

方药：白虎加苍术汤化裁。生石膏 30 克（先煎）　知母 10 克　苍术 10 克　清豆卷 10 克　黄芩 10 克　滑石 12 克　芦根 20 克　葛根 10 克　茵陈 15 克　茯苓 12 克　通草 6 克　桑枝 15 克（5 剂）。

二诊：药后体温开始下降，口渴亦减，恶寒已罢，汗出不多，精神好转，舌苔黄腻，脉象滑数。

生石膏 30 克（先煎）　知母 10 克　苍术 10 克　黄芩

10克　桔梗6克　板蓝根10克　青蒿10克　地骨皮10克
六一散10克（包）　荷叶10克　赤芍10克（7剂）。

三诊：药后体温已日趋正常，纳食精神尚可，小便调，大便干，午后尚有低热，自觉浑身无力，时有汗出，但量不多，舌红苔稍黄，脉滑数而无力。此乃暑温后期，气津伤甚，余邪未清，仍伏气分之故，治当清热护阴，用竹叶石膏汤化裁再进。

生石膏25克（先煎）　竹叶6克　沙参10克　芦根20克
滑石10克　青蒿10克　知母10克　荷叶6克　藿香10克
茯苓10克　通草5克（4剂）。

又服上药4剂，体温正常，精神、纳食、二便均可，诸症悉除，痊愈出院。

按语：时值盛暑，病热者多为暑湿。本案为暑温夹湿，湿热蕴结，弥漫三焦，三焦不得通利，故高热长期不退。前医有投白虎汤者，有投蒿芩清胆汤者，也有用藿香正气散化裁的，有用柴胡注射液治疗的，用意均在清热退烧，为何高热持续不降呢？原因就在于对湿邪为害，考虑不够，只清其热而没有祛其湿，因而"热在湿中，如油入面，裹结难去"。湿热二邪，相质相反，湿为阴邪，热为阳邪，湿性重浊黏腻，湿热交结，合邪为害，缠绵难愈。治疗时必须着重祛湿，湿不去则热不清。故以清热燥湿为法，湿去而热无所恋，则热亦易除。

暑温发疹

吴某，男，19岁。

1960年7月25日初诊：7月21日开始发烧，体温在38℃～39℃，阵发性头痛，咳嗽渐重。查体：臀部生一小疖似拇指大，疖肿分泌物培养有金黄色葡萄球菌生长。体温39℃，脉搏100次/分，呼吸15次/分，血压100/70mmHg，急性热性病容，精神不振，结膜充血，上下肢弥漫性潮红，可见点状充血性粟粒样红疹，下肢更显著，不痒。西医诊断：败血症。曾用青霉素、链霉素、四环素等药疗效不显。应邀会诊。

当时症见：发热（体温39℃），无汗，下肢及两手背有密集的粟粒样红疹，潮红如涂丹砂，臀部有一小疖，灼痛化脓，两目红赤。舌质红苔白腻，脉象细数。

辨证：暑热湿毒蕴结，外透肌肤，内灼营血。

立法：清热解毒化湿。

方药：金银花12克 滑石10克 甘草2.5克 藿香6克 佩兰10克 稽豆衣10克 黄连2克 黄芩5克 生薏苡仁12克 竹叶10克 桑叶10克 野菊花10克（3剂）。

复诊：服上药3剂，身热红疹均退，臀部小疖即消，腻苔亦化，暑热渐清，饮食增加，继以原意出入。

滑石 10 克　甘草 1.5 克　竹叶 10 克　稽豆衣 10 克　山栀 5 克　生薏苡仁 10 克　通草 1.5 克　桑叶 6 克　菊花 5 克（3 剂）。

服药 3 剂，诸症消除，于 8 月 1 日痊愈出院。

按语： 本案西医诊断为疖肿感染败血症，根据发病季节及脓肿、高热、无汗、皮肤红疹、舌红苔腻、脉数等临床表现，系属暑温证，乃暑热湿毒蕴结，有入营血之兆，故采用清暑解毒化湿法，方中滑石、甘草（即天水散）用以祛暑利湿；芩、连味苦性寒以清热毒；稽豆衣金银花入血消肿排脓；配以山栀、竹叶清心除烦；藿香、佩兰芳香；薏苡仁、通草芳化渗湿；又加桑叶、野菊花，取其清泄明目，又解血中之毒。药后症减，又以上法加减，使暑热得清，湿毒得解，药证相宜，故得速效。

暑温发黄

李某，男，48岁。

不规则寒热两周，巩膜及皮肤黏膜黄染一周，且伴全身不适，四肢乏力、眩晕、胸闷、烦躁、食欲差，黄疸逐渐加深，于1977年8月9日入某医院治疗。查体：血压90/68mmHg，体温39.5℃，巩膜及皮肤黄染，咽部充血，两肺呼吸音粗，心率90次/分，律齐，心尖部可闻及Ⅱ级收缩期吹风样杂音，肝脾肿大，肝肋下可触及二指，左叶可触及二指余，脾可触及近二指余，脾可触及近二指，质中等硬度。化验检查：白细胞11800/立方毫米，中性细胞78%，淋巴细胞13%，杆状细胞9%。血沉：32毫米/小时。肝功能：黄疸指数30单位。凡登白试验：直接胆红素（++）、间接胆红素（++），麝香草酚浊度20μ，SGPT＜40单位（正常值40以下）。尿检：三胆正常，蛋白（±），白细胞0～1。西医诊断：①重症肝炎早期；②心肌病变待除外。住院期间，曾按肝炎合并感染治疗，用过多种保肝及抗生素药物，不但寒热不退，身倦、黄疸加重，而且心动过缓在55次/分上下，故于8月17日应邀会诊。

诊时颜面及全身皮肤发黄，神疲，乏力，四肢酸痛，寒热，汗出热不退，头晕头痛，胸腹皮肤有散在白痦，胃脘胀满，尿色深黄如茶，舌质红苔中黄腻，脉象濡细而缓。

辨证：暑温蕴阻，湿热熏蒸，胆汁外溢，肝脾失和。

立法：清暑化湿，泄肝利胆。

方药：豆卷10克　炒山栀10克　藿香10克　佩兰10克滑石12克　茵陈12克　黄芩10克　郁金10克　青蒿10克黄连1.5克　茯苓12克　通草5克（3剂）。

8月19日二诊：药后热势下降，头痛和四肢酸痛减轻，大便通畅，纳谷略增，巩膜及皮肤黄染较前轻减，精神体力渐增，但白㾦继续发展，脘闷腹胀，小便仍黄，舌苔灰黄，脉濡细缓。湿热蕴蒸未解，再拟清热利湿，退黄透㾦。

黄芩10克　滑石12克　薏苡仁15克　竹叶10克　茵陈12克　厚朴6克　枳实10克　茯苓12克　通草5克　瓜蒌12克　豆卷12克（3剂）。

8月22日三诊：寒热已除，黄疸渐退，心率68次/分，精神转佳，白㾦仍布，四肢酸软，舌苔灰黄，边黄腻质黯，脉缓，以薏苡仁竹叶散加减治之。

薏苡仁15克　竹叶10克　通草5克　茯苓12克　苍术5克　厚朴5克　黄芩10克　滑石12克　草薢12克　桑枝12克　芦根30克（3剂）。

9月2日四诊：服上药后，症情又有好转，自将原方又服几剂，目前自诉无不适感觉，黄腻苔已化，白㾦已收，脉象缓和，肝功能复查已正常，血、尿常规复查也正常，痊愈出院。

按语：夏季暑热炽盛，湿气亦重，故暑病多夹湿邪。本案患者因暑湿困阻，肝胆郁热，故寒热反复不退，午后热重；湿热熏蒸，胆液外溢，而出现黄疸；湿热郁于气分则见胸闷、头晕、苔腻、泛恶，并布少量白㾦。因此，立法上着重清暑化湿，泄肝利胆，方中以豆卷清热化湿，青蒿、黄芩清泻肝胆郁热；栀子泻火，黄连解毒；配合藿香、佩兰芳香化浊；茵陈退黄，茯苓、通草、滑石以渗利湿浊，从而症状好转。再诊因湿热胶结气分不解，脘闷腹胀，白㾦未收，四肢酸软，故用薏苡仁竹叶散加减，在清热利湿的基础上加厚朴枳实等品，使气行则湿化，症情进一步好转。暑清湿行，以免耗气伤津，后阶段加入芦根清热保津，桑枝以利关节，善其后而痊愈。夏令暑湿之症，治疗应注意清热化湿，清热中不可过用苦寒化燥之品，化湿中不可过用芳香燥湿之味，只宜轻宣泄热渗湿即可，与单纯暑温证之"首用辛凉，继用甘寒，终用甘酸敛津，不必用下"的治法，又是完全不同的。

暑 痫

阎某，男，1岁2个月。

1977年8月17日初诊：半个月前，因泻痢高烧抽风，经住院用西药治疗痊愈出院，近日大便虽然正常，但低烧烦急，惊啼不安，饮食不进，时有抽搐，短暂目吊，口噤肢紧（1～2分钟即止），见其面色青黄，精神差，营养一般。舌质红，苔薄黄，指纹紫。扁桃体Ⅰ度肿大，少许脓点。咽（－），心、肺（－），大便常规（－）。血常规检查：血色素11克%，红细胞390万/立方毫米，白细胞12300/立方毫米，中性细胞78%，淋巴细胞23%，单核细胞1%，酸性细胞2%。

辨证：暑湿夹滞，内热炽盛，热动生风。

立法：清热导滞，化湿和中。

方药：鲜藿香5克　鲜佩兰5克　葛根5克　黄芩5克钩藤10克　焦神曲5克　谷麦芽各6克　木香3克　车前子5克（包）荷叶6克（3剂）。

8月25日二诊：药后抽搐已止，惊啼情况亦有好转，尚有低热（37.5℃），大便成形，舌苔薄黄，继宗原意，再清余热，兼护胃阴，前方去葛根、木香，加芦根、滑石。

藿香5克　佩兰5克　黄芩5克　钩藤10克　焦神曲5克　谷芽、麦芽各6克　车前子5克　荷叶6克　芦根15克滑石 10 克（3 剂）。

连服 3 剂，诸症痊愈。

按语： 暑痫是感受暑邪，暑热亢极引动内风所致，吴鞠通指出："血络受火邪逼迫，火极而内风生。"常法以清营息风，清营汤加羚羊角、钩藤、牡丹皮、石决明之类，重者需加全蝎、蜈蚣以镇痉。本例乃痢疾高热之后，泻痢已止，但烦啼纳呆，时有短暂抽搐，舌红苔黄、指纹紫暗，系属暑热湿食结阻不清，热动生风之暑痫证。要知小儿稚阳之体，脏腑娇弱，易虚易实，患此痢后暑痫之症，安能用清营凉肝、镇惊息风之品去克伐脾胃，故方用鲜藿香、鲜佩兰以芳香祛暑；葛根、黄芩清肠中之积热；钩藤平肝息风；车前子清热泻火利湿；荷叶解暑升清；以神曲、谷麦芽、木香助运以化食滞。这样使暑湿食滞得解，药后症减，继以原意出入而愈，这表明暑痫或暑风证并非都是血热生风证，暑热湿食郁结动风也要重视，不可概投清营凉肝息风之品。

伏 暑

查某，男，11个月。

1977年8月18日初诊：低烧已有两月。患儿于6月份开始发烧（38℃左右），继则下黏液便，日行10余次。经住院按菌痢治疗，泻痢控制，但低烧持续不退，午后尤甚，不思食欲，腹胀，神疲肢倦，烦急。舌质淡苔灰黄腻，指纹色紫。

辨证：暑热夹积，伤胃困脾。

立法：清热除烦，消积运脾。

方药：青蒿5克　白薇5克　扁豆10克　山栀3克　连翘6克　滑石6克　神曲5克　陈皮5克　莱菔子3克　荷叶5克（3剂）。

8月22日二诊：进上方3剂心烦已除，睡眠安，发烧减退，小便亦多，苔灰黄渐化，宗原意，加强健脾和中。

扁豆10克　白术6克　连翘6克　神曲6克　荷叶6克　青蒿5克（3剂）。

8月28日随访：药后烧退、神安、食增。病告痊愈。

按语："暑邪久伏而发者，名曰伏暑"。本例初患暑湿痢，经治痢虽止，但暑热余邪未除，与正气相争则发热；湿邪蕴阻则腹胀纳呆；伏暑内燔则烦急不安。湿性黏滞，热为湿阻，最不易解，故低热、神疲、肢倦诸症缠绵不愈，法宗蒿芩清胆汤意，山栀、黄芩（用连翘代），取其既清火又清心；加白薇协同青蒿清热护阴。他如陈皮、扁豆健脾化湿；滑石、荷叶清泄暑湿；神曲、莱菔子以导滞消食开胃。延绵两个多月的疾病，6剂药即收全功。

暑寒夹湿

陈某，男，11 岁。

1977 年 8 月 17 日初诊：冷浴后发烧 3 天不退，前天体温达 39℃，头昏，自重倦怠，不思食，经用解热、消炎等西药，一时汗出烧退，但随后热势又起，故要求服中药治疗。今晨患者已服解热药，故诊时体温不高，但自觉恶寒，无汗，头昏身倦，不思食，胃脘阵痛，小便赤少，大便如常。舌质淡红，苔薄黄腻，脉濡细数。1975 年曾患过急性黄疸型肝炎，已治愈。查体：心率 110 次 / 分，律齐，未闻及病理性杂音，肺（－），咽微红，扁桃体不大，肝脾未触及。血常规检查：血色素 11 克％，红细胞 400 万 / 立方毫米，白细胞 11800/ 立方毫米，中性细胞 75％，淋巴细胞 24％，单核细胞 1％。

辨证：暑湿为风寒所遏，表气不宣。

立法：祛暑透表，和中化湿。

方药：香薷 5 克　扁豆 10 克　薄荷 5 克　陈皮 5 克　全瓜蒌 12 克　枳壳 5 克　滑石 10 克　荷叶 10 克　车前子 10 克　神曲 10 克（3 剂）。

9 月 10 日追访：患者服上药 3 剂后，发烧即退，他症亦除，即上学复课。

按语：夏令炎热，多病暑湿，但如畏热冷浴或汗出当风淋雨，暑为寒邪所遏，也可病为暑寒，本例即是冷浴后发热恶寒，无汗头昏身重，系暑寒夹湿证，治疗此症既不可过用辛温，亦不可过用清凉，必须解表散寒与祛暑化湿同施，两全其美，因而，采用香薷饮去苦温之厚朴以散表寒；加荷叶、滑石、车前子以祛暑化湿；并配伍了枳壳、瓜蒌、神曲、陈皮以导滞和中，故药仅3剂，病告痊愈。所以，临床上不要拘泥古人之方，而要活用古人之法。

湿 温

案 1：王某，男，9 岁。

患儿于 1960 年 9 月 2 日出现高热，初诊为上呼吸道感染，服解热药不效，体温持续在 39℃～40℃，精神淡漠，食欲不佳，即住某医院。查体：营养较差，急性病容，半昏迷状态，谵语，剑突下皮肤散在充血性红疹。血培养有伤寒杆菌，肥达反应阳性，西医诊断：肠伤寒。治疗用氯霉素、补液等效果不显，于 9 月 7 日应邀会诊。

诊见：高烧六天，无汗，微有咳嗽，大便溏薄，日三四次，食欲不振，精神蒙眬。舌苔薄黄腻，脉象濡缓。

辨证：湿热弥漫三焦，热邪侵犯心包。

立法：辛宣清利，芳化开窍。

方药：藿香 10 克 佩兰 10 克 清豆卷 10 克 连翘 10 克 竹叶 3 克 杏仁 10 克 薏苡仁 10 克 通草 3 克 甘草 3 克 滑石 12 克 赤茯苓 6 克 石菖蒲 6 克 朱灯心草 2 寸（2 剂）。

复诊：服药后大便次数减少，日 1 次，他症无变化，苔薄黄、脉数，以原法出入。

淡豆豉 10 克 薄荷 3 克 竹叶 3 克 葛根 5 克 连翘 6 克 杏仁 6 克 白蔻 3 克 通草 3 克 甘草 3 克 薏苡仁 10

克　滑石 10 克　赤茯苓 10 克（3 剂）。

9 月 12 日三诊：身热已退至 37.6℃，精神好转，仍便稀纳呆，舌苔薄白，脉细无力，湿热已退，胃气未复，脾运不健，继以健脾养胃化湿和中。

藿香 6 克　陈皮 5 克　扁豆 10 克　生薏苡仁 10 克　白蔻仁 3 克　滑石 10 克　通草 2 克　谷芽 12 克　麦芽 12 克　晚蚕砂 6 克（包）（3 剂）。

服上药 3 剂，诸症基本消除，临床治愈出院。

按语：本例现代医学检查诊断为肠伤寒，证情较重。病为湿热弥漫三焦，邪侵心包所致，故症见发热、无汗、微咳、便溏、纳差、神识蒙眬、苔腻脉缓。治以辛宣清利、芳化开窍，使上中焦气分的湿结稍开，熏蒸之热势得以转缓，大便由溏转稠，湿邪已能从小便而驱，这就是"气化则湿化"的治法。复诊时热势已减，恐其湿从燥化而变证丛生，故用三仁汤辛凉泄热；去厚朴之苦温，半夏之辛燥，加豆豉、薄荷、葛根芳化透表；连翘、赤茯苓以清热化湿。从而药后热势即退至接近正常，他症亦随之而减轻，三诊时即以健脾化湿以善其后。

我个人体会治疗湿热蕴结的湿温证，必须首先重视化湿，使湿去热孤，热无所附则湿易清。湿为有形之邪，温热夹湿之证，须于凉解之中加淡渗之品，使湿从小便而去。这就是古人讲的"治湿不利小便，非其治也"。若用药不分主次，急于用苦寒甘寒以退热，而忽视化湿，则必然导致热为湿困，黏腻固着，湿不去而热不清，病必缠绵不解。

案 2：信某，女，43 岁。

因发烧伴下肢游走性疼痛六天，于 1984 年 6 月 4 日入院，经服红霉素、庆大霉素及中药清热和解，舒经通络之剂，发烧持续不退。6月12日检查血肥达反应，诊为肠伤寒。加用少量氯霉素，体温不降，并见腹痛，大便色黑呈柏油样，恶心腹胀。6月15日应邀会诊。

诊见：身热，体温38.9℃，汗出热不退，胸闷，口苦恶心，腹胀便黑。

辨证：暑湿伤中，肠胃不和，且有动血之象。

立法：芳香化湿，调和肠胃，清热凉血。

方药：藿香10克　清半夏10克　金银花炭6克　葛根10克　生薏苡仁10克　竹叶6克　炒牡丹皮6克　扁豆10克　荷叶6克　伏龙肝20克　黄连2克（3剂）。

6月18日二诊：药后热势已降，体温37.3℃，恶心腹胀亦减，唯大便次频色黑，舌黯红，苔黄腻，脉濡细。原方去葛根、黄连，加黄芩10克、仙鹤草15克、白芍10克，4剂。另用人参粉、三七粉各2克，1日2次冲服。

6月22日三诊：体温降至正常，腹胀消失，大便仍溏黑，身倦，舌质偏淡，苔厚腻微黄，脉沉细。仍当芳化湿浊，清热凉血，并嘱少食多餐，流质饮食，防止食复。

金银花炭10克　黄芩炭6克　牡丹皮10克　白芍10克侧柏炭10克　地榆10克　茯苓10克　通草5克　藿香、佩兰各10克　扁豆10克　青蒿10克（4剂）。

6月26日四诊：食欲好，大便调，唯乏力腿软，舌淡、苔中部滑腻微厚，脉濡。湿困脾胃，有从阴化寒之势，当增温化淡渗之品。

金银花炭10克　黄芩炭6克　牡丹皮10克　侧柏炭10

克 茯苓 10 克 藿香、佩兰各 10 克 扁豆 15 克 苍白术各 6 克 青蒿 10 克 生薏苡仁 10 克（3 剂）。

药后大便转黄，自觉症状基本消失。上方稍加进退，善后调理，痊愈出院。

按语： 湿温系湿热为患，临床要辨清湿与热的多少轻重，以决定治法。本例以身热胸闷，泛恶，苔腻为主症，属湿重于热，治疗须以芳化湿浊为主，而勿过用苦燥、淡渗。因芳化不仅可以化湿，并可和胃，促进食欲，且不若苦温之易于化燥，淡渗之易于伤阴，况本例已有动血之象，更要避免使用伤阴动血之品。故以藿香、清半夏、薏苡仁、荷叶、扁豆等化湿和胃；凉血则选用金银花炭、牡丹皮、伏龙肝，既可凉血又不恋阴碍湿。二诊、三诊考虑病程已进入第三周，易于出血穿孔，且见便黑腹胀，故加重凉血宁络之品，如金银花炭、牡丹皮、黄芩炭、侧柏炭、地榆炭，另加人参粉、三七粉，寓益气摄血、化瘀止血之意。由于便黑多日，湿重于热，此时必须密切注意湿邪伤脾、从阴化寒之趋势。本例后期见苔腻而水滑，此乃湿从寒化之兆，故后期加苍术、白术以温化运脾，而凉血、宁血之品仍不敢稍懈。

案 3： 李某，男，40 岁。

因发烧伴恶寒头痛，恶心，上腹部隐痛五天，1984 年 6 月 11 日血培养有伤寒杆菌生长，于 6 月 12 日由急诊室转入院。先后用过氯霉素、红霉素及中药，高烧仍然不退，6 月 15 日应邀会诊。

诊见：高烧寒战，头痛汗出，神倦，面色黄垢，恶心呕吐，中脘闷痛，便溏纳呆。舌淡胖，苔薄黄腻。

辨证：暑热夹湿困中，湿热并重。

立法：芳化淡渗，清利湿热。

方药：茵陈15克　藿香10克　厚朴6克　清豆卷12克　茯苓12克　通草6克　块滑石12克　清半夏10克　姜竹茹6克　佩兰10克　玉枢丹1.5克（6剂）。

6月20日二诊：药后热势渐退，无寒战，时汗出，头重痛，脘痞隐痛，大便已成形，日行1次，小便黄夹油腻，舌淡红，苔薄腻微黄。宜淡渗利湿，清泄余邪。

茵陈20克　藿香10克　厚朴10克　清豆卷12克　半夏10克　茯苓15克　薏苡仁20克　扁豆20克　黄芩10克　白芷10克　葛根15克（6剂）。

6月23日三诊：午后仍有低烧，汗出头痛，神倦，小便黄赤有烧灼感，大便已成形，舌淡胖，苔白腻，根微黄，脉沉滑。仍当芳化淡渗为治。

藿香、佩兰各10克　青蒿10克　金银花10克　清豆卷10克　焦三仙各10克　茯苓10克　通草5克　清半夏10克　陈皮6克　荷叶6克　扁豆10克　川芎6克（6剂）。

6月26日四诊：药后体温渐退，午后仍现低烧（37.5℃～37.8℃），头重体倦，汗出量少，胃纳日增，大便成形，尿黄赤热，舌淡尖红，苔腻微黄。宜化湿醒胃，利湿清热。

藿香、佩兰各10克　青蒿10克　金银花10克　清豆卷10克　柴胡10克　黄芩10克　茵陈20克　荷叶10克　块滑石10克　通草5克　扁豆10克　焦三仙各10克（4剂）。

6月30日五诊：发热已净，纳佳，但仍头昏胀痛乏力，自汗出，便溏日二行，舌黯淡，苔白微腻，湿热有寒化之势，减苦寒加健脾燥湿之品。

藿香、佩兰各10克　青蒿10克　清豆卷10克　荷叶5克　通草6克　扁豆10克　薏苡仁10克　苍术、白术各10克　茯苓10克　清半夏10克　陈皮6克　泽泻15克（6剂）。

药后诸症渐平，调理至痊愈出院。

按语： 本例高烧寒战，结合苔脉及全身症状，辨证为暑热夹湿困中、湿热并重。治疗不能见热治热，而应着重祛湿，芳化淡渗，清利湿热。因湿去则表气易于透达，里气亦易通达，并使湿热分离，所谓"渗湿于热下"。故全方突出治湿，未见清热之品，而热退寒战消除，大便成形，实由湿去表里之气通达之故。本例虽有脘痞隐痛、便溏神倦之象，也只用荷叶、扁豆、焦三仙、薏苡仁、茯苓、半夏、陈皮、苍白术等化湿运脾醒胃，切勿滋补过早，这在湿温治疗中甚为重要。

案4： 郭某，男，52岁。

1980年7月3日初诊：反复发热，半年有余，体温常在37.5℃～38.5℃，且伴心悸，气短，周身乏力，干咳少痰，不易咳出，发热时恶寒，微有汗出，舌质黯红，苔黄腻，脉细数少力。

辨证：湿热内阻，缠绵不愈。

立法：清暑利湿。

方药：青蒿10克　白薇10克　芦根10克　桂枝5克块滑石10克　生石膏15克　知母10克　桑叶5克　金银花10克　连翘10克　杏仁10克　桑枝15克（7剂）。

二诊：药后热退，仍觉心悸气短，周身乏力，干咳痰少，不易咳出，舌红苔黄，脉无力，再以益气清热化湿为法。

黄芪10克　党参10克　青蒿10克　黄芩10克　茯苓10克　通草5克　芦根15克　滑石10克　薏苡仁15克　荷叶10克（6剂）。

三诊：心悸、气短好转，仍感乏力，睡眠较差，晨起口苦，苔薄黄腻，脉稍有力，再以益气利湿清热。

仙鹤草10克　功劳叶10克　党参10克　黄芪10克　炙甘草5克　大枣5枚　茯苓10克　芦根20克　滑石10克　薏苡仁15克　荷叶10克（6剂）。

四诊：昨日发热复起，午后体温38.4℃，头痛咽痛，恶寒微汗出，舌黯红、苔薄黄腻，脉细数。再以清化。

清豆卷12克　山栀10克　薄荷5克（后下）　杏仁10克　广郁金10克　茯苓10克　通草5克　块滑石10克　黄芩10克　藿香10克　佩兰10克　桑枝20克（3剂）。

五诊：热已退清，纳呆眠差，舌黯红苔中黄，脉细小数，余热未净，再以清利。

竹叶5克　生石膏15克　太子参10克　茯苓10克　麦冬10克　黄芩10克　杏仁10克　枇杷叶10克　青蒿10克　荷叶10克　全瓜蒌15克（6剂）。

按语：患者为气阴两虚之体，湿邪中阻，阴虚内热与湿浊交炽，每因外感风寒之邪或暑令之际，湿热为病，体虚难胜，故发热反复不解。发热时，予清热利湿为治，时值暑令，故着重清暑利湿，药用青蒿解暑，清热；白薇清热凉血，益阴；石膏、知母清热泻火；金银花、连翘清热解毒，凉血，散风热；

又以滑石清暑渗湿，利尿；以桑叶解毒，清肝肺风热；桑叶祛风湿利关节；杏仁止咳祛痰，宣肺平喘；再入芦根清热生津。诸药为伍，平淡轻清而不伤正，热退湿减后即予益气养阴生津，扶正而不碍邪。湿热互阻于内，不可操之过急，骤清必伤正气，骤补则留邪难祛。唯用轻清化气利湿为先，平补气阴与清利相伍，正气渐复，湿热之邪分利而祛，缠绵之疾始得平复。

湿温发痦

牛某，男，20岁。

1960年7月20日住某医院：发烧已有五天，体温逐渐上升（39℃以上），精神食欲不振，外院曾按感冒治疗不效。入院查体：体温39℃，脉搏76次/分，呼吸18次/分，营养发育一般，神清，表情淡漠，胸前可见大小不等3～4个红疹，压之退色，咽充血，扁桃体Ⅱ度肿大，无渗出液，肝于深呼吸时可及，脾未触及。西医诊断：肠伤寒？7月22日应邀会诊。

诊见：发热头晕目眩，微汗出，腰部酸痛。前胸布红疹3～4个，白痦透露于颈项及胸部皮肤，散在饱满晶莹。舌苔薄腻，脉象濡缓。

辨证：湿热郁蒸气分，困阻中焦，上蒸头目。

立法：清化湿热，宣气透痦。

方药：杏仁10克　薏苡仁10克　竹叶5克　连翘10克　大豆卷12克　六一散10克（包）　通草3克　茯苓6克　荷叶1角　芦根12克　佩兰6克　秦艽6克（2剂）。

复诊：药后湿热之邪得以宣化，体温已趋正常，精神好转，苔腻渐退，诸症均减。惟白痦继续外布，胃纳尚差，尚有余邪未清，必当剩勇追击，免穷寇为患，守原方出入。

生薏苡仁10克　茯苓10克　竹叶5克　杏仁10克　藿

香 10 克　佩兰 10 克　滑石 10 克　通草 3 克　大豆卷 12 克
荷叶 1 角　神曲 10 克（包）（3 剂）。

上方服 3 剂，脉静身凉，诸症均除，痊愈出院。

按语：根据本例脉证，病系湿温。湿遏气分，故见发热微
汗体重，腰酸，脉缓苔腻；湿蕴化热，郁蒸肌肤，故见皮肤
红疹及白㾦。湿热中阻则纳差，上蒸头目则晕眩。治以辛凉宣
透，淡渗利湿，使表邪从气分而解，里邪从小便而出。方中以
杏仁、荷叶、芦根宣肺清热于上；茯苓、薏苡仁健脾渗湿；藿
香、佩兰和中以理中焦；六一散、通草以导热于下；佐以连
翘、竹叶、大豆卷清心泄热；秦艽舒经络之风湿。从而使湿热
郁蒸之邪很快从气分而解，药后症减，再诊时宗原法出入，病
得痊愈出院。

秋燥犯肺

王某，男，2岁半。

1977年8月30日初诊：其母代诉：患儿于8月1日起发烧呕吐，两侧扁桃体稍大，经用抗生素好转，但因素体虚弱，抵抗力差，热势几经波动，入秋久晴无雨，复见午后发热，体温常在37.5℃～38℃，且咳嗽、咽干、喉痛，有汗，神疲，有时呕吐、腹胀。舌质红，苔根黄少津，指纹浮紫。查体：面色欠华，左扁桃体Ⅱ度肿大，稍红，两肺呼吸音粗糙，未闻及啰音，心率106次/分，频发早搏。血常规检查：白细胞11800/立方毫米，中性细胞70%，杆状细胞20%，淋巴细胞25%，单核细胞1%，酸性细胞2%，疟原虫（－）。西医诊断：①上感；②病毒性心肌炎？

辨证：禀赋不足，暑热未清，温燥外袭致使肺胃清降失司。

立法：辛凉解表，凉润解毒。

方药：金银花12克　连翘10克　荆芥6克　薄荷3克（后下）牛蒡子10克　青蒿10克　白薇12克　板蓝根20克　藿香6克　玉竹12克　芦根20克　滑石10克（3剂）。

9月8日二诊：药后热退咳止，心率104次/分，早搏消失，尚不思饮食，咽喉痛，口干汗多，舌苔黄腻，脉数，再以凉润利膈为主，佐消食开胃。

芦根 15 克　生石膏 12 克（先煎）　黄芩 5 克　青蒿 10 克　谷芽、麦芽各 10 克　沙参 10 克　麦冬 6 克　牛蒡子 6 克（6 剂）。

服 6 剂，随访病愈。

按语： 秋燥为秋令新感引起的一种疾病，其特征在伤肺，有凉燥温燥之分，在卫在气之别。本案患儿因系秋燥犯肺，以发热、咳嗽、咽喉干痛、舌红为特征，脉舌合参，显系温燥无疑，肺虽失肃降宣发之权，但尚未至膹郁之状，虽病期较久，但发热、咳嗽、出汗肺胃见症仍在，故治以轻清宣润，初诊用银花、连翘、荆芥、薄荷、藿香、牛蒡子以轻宣解表；以芦根、青蒿、白薇、玉竹滋肺胃之阴以清热润燥；加滑石以导热下行；板蓝根以清热利咽解毒。是以药后即热退咳止，再诊时即以滋养肺胃之阴而清余热，免炉烟虽熄，灰中有火。

温　疟

崔某，男，37岁。

1960年8月23日初诊：每天下午2时左右开始发烧，头痛汗出，继而恶寒，甚则鼓颔，热多寒少，至夜半方解，日日如是，已历五天。口渴欲饮，胃纳欠佳，四肢无力。舌质红，苔薄白，脉象弦滑而数。

辨证：温热内蕴，复感新邪。

立法：清热透邪。

方药：生石膏30克（先煎）　知母10克　甘草6克　粳米10克　桂枝5克（2剂）。

复诊：药后发热减轻，身已不寒，新邪已得外解，右肋下微痛，仍口燥舌红，内热未清，继以上法出入。

生石膏30克（先煎）　知母10克　甘草3克　粳米10克柴胡6克（3剂）。

药后寒热已平，诸症痊愈。

按语：《内经》云："先伤于风，而后伤于寒，故先热而后寒也，亦以时作，名曰温疟。"即先伤于风邪，后伤于水寒之气，感而不发，潜伏人体，以致阴气先伤，复值暑热熏蒸，汗出腠疏，又受新邪而发病。根据本例的发病季节，先热后寒，热多寒少，定时发作的症状特点，是属温疟，由于温热内蕴，劫津耗液，复感新邪，故治以白虎清热保津，桂枝解肌透表，领邪外出，作"向导之官"之意。也正合《内经》"奇治之不治则偶治之，偶治之不治则求其属以衰之"之旨，可见，中医学理论实为指导医疗实践之渊薮。

冬 温

案 1：费某，男，35 岁。

1959 年 1 月 20 日初诊：两天前突然发烧，恶寒，咳嗽，咯吐黑色痰涎，左下胸部疼痛，时有鼻衄。查体：体温 39.1℃，咽充血，左下胸背部可闻及少许湿性啰音。血常规检查：白细胞 18000/ 立方毫米，中性细胞 87%，淋巴细胞 10%，单核细胞 3%。西医诊断：左下大叶肺炎。曾用抗生素等治疗两天，疗效不显，故来就诊。

诊见：恶寒发热，头痛有汗，咳嗽，痰内带血，其量不多，左肋疼痛，咳则加剧，口渴喜饮。舌质红，苔薄白，脉象浮数。

辨证：冬温犯肺，肺失宣降。

立法：辛凉解表，化瘀清肺。

方药：桑叶 10 克　菊花 10 克　杏仁 10 克　桔梗 10 克　连翘 10 克　鲜芦根 30 克　板蓝根 30 克　桃仁 10 克　冬瓜子 15 克　生薏苡仁 15 克　牡丹皮 10 克　仙鹤草 10 克（3 剂）。

复诊：药后表解热退，咳嗽胸痛亦减，痰已无血，脉转和缓，苔薄白，尚口渴，午后尚有低热。血常规检查：白细胞 5600/ 立方毫米。宗原方加减。

桑叶 10 克　杏仁 10 克　桔梗 5 克　生薏苡仁 15 克　黄

芩 6 克　连翘 10 克　冬瓜子 12 克　新会皮 6 克（3 剂）。

连服 3 剂，临床症状消除。

按语： 本案西医诊断为大叶性肺炎，但从具体症状来看，属于中医冬温的范畴，冬温与伤寒均发生在冬季，病之初均可见寒热、头痛、无汗等证候，容易混淆，必须详察细辨。伤寒一般多伴见头项强痛，骨节酸痛，苔薄白，脉浮紧，冬温则多见口干口渴，咽喉痛，舌红苔黄，脉数。本例症见发热咽痛，口渴喜饮、红舌，脉数，伴有咳嗽，痰中带血，均为一派热象，病系风邪外闭，痰热内阻，伤及血络所致。一般常以辛凉泄热，清肺止咳之法为治，方用麻杏石甘汤加味。而本案却不用麻杏石甘汤亦获速效，何故？《内经》云"肺咳之状，咳而喘息有音，咳甚则唾血"，可见病在肺无疑，既云"唾血"又为何不用滋阴凉血之品？这是因为肺为轻虚之脏，邪热闭肺，若投凉血之品，必致冰伏其邪，只须辛凉微苦之桑菊饮，取其微苦则降，辛凉则平，宣肺以轻清，避辛温之劫燥；合千金苇茎汤者以清肺化痰，逐瘀排脓，从而，做到方不虚设，药不杂投，是以二诊即愈。

案 2： 郝某，女，67 岁。

1985 年 1 月 24 日初诊：素日头目眩晕，腿胀麻疼，近日来低热，关节酸疼，咳嗽，气喘，有痰不多。舌红少苔，脉细数。

辨证： 阴虚阳亢，风热袭肺。

立法： 先以清解利肺，佐以化痰通络。

方药： 桑叶 6 克　桑枝 10 克　菊花 10 克　杏仁 10 克　牛蒡子 10 克　前胡 10 克　象贝母 6 克　路路通 10 克　僵蚕

10 克　枇杷叶 10 克　焦三仙各 10 克　莱菔子 10 克（3 剂）。

复诊：低热已退，关节酸痛已瘥。唯咳嗽仍频，气喘，头目眩晕虽略减，但腿胀麻疼，舌红苔薄，脉细滑，再以宣肺止咳定喘。

紫菀 10 克　百部 10 克　苏子 10 克　白芥子 6 克　莱菔子 10 克　橘红 6 克　地龙 10 克　冬瓜子 10 克　清半夏 10 克枇杷叶 10 克　焦三仙各 10 克（6 剂）。

三诊：咳嗽大减，气喘亦平，唯腿胀麻疼。舌红苔薄，脉细滑而弦，风热外感已除大半，阴虚肝阳上亢，再以平肝潜阳清散余邪。

生石决明 20 克（先煎）　夏枯草 10 克　地龙 10 克　牛膝 15 克　天麻 6 克　枇杷叶 10 克　杏仁 10 克　桑叶 6 克　菊花 10 克　香附 10 克　焦三仙各 10 克（6 剂）。

按语：本案阴虚阳亢风热袭肺，从其发病季节和具体症状来看，属冬温的范畴。桑叶菊花最为相宜，勿谓其轻描淡写而不用。治肝热动风之羚角钩藤汤配用桑菊，既可散外感风热，又可清肺热，息内风。本例初诊时首选了桑叶、菊花，正是此意，方中杏仁、贝母、前胡、牛蒡子、枇杷叶，可清化痰热而利肺气；桑枝、路路通，通络止疼；以僵蚕配桑菊疏风热利咽喉，清头目；以莱菔子配焦三仙消导健脾之中寓降气之意，气降则痰喘可平。二诊时由于热退、关节痛瘥故重点以三子养亲汤合二陈清肺化痰，三诊时因嗽、喘、痰等冬温时邪已平而转入治阴虚肝阳上亢之"本"，前后治疗各有重点，故疗效满意。

冬温夹湿

郝某，女，成年。

1985年1月7日初诊：四周前因受凉而发热，身痛，胃脘灼热疼痛，口渴思冷饮，曾屡用中西药物治疗不效。舌红苔白，脉细数。

辨证：冬温夹湿，化热入络。

立法：清化湿热，通络透邪。

方药：清豆卷10克　焦山栀6克　萆薢10克　晚蚕砂10克（包）　芦根15克　滑石10克　防己10克　木瓜10克　路路通10克　丝瓜络6克　桑叶6克　桑枝15克（3剂）。

复诊：身热已退，身痛已瘥，唯胃脘痞痛时作，舌红苔白，脉细弦。此乃时邪已解，肝胃不和，当以疏肝理气和胃降逆。

苏梗10克　香附10克　陈皮6克　金铃子10克　元胡5克　马尾连6克　吴茱萸1.5克　香橼皮10克　佛手6克　枳壳10克　大腹子、大腹皮各6克（4剂）。

按语：本例患者从发病时令上来看，属冬温夹湿化热入络，非普通感冒可比。其所以四周不愈，一因湿热交结缠绵难解；二因治疗不当。初诊方用豆卷、桑叶清轻透邪；山栀清热化湿；芦根、滑石、萆薢、蚕砂淡渗利湿而不伤阴；木瓜、防己、路路通、丝瓜络、桑枝最善通络。且芦根配桑叶透邪外达之功能大增；蚕砂配木瓜化浊通络作用更强。诸药协同化湿通络透邪外达而使身热退，身痛瘥。二诊则根据时邪已解，肝胃不和而以香苏散合左金丸、金铃子散疏肝理气和胃降逆。体现了先驱邪外达，再调理脏腑平衡的先标后本治疗原则。

冬温发疹

韩某，男，30岁，医生。

发烧一周，咳嗽，胸痛3天于1978年1月31日入某医院。

一周前，起于感冒，始见恶寒发热，随即干咳少痰，左胸闷痛，气憋，在本单位用抗生素及解热等药发热不退，并见全身出现红色皮疹、瘙痒，恶心、口干口苦，嗓子痛，后到北京某医院急诊：查血：白细胞9300/立方毫米。胸透：左侧前二肋间可见大片状阴影，右上有少数片状陈旧性结核病灶，诊为左上大叶性肺炎收住院治疗。患者有荨麻疹病史，否认有结核、肝炎等传染病史。

入院查体：体温37.8℃～39.8℃，脉搏92次/分，呼吸20次/分，血压100/70mmHg，颜面潮红，呼吸气粗，神清合作，全身皮肤及巩膜无黄染，瞳孔等大等圆，光反应敏感，全身皮肤可见大片状皮疹，咽充血，左侧扁桃体有小块化脓点，颈软无抵抗，气管居中，甲状腺不大，浅表淋巴结未及，无颈静脉怒张，胸廓对称，无畸形，呼吸略快，两肺呼吸音粗，未闻到干湿啰音，心率92次/分，律齐，心界不大，各瓣膜区无异常杂音，腹软，肝脾未及，四肢脊柱无畸型，下肢无浮肿。西医诊断：①大叶肺炎。②结核待查除外？③荨麻疹。经用西药青、链、红、庆大等抗生素及扑尔敏，葡萄糖酸钙等对症药，中药加味麻杏石甘汤，并用冰袋降温，诸症不减，于2月1日晚邀去会诊。

当时见症：高热不退，咳嗽少痰，口干口苦泛恶，面部及全身皮肤遍布红疹，刺痒，有汗不多，舌苔薄腻，脉数。

辨证：冬温袭肺，肺卫失宣，邪热入里，熏蒸肌肤，外发为疹。

立法：清热宣肺、透疹解毒。

方药：牛蒡子三钱　葛根三钱　僵蚕三钱　蝉蜕一钱半大青叶三钱　豆豉三钱　金银花三钱　连翘三钱　荆芥一钱半赤芍三钱　甘草一钱半（3剂）。

2月4日二诊：服上方（并停用西药）热势渐降至37℃，咳嗽、胸痛、气憋减轻，红疹减少，恶心已止，渐思饮食，自汗，时有心悸，舌质红苔薄黄，脉象滑数，两肺呼吸音仍粗，继以辛凉清透，配加凉血解毒之品。

桑叶二钱　杏仁三钱　金银花三钱　连翘三钱　大青叶三钱　紫花地丁四钱　牡丹皮三钱　赤芍三钱　蝉蜕一钱半　葛根三钱　甘草二钱（3剂）。

2月7日三诊：服上药三剂，脉静身凉，咳嗽、胸闷诸症基本消失，红疹消退，黄苔渐化，唯口干口渴思饮，头晕乏力等一派热病后期伤津之象。胸透复查：左上肺炎变阴影已不明显。宗上方去葛根、蝉蜕、大青叶、紫花地丁，加芦根、黄芩、滑石、象贝母、紫草。

桑叶二钱　杏仁三钱　金银花三钱　连翘三钱　牡丹皮三钱　赤芍三钱　甘草二钱　芦根五钱　黄芩一钱半　滑石三钱象贝母三钱　紫草三钱（3剂）。

2月10日四诊：再次胸透复查，左肺炎变阴影已吸收，血常规化验正常，痊愈出院，嘱停药以饮食调理。

按语： 冬温的形成，不外乎气候与体质两方面因素，今冬气候反常，不寒反暖，阳气易于外泄，本例即汗出后感冒当风，温邪外袭所致冬温症。雷少逸说："冬温者，冬应寒而反温，非其时而有其气，人感之而即病者是也……动作汗出，温气乘袭，多在于表……"观其临床表现，初起恶寒发热，随即高热持续不退，口干咽燥、嗓子痛、干咳少痰、胸痛、苔薄黄、脉数，3天后并见口苦泛恶、全身遍布红色疹，是属冬温表证未能及时清解、邪热入里、熏蒸肌肤，治以辛凉清透为主，佐入凉血解毒之品，药用牛蒡、豆豉、荆芥、葛根以清透凉解冬温之邪；辅以僵蚕、蝉蜕、牡丹皮、赤芍加强清透凉血之力；桑叶、杏仁之类有利于宣肺透表以利胸膈，方谨药专，宣透恰当，故药后病得控制，以此加减，三诊而病即痊愈。至于麻杏石甘汤乃散表寒清里热重剂，不利于温邪的透发，营热的清泄，故未奏效。在证候鉴别方面，冬温与伤寒均在同一季节发生，病之初期均可见到寒热、头痛、无汗等卫分症候，容易混淆，必须仔细辨别，伤寒多伴头项强痛，骨节酸痛，脉浮紧，苔薄白，而冬温则伴口干口渴、咽喉痛、脉数，舌红苔黄，发疹又是冬温的特点，所以，一寒一温，应当认真辨别。

麻疹重症

田某，男，2岁。

1960年3月12日初诊：患儿发烧不退已六天，第三天时出现麻疹，第四天伴喘促，体温38.℃，全身充血性皮疹满布，中间尚有正常皮肤间隔，两眼睑结合膜充血，鼻翼扇动，两肺腋背散在细湿啰音，血化验检查：白细胞7600/立方毫米，中性细胞77%，淋巴细胞21%，单核细胞2%，西医诊断为：麻疹合并病毒性肺炎，经注射青、链霉素，吸氧等措施，病情不见好转，故请中医会诊。

诊时患儿发烧，呼吸困难，呈潮氏呼吸，全身充血性皮疹紫暗不鲜，喉间痰声辘辘，神昏躁动，舌质红少津苔黄，脉象浮数。

辨证：温毒内陷心包，肺为痰热郁闭，疹不外透，气营燔灼。

立法：凉营开窍，宣肺定喘。

方药：生地黄三钱　连翘二钱　生石膏四钱（先煎）　牡丹皮二钱　葛根一钱　麻黄八分　杏仁二钱　牛蒡子一钱半竹沥三钱（冲）　另用安宫牛黄丸1丸化服（4剂）。

二诊：服上方4剂，安宫牛黄丸2丸，体温转常，神志清，疹色已转红润，呼吸转平，鼻仍稍有扇动，口唇起疱，脉细数，邪热外透，肺气已宣，但心肺余热未尽，继进凉营清热之剂。

生地黄三钱　竹叶一钱　川贝母一钱　黄连五分　杏仁二钱　黄芩二钱　生甘草五分　陈皮一钱（2剂）。

服2剂，痊愈出院。

按语： 麻疹合并肺炎是一重症，根据其临床表现、属于中医的温病范畴，本例由于失治，邪热炽盛，热灼肺阴，逆传心营；故见发烧、喘促、神昏等严重症状，治以石膏、杏仁、麻黄、牛蒡、葛根宣肺清热透疹；连翘、山栀、黄芩、牡丹皮、生地黄以清营凉血解毒，并佐以竹沥达痰，配用安宫牛黄丸以清心开窍，后以凉营清热化痰之剂收功。

蛤蟆瘟

案 1：田某，女，4 岁。

1960 年 3 月 2 日初诊：右腮颊红肿疼痛已有 8 天，发热，午后为甚，现体温 39.8℃，口渴喜饮，不思食，小溲黄。舌质红，苔薄白而干，脉数。

辨证：风温热毒夹痰，壅结少阳经络。

立法：清热败毒，和解少阳。

方药：柴胡 2.5 克　黄芩 6 克　山栀 5 克　甘草 1.5 克　板蓝根 10 克　当归 6 克　赤芍 10 克（3 剂）。

另用紫金锭 6 片，醋调外敷患处。

二诊：内服外敷并进，药后 1 天，热退至 37.8℃，肿痛减其大半，仍有口渴，余毒未尽，原方去柴胡，加金银花。外敷药停用。

黄芩 6 克　山栀 5 克　甘草 1.5 克　板蓝根 10 克　当归 6 克　赤芍 10 克　金银花 10 克（2 剂）。

服 2 剂痊愈。

案 2：贾某，男，9 岁。

1960 年 3 月 7 日初诊：病已两天，初起恶寒身热，继则两颊肿大，状如鸡卵，色红光亮，按之不陷。西医诊为腮腺炎，曾注射青霉素、链霉素两天，病情不见好转，转中医治疗。诊时微恶寒发热，体温 37.8℃，两腮红肿硬痛，口苦而渴，大便干，小便黄。舌苔黄腻，脉象浮数。

辨证：时温疫毒内侵，毒热结于少阳，发为痄腮。

立法：清热解毒疏表。

方药：普济消毒饮出入。牛蒡子 10 克　马勃 3 克（包）连翘 10 克　桔梗 6 克　僵蚕 5 克　薄荷 6 克　柴胡 1.5 克黄连 1.5 克　黄芩 3 克　玄参 6 克　穿山甲 3 克　板蓝根 10克　橘红 6 克　甘草 3 克（2 剂）。

服上药 2 剂，热势渐退，两颊肿痛见消，大便通，小便转清，原方继服 2 剂而愈。

按语： 蛤蟆瘟又名痄腮，大多流行冬春二季，小儿尤为多见，传染性强，现代医学名为流行性腮腺炎。腮为少阳经脉所过之处，故本病多因感受风温时毒，兼夹痰湿阻于少阳之络而成，一般治疗原则为疏表、清热、解毒、散结等。案 1，痄腮 8 天，症因温毒胆火，内外相引，热毒壅滞少阳，故以柴胡、黄芩和解少阳，使其壅滞之邪得散；用山栀、甘草、板蓝根清热解毒；当归、赤芍活血散结，使其温毒可解，并配用紫金锭外敷，药后即效，后以原意加减而愈。案 2，痄腮初起，两腮并发，温毒较重，但脉浮，恶寒发热，说明表邪未解，故治用普济消毒饮出入，以薄荷、牛蒡子、连翘、柴胡、僵蚕疏风散邪以解表；用马勃、黄连、黄芩、玄参、板蓝根、甘草清热解毒，降火消肿以清里；再佐以穿山甲之攻坚散结，橘红之理气化痰疏滞，桔梗为舟楫之用，载药上行，配方严谨，取效甚速。

黄　疸

李某，男，44岁。

1977年8月26日初诊：1975年曾患急性黄疸型肝炎，经治疗后好转，但常有反复，近一个月来黄疸逐渐加深，黄色鲜明如橘子色。小便短黄，大便干结，纳食尚可，肝区胃脘胀满疼痛，下肢轻度浮肿，按腹平坦柔软，未叩及移动性浊音，肝肋下1.5厘米，脾肋下1厘米，质中。颜面及颈部有散在蜘蛛痣。舌质红，苔黄腻，脉象弦数。查肝功能：黄疸指数50单位，凡登白试验直接胆红素（++），间接胆红素（+），麝香草酚浊度15μ，絮状试验（±），转氨酶106单位（正常值为40单位以下）。蛋白电泳：A50％，$\alpha_1$6％，$\alpha_2$6％，β3％，γ34％。西医诊断：黄疸型传染性肝炎，早期肝硬化。

辨证：湿热蕴结，土壅木郁，胆液外泄，溢于肌肤而发黄。

立法：清热利湿退黄。

方药：茵陈30克　栀子10克　大黄5克　龙胆草10克郁金10克　车前子10克（包）　黄柏10克　黄芩10克　滑石12克（12剂）。

9月10日二诊：药后大便通畅，小便黄赤如茶，量增多，肝区痛及脘满减轻，黄疸渐退，精神渐振，舌黯红，苔黄腻，原方加柴胡、赤茯苓。

柴胡 10 克　茵陈 30 克　栀子 10 克　大黄 5 克　龙胆草 10 克　郁金 10 克　车前子 10 克（包）　赤茯苓 12 克　黄柏 10 克　黄芩 10 克　滑石 12 克（6 剂）。

9 月 16 日三诊：药后黄疸消退，肝区按之仍有胀痛，胸闷，纳差，大便畅，蜘蛛痣（+），舌质暗红，苔黄腻化薄，脉弦细，前方加活血化瘀药再进。

柴胡 10 克　茵陈 30 克　栀子 10 克　大黄 10 克　丹参 30 克　赤芍 12 克　郁金 12 克　车前子 30 克（包）　香附 10 克　黄柏 10 克　苍术 10 克（10 剂）。

9 月 26 日四诊：诸症减轻。后以上方出入续服 30 余剂，诸症消失，复查肝功能及蛋白电泳均恢复正常，临床治愈。

按语： "湿热交蒸，民当病疸"。湿热蕴蒸不解，胆汁外溢于肌肤故现黄疸。本案患者即属湿热为病的黄疸证，故以茵陈蒿汤以清热利湿通腑退黄；因热毒瘀阻较重故加龙胆草、黄柏、黄芩苦寒之品以清泄肝胆之热而助退黄之效；加滑石、车前子利湿清热，使湿有去路；郁金能解肝胆之郁结，并有消疸化瘀之力。故药后黄疸渐退，精神渐振。从病因而论，黄疸退后，湿热之邪已从外解，但肝胆郁阻未能立即恢复，故三诊时，在清热解毒渗湿药中，佐以活血化瘀之丹参、赤芍，理气之香附，燥湿之苍术，而病告愈。

低　热

案 1: 郭某，女，47 岁。

1977 年 8 月 18 日初诊：自今年二月患泌尿系感染后常发低烧，热势在 37.2℃～37.5℃，偶有 37.8℃，且伴头晕心慌易汗，口苦纳呆，胁痛腹胀，精神疲倦，失眠多梦，五心烦热，肩胛骨酸痛。舌质红，苔薄黄，脉象沉细而弦。尿检（－）。过去患过肝炎，近查肝功能正常，经多方检查未见其他阳性体征。

辨证：肝胆郁热，表里失和。

立法：和解清热。

方药：柴胡 10 克　桂枝 5 克　黄芩 10 克　青蒿 10 克片姜黄 5 克　当归 10 克　地骨皮 10 克　白芍 10 克　知母 10克　秦艽 10 克　鸡血藤 15 克（6 剂）。

8 月 25 日二诊：药后热势渐退，纳谷转香，仍肩胛疼痛，有时烦热，脉舌如前，以原方出入。

黄芩 6 克　青蒿 10 克　当归 10 克　赤芍 10 克　香附 10克　秦艽 10 克　全瓜蒌 15 克　枳壳 6 克　地骨皮 10 克　郁金 5 克　柴胡 5 克（6 剂）。

8 月 31 日三诊：热势退净，五心烦热亦除，肩胛骨痛已减轻，经水量多，怕冷。以原方出入。

桂枝6克　白芍6克　柴胡5克　　当归10克　黄芩10克
杏仁10克　生姜10克　香附10克　荆芥穗5克　薄荷3克
（后入）（3剂）。

9月14日四诊：诸症已愈，拟五味异功散加柴胡、桂枝、
白芍，6剂以善其后。随访半年低烧未复发。

按语：经云："木郁达之"，因情志不舒，木郁而不达，火
郁而不发，从而形成肝胆郁热证候，诸如五心烦热，胁痛腹
胀，口苦纳呆等症，因少阳胆火郁遏，气血闭塞不通，又兼表
里之气不和，以致易汗，头晕心慌，失眠多梦，故和解少阳，
泄肝胆郁热，则营卫气血得以流畅。方拟柴胡桂枝汤加养阴之
品，如地骨皮、知母、秦艽；佐以流通气血之味，如姜黄、当
归、鸡血藤。诊仅3次，热即退清，这是柴胡桂枝汤变通，把
经方与时方结合起来运用于临床之效验。

案2：李某，男，23岁。

1984年11月5日初诊：近几天来，低热不退，午后为
著，心慌心烦气短，胸闷，寐差多梦，口干，尿黄。舌尖红，
苔薄黄，脉象细数。

辨证：心营不足，感受温邪。

立法：益营安神，透达温邪。

方药：银柴胡10克　黄芪10克　青蒿10克　白薇10克
芦根20克　白芍10克　知母6克　生地黄10克　生龙骨、
生牡蛎各15克（先煎）桑叶6克　菊花10克（6剂）。

11月15日复诊：低热渐退，心慌、寐差、口干、尿黄，
脉舌同前，温邪已有外达之机，心营未复，再以益营养心清热
安神。

生地黄 10 克　玄参 10 克　沙参 10 克　麦冬 10 克　天花粉 10 克　白芍 10 克　丹参 15 克　夜交藤 15 克　珍珠母 20 克（先煎）芦根 20 克　青蒿 10 克（6 剂）。

三诊：药后低热退净，诸症均减，唯仍感口干心慌，小便仍黄，舌淡红，苔薄黄，脉细数，再以养阴益气安神，通利小便以导热外达。

生地黄 10 克　玄参 10 克　麦冬 10 克　太子参 10 克　石斛 10 克　天花粉 10 克　萆薢 10 克　晚蚕砂 10 克（包）车前子 10 克（包）珍珠母 20 克（先煎）生白芍 10 克（6 剂）。

按语：心营不足感受温邪者，往往低热伴心慌心烦寐差多梦，养心营透邪外达为必用之法，但透邪易而心营恢复较慢，故治此等病证常须坚持用药。三诊时用生地黄、玄参、麦冬、白芍，养心营；石斛、天花粉生津益胃；太子参气阴双补，气阴足则心慌可痊；并用珍珠母安其心神；用萆薢、蚕砂、车前子等，意在使内热由小便而达。这样，阴液足，内热清则诸症可痊。

内伤发热

苗某，女，成年。

1984年3月15日初诊：风湿性心脏瓣膜病手术后经常低烧，心慌，气短，纳差，手指麻木，月经量多，经期尚准。舌质淡红，苔薄黄，脉沉细。

辨证：心脾不足，内伤发热。

立法：补脾养心，甘温除热。

方药：黄芪10克　党参10克　炙甘草5克　海螵蛸10克　杜仲10克　川续断10克　当归10克　白术10克　龙眼肉10克　阿胶珠5克（冲）　煅龙骨、煅牡蛎各15克（先煎）（6剂）。

复诊：药后诸症略减，继用此方加减12剂后，低热退净，证情改善而携方回原籍。后来信谓：心慌气短亦瘥，唯手指仍时麻木，要求开方以资巩固。

按语： 本证术后体虚，舌淡脉沉属内伤发热，药用参、芪、术、草补心脾之气甘温除热；白术运脾阳；龙眼肉润心脾；阿胶、当归补血调经；黄芪配当归，为当归补血汤，益气生血，善治气血虚弱之发热；再入海螵蛸、煅龙骨、煅牡蛎固冲任；杜仲、川续断补肾。重点虽在补益心脾而除热，但妇人之疾又有它的特点，所以在调和气血补肾时注意到固其冲任因而才取得了效果。若用清化湿热则易犯虚虚之弊。另外，治疗内伤发热必须持之以恒，若无根据地更方频繁，亦难奏效。

发　热

庚某，女，28岁，干部。

患者1972年经上海某医院确诊为盘状红斑狼疮，1976年及1977年又先后发现心肝肾功能损害，转为系统性红斑狼疮，一直未控制。1977年10月转来本院内科住院治疗。

1978年2月27日起突然恶寒发烧，周身酸懒乏力，颜面潮红，眼结膜充血，咽充血，两肺未闻及干湿啰音，舌苔黄腻根有剥脱，查血：白细胞4700/mm^3，血沉53mm/t，考虑为感染诱发狼疮活动，用泼尼松及红霉素、庆大霉素静点，并配退热剂及中药清解剂，体温不降，呈稽留热在39℃～40℃。3月6日，高烧已近十天，中毒症状较重，后发现患者咽部有白色薄膜，做咽部涂片检查，找到霉菌，考虑为霉菌感染，停用一切抗生素及氢考，改用制霉菌素及苦寒清热解毒凉血中药，高烧仍不退，恶心呕吐明显，大便溏泄，故于3月8日请会诊。

当时主症：高热寒战无汗，大便稀薄，恶心呕吐，口干烦躁，舌质光红少苔，脉浮大。

辨证：伏邪久留，正虚邪实，表气不能入于里，里气不能出于表，表里之气不能通达，故显高烧寒战。

立法：保阴退热，升清通达。

方药：银柴胡三钱　炒黄芩一钱半　葛根四钱　山药三钱
石斛三钱　芦根一两　金银花三钱　荷叶二钱　谷芽、麦芽各
三钱　生甘草一钱（4剂）。

3月11日二诊：服药4剂后，表里通畅，汗出津津，体
温渐降至38℃～37.5℃，呕恶止，食欲增，唯见咳嗽咳痰不
爽，舌润，脉细缓，拟养阴清热，理气化痰。

石斛三钱　银柴胡一钱半　黄芩一钱半　连翘三钱　扁豆
四钱　山药三钱　陈皮一钱半　杏仁三钱　半夏一钱半　川贝
粉一钱（冲）谷芽、麦芽各三钱（3剂）。

3月14日三诊：药后脉静身凉，舌质红苔薄腻，食、眠、
二便转正常，以原方减清热药，加调养气阴之品而收功。

在服中药前两天，已开始用制霉菌素，后加用中药，取得
了满意的效果，于3月22日好转出院。

按语：本患者久病未愈，反复发作，乃因伏邪久留所致，
形成了正虚邪实之症，因而突然发生高热、寒战等似属表邪未
罢之证，又有口干、烦躁、舌红少苔等里热津伤之象，其实纯
属表里之气失于通达之故。故药用银柴胡、黄芩和解表里以开
半表半里之门户，又以葛根、荷叶之升清使之里气外出，表里
通达，其热自除，方中其他药物如芦根、石斛之清热生津，配
以山药之健脾、升其流失之精微、谷麦芽调养胃气，以助纳谷
之效。佐以金银花、甘草之清解热毒。药后热退症减。唯咳
嗽、咳痰不爽，故去透表解毒之葛根、芦根、金银花、荷叶、
甘草，加连翘以清心肺之热；加扁豆、陈皮、半夏、杏仁、川
贝滋助脾土而理气化痰，用药轻巧，收效很好。

中 风

案 1：宋某，男，52 岁。

1981 年 1 月 26 日初诊：三天前突然感觉周身不适，左侧肢体麻木，活动不灵，握物无力，言语不利，口角流涎，舌向左歪。舌黯有瘀斑，苔腻微黄，脉弦滑。

辨证：风痰阻络，筋脉失养。

立法：息风通络。

方药：白附子 6 克　僵蚕 10 克　全蝎 3 克　秦艽 5 克钩藤 15 克　菊花 10 克　鸡血藤 15 克　当归 10 克　麻黄 6 克半夏 10 克　地龙 10 克（10 剂）。

二诊：语言较利，左手持物亦较为稳，手麻已愈，活动亦较自如，舌质暗红，苔白腻，根黄，脉细弦滑，再以平肝息风，养血通络。

生石决明 30 克（先煎）　夏枯草 15 克　菊花 10 克　钩藤 10 克　鸡血藤 15 克　僵蚕 10 克　秦艽 10 克　地龙 10 克车前子 10 克（包）　半夏 10 克　桑枝 20 克（10 剂）。

三诊：肢体均已不觉麻木，活动如常，已能使用筷子进食，咽喉已利，言语较前清晰，唯觉舌头转动时仍不流利。舌质红，苔腻，脉弦滑，再以平肝息风，化痰通络。

生石决明 30 克（先煎）　夏枯草 15 克　益母草 15 克　豨

莶草 10 克　车前子 10 克　地龙 10 克　钩藤 10 克　僵蚕 10 克　半夏 10 克　胆星 6 克　鸡血藤 15 克（6 剂）。

药后已恢复正常工作。

按语：本案为中风轻症，风痰阻于经络，以口眼歪斜，言语不利，半身麻木为主症。先拟牵正散加味，以祛头面之风为主。方中麻黄配牵正散以散外风；钩藤、菊花平息内风；当归、鸡血藤、地龙养血通络，取"血行风自灭"之意；再入半夏以去风痰；秦艽疏风活络。10 剂后诸症悉减，考虑外风已散，再予平肝息风化痰通络之品以治其本。

案 2：李某，男，61 岁。

1981 年 10 月 20 日初诊：一年前半身不遂，语无伦次，头晕，痰多，下肢时搐。现言语不利，头晕多痰，急躁易怒。舌质紫黯，苔黄白，脉弦滑。

辨证：肝风内动，心神失宁，痰浊阻络。

立法：平肝息风，清心开窍，佐以化痰。

方药：羚羊角粉 0.6 克（冲）　钩藤 15 克　胆星 10 克　菖蒲 10 克　远志 5 克　丹参 15 克　鸡血藤 15 克　全瓜蒌 20 克　枳壳 10 克　木瓜 10 克　桑枝 20 克（10 剂）。

二诊：头晕已减，言语较前为利，下肢抽动亦减轻，舌黯苔黄腻，脉弦滑。再以平肝息风，豁痰清心。

胆星 10 克　半夏 10 克　竹沥 30 克　羚羊角粉 0.6 克（冲服）　钩藤 10 克　礞石 15 克　沉香 2 克（冲服）　黄芩 10 克　酒军 3 克　菖蒲 10 克　郁金 10 克（10 剂）。

按语：本案为中风后言语不利，下肢时抽，平素头晕多痰，急躁易怒，辨证为肝肾不足，肝风内动，痰浊阻络，虚实夹杂，以实为主，治疗则以羚羊角、钩藤平肝息风；胆星、菖蒲、远志、瓜蒌化痰开窍；鸡血藤、木瓜、桑枝、丹参养血通络，共奏平肝息风、化痰通络之效。药后言语转利，头晕减轻，下肢抽动亦减。可见辨证正确，用药确当，再剂加强豁痰之力，加礞石、沉香、酒军、黄芩，取礞石滚痰丸之意，巩固疗效。

半身不遂

案 1：赵某，女，74 岁。

1976 年 2 月 4 日初诊：左侧半身不遂，语言謇涩，喉中痰鸣，已有五天，腹胀便秘。舌苔薄灰而腻，脉象沉细无力。

辨证：风痰入络，气血痹阻而致偏枯。

立法：祛风豁痰，活血通络。

方药：石菖蒲 5 克　远志 3 克　广郁金 5 克　胆星 5 克　红花 5 克　川芎 5 克　当归 10 克　僵蚕 10 克　全瓜蒌 12 克　莱菔子 10 克　大腹皮 10 克（6 剂）。

2 月 16 日二诊：家属代述，服上方 6 剂，痰鸣已见减轻，左半侧肢体稍能活动，但自觉有寒凉感，大便不爽。上方减化痰之品加温阳通络、养血润燥之味。

当归 10 克　附子 5 克　僵蚕 10 克　川芎 5 克　秦艽 10 克　鸡血藤 30 克　白芍 12 克　木瓜 10 克　桑枝 30 克　络石藤 10 克　火麻仁 12 克（6 剂）。

2 月 23 日三诊：其子代述，上方继服 6 剂，左半侧肢体活动渐利，饮食增加，唯大便仍难，三四日一行。年老之体，肾精已衰，当从图本缓解。

生地黄、熟地黄各 10 克　当归 10 克　白芍 10 克　附子 5 克　火麻仁 12 克　牛膝 12 克　地龙 10 克　僵蚕 10 克　熟军 10 克　秦艽 10 克　鸡血藤 30 克（6 剂）。

3 月 1 日四诊：左半侧肢体活动灵活，说话也渐流利，大便已畅，仍觉左半身发凉，舌微左歪，血压 140/100mmHg，脉象细涩，再从养血通络治之。

当归 10 克　炮附子 6 克　火麻仁 12 克　生地黄、熟地黄各 12 克　鸡血藤 30 克　白芍 10 克　川芎 10 克　牛膝 12 克桂枝 5 克　僵蚕 10 克　地龙 10 克（12 剂）。

3 月 15 日五诊：家属代述，患者被人搀扶时已能行走，左半身发凉有好转，再守原意化裁。

炮附子 5 克　生地黄、熟地黄各 12 克　巴戟天 10 克　牛膝 12 克　当归 10 克　桑枝 30 克　白芍 10 克　川芎 10 克火麻仁 10 克　熟军 5 克　地龙 10 克（6 剂）。

3 月 22 日六诊：已能扶杖而行，说话已清，苔黄厚渐化，质微红，脉沉细而滑。

巴戟天 10 克　生地黄、熟地黄各 10 克　炮附子 5 克　牛膝 12 克　当归 10 克　川芎 10 克　火麻仁 10 克　熟军 5 克白芍 10 克　豨莶草 12 克　络石藤 10 克（6 剂）。

3 月 29 日七诊：手持拐杖已能行走稍远，拟益肾填精，养血通络之方长服一段时间，巩固疗效。

生地黄、熟地黄各 12 克　炮附子 10 克　巴戟天 10 克火麻仁 12 克　川芎 6 克　当归 10 克　红花 10 克　地龙 10 克牛膝 30 克　菟丝子 10 克　鸡血藤 30 克。

按语：此例系"中风"，属于风痰阻于经络、气血瘀滞而发偏枯，始用化痰通络、活血通瘀之常法治之，痰浊渐化，气血渐通，故废肢活动即有起色。然患者年老七十有四，肾元早衰，故肢体发凉，脉沉细无力，从二诊始，即于活血通络方中加用附子一味，取其温肾助阳之性，使之以巴戟、地黄等益肾填精，阴阳双补，以鼓动衰败之肾元；再者痰之所生，其本在肾，附子温肾化饮则痰浊自消，因而能加快身体的恢复，这就是补肾与通瘀同用治疗中风。另外方用熟军，一则能与活血通瘀药协同；二则能助麻仁润燥通便；再则附子、熟军一热一寒，相得益彰，所以病情虽重，但疗效甚速。

案2：贝某，女，73岁。

1983年2月3日初诊：去年12月8日出现左半身不遂，持物易掉，言语不清，口眼歪斜，口角流涎，伴有咳嗽，几经诊治，药效不显。舌黯，苔薄黄，脉细弦。

辨证：风痰入络，气血阻滞。

立法：息风通络，化痰定喘。

方药：白附子6克　僵蚕10克　全蝎3克　杏仁10克海浮石10克　川贝母3克　钩藤10克　鸡血藤15克　石菖蒲6克　远志6克　瓜蒌20克（6剂）。

2月10日二诊：服上方6剂后，口眼歪斜减轻，纳食尚可，但自觉左半身有寒凉感。舌淡，苔薄黄，脉细弦而滑，原方减息风定喘之品，加温阳通络之味。

酒当归10克　秦艽10克　黄芪10克　桂枝5克　赤芍10克　川芎10克　地龙10克　胆星5克　络石藤10克　钩藤10克　川贝母3克（6剂）。

2月21日三诊：不慎摔倒右上肢腓骨不完全性骨折，局部肿胀，仍以上方出入。

黄芪10克　当归10克　秦艽10克　胆南星5克　半夏

10克　僵蚕 10 克　川贝母 10 克　川芎 6 克　赤芍 10 克　钩藤 10 克　络石藤 10 克（6 剂）。

3 月 3 日四诊：左侧肢体活动渐利，左半身发凉有好转，惟大便不畅，舌黯，苔黄腻，脉沉细弦。再以养血通络，佐以通腑。

全蝎 3 克　白附子 6 克　地龙 10 克　蜈蚣 1 条　黄芪 10 克　当归 10 克　秦艽 10 克　赤芍、白芍各 10 克　槟榔 10 克　枳实 10 克　桑枝 15 克（6 剂）。

3 月 14 日五诊：近日面部抽搐阵作，心中不适，苔黄，脉细弦。再以平肝息风，化痰通腑。

羚羊角粉 0.6 克（冲）　钩藤 10 克　生石决明 30 克（先煎）　僵蚕 10 克　全瓜蒌 15 克　枳实 10 克　全蝎 3 克　蜈蚣 1 条　白芍 10 克　当归 10 克　胆南星 5 克（3 剂）。

3 月 17 日六诊：服上方 3 剂后抽搐减少，语言渐清，但涎沫多，苔黄质厚，脉细弦。守原意化裁。

胆星 6 克　天竺黄 10 克　半夏 10 克　羚羊角粉 0.6 克（冲）　钩藤 10 克　生石决明 30 克（先煎）　蜈蚣 1 条　石菖蒲 5 克　远志 5 克　广郁金 10 克　当归 10 克（6 剂）。

3 月 27 日七诊：服上药 6 剂，自己能扶杖在房内行走，面部抽搐已止。仍以养血通络以善其后。

天竺黄 10 克　远志 5 克　钩藤 10 克　白芍 10 克　甘草 5 克　全蝎 3 克　蜈蚣 1 条　僵蚕 10 克　川芎 6 克　焦三仙各 10 克　香橼皮 10 克。

按语： 此例系"中风"，由于风痰阻滞经络，气血瘀滞，血脉痹阻所致，始用息风通络化痰之品治之，二诊时症情有所好转，但自觉左半身发凉，此系患者年老气弱，肾元已衰所致，故于方中加用黄芪、桂枝以益气温阳。五诊时，患者又出现面部抽搐阵作，此为肝风内动之象，故在养血通络方中又加用平肝潜阳之品，仅3剂即取得满意效果。对于风痰阻络之症，我在临床上常喜用蜈蚣。蜈蚣味辛性温，不仅有强烈的祛风镇痉作用，还有通络的功能，用于半身不遂、抽搐等症，作用甚佳。

案3：王某，男，64岁。

1983年6月27日初诊：半年以来记忆力明显减退，常独自一人呆坐不语。二十多天前早晨起床后发现左侧上下肢活动不灵，口唇歪斜，哭笑无常，言语不清，并伴头晕，怕冷。苔黄质红，脉弦细滑。

辨证：风痰上扰，阻滞络营。

立法：平肝息风，通络化痰。

方药：羚羊角粉0.6克（冲）　生石决明20克（先煎）夏枯草10克　半夏10克　陈皮6克　胆南星6克　枳壳10克　竹茹5克　茯苓10克　僵蚕10克　牛膝15克。

加减服用20余剂，行走如常人，言语较清晰，哭笑无常之症亦消失。

按语：本证系风痰上扰，病属肝风夹痰，风痰流窜经络，故左半身活动失灵，口眼歪斜，风痰壅上，故见头晕，所以方中选用羚羊角粉、生石决明、僵蚕、夏枯草以清肝平肝息风；又以半夏、陈皮、胆星、竹茹、茯苓化痰；牛膝不仅用于逐瘀血，通经脉，更可用于补肝肾，强筋骨。药证相符，仅20余剂，即行走如常人。

郁　证

案 1：杨某，女，35 岁。

1984 年 4 月 9 日初诊：性情急躁，头痛头晕，血压偏高，夜寐不甜，胸闷气塞，心慌，口苦口干，大便干结。苔薄黄，舌有裂纹，脉细弦略数。

辨证：心肝火郁，肝阳上亢，耗伤心肾之阴。

立法：清肝育阴，镇心安神。

方药：夏枯草 10 克　生石决明 20 克（先煎）冬桑叶 10 克　菊花 6 克　钩藤 10 克　生地黄 15 克　山栀 10 克　枣仁 10 克　珍珠母 24 克（先煎）　制军 6 克　郁金 10 克（6 剂）。

二诊：服药 6 剂，性躁、便结改善，夜寐好转，唯仍头痛头晕，胸闷心慌，生气后症状加重，苔脉如前。上方减清泄之品，加重疏解治郁。

旋覆花 10 克（包）　郁金 10 克　香附 10 克　白芍 10 克甘草 5 克　琥珀 3 克（冲）　朱砂 0.9 克（冲）　钩藤 10 克生龙骨、生牡蛎各 15 克（先煎）地龙 10 克　蜈蚣 2 条（6 剂）。

三诊：药后诸症皆除，心悸头痛胸闷，偶因心情激动而发，舌苔薄黄，脉弦细，再以疏肝理气，镇心安神。

旋覆花 10 克（包）　郁金 10 克　丹参 10 克　炒枣仁 10

克　菖蒲6克　远志6克　钩藤10克　生龙骨、生牡蛎各20克（先煎）　柴胡5克　山栀6克　琥珀3克（冲）（6剂）。

四诊：药后未见犯病，偶感心慌，疲乏无力，两腿酸软，苔脉细弦，拟养心调肝，以图巩固。

浮小麦15克　炙甘草5克　大枣5个　太子参10克　合欢皮10克　生龙骨、生牡蛎各15克（先煎）　旋覆花10克（包）　郁金10克　陈皮6克　白芍10克（6剂）。

按语：《临证指南医案·郁》华岫云曾按："郁则气滞，气滞久则必化热，热郁则津液耗而不流，升降之机失度。初伤气分，久延血分，延及郁劳沉疴。故先生用药大旨，每以苦辛凉润宣通，不投燥热敛涩呆补，此其治疗之大法也。"本例初用清肝，继用疏肝，再用入血之品，但始终均辅以镇心、育阴、安神，用药苦辛凉润宣通，遵此大法，从而获得良好效果。

案2：陈某，女，49岁。

1984年10月22日初诊：头晕一个月余，初为阵发性，近日转为持续性头晕。伴恶心呕吐，步态不稳，经来量少。舌胖色黯，苔薄白，脉弦细。

辨证：心肝火郁，胃失和降。

立法：清心疏肝，和胃降逆。

方药：牡丹皮10克　山栀6克　当归10克　白芍10克　柴胡6克　茯苓12克　半夏10克　陈皮10克　枳壳10克　薄荷3克　生姜3片（6剂）。

10月29日二诊：药后症情有所改善，原方去薄荷，加珍珠母20克再进。

11月5日三诊：自诉情况好转，情绪仍急躁，烦闷欲哭，夜间幻听以至夜游。舌黯，尖红，苔灰，脉细弦。再以宽胸解郁，安神定志。

旋覆花 10 克（包） 郁金 10 克 香附 10 克 浮小麦 15克 炙甘草 3 克 生龙骨、生牡蛎各 15 克（先煎） 远志 6克 石菖蒲 6 克 琥珀 3 克（冲） 茯神 10 克 芦根 20 克（6 剂）。

11 月 15 日四诊：药后精神好转，走路平稳，夜间亦不喊叫，仍有头晕呕恶，但不著，口苦、舌尖红，苔薄黄，脉细弦，月经将潮，再当疏肝理气解郁，调其冲任。

柴胡 10 克 白芍 10 克 当归 10 克 香附 10 克 郁金10 克 绿萼梅 10 克 川芎 6 克 熟地黄 10 克 桑寄生 10 克牛膝 10 克 生龙骨、生牡蛎各 5 克（先煎）（6 剂）。

11 月 22 日五诊：药后诸症渐除，情绪稳定，原方化裁，治疗巩固，未再发作。

按语：心肝气郁，日久可以化火上扰心神，出现心肝火旺之象，此时先当清泄和疏泄相伍，宣泄郁火。火去后或以肝郁证为主，或以心神失养证为主，故三诊即转平解郁宽胸，益神定志，解郁用旋覆花、郁金、香附；益神用甘草、浮小麦；安神定志用远志、菖蒲、琥珀、茯神、生龙骨、生牡蛎，主次得当，故以效亦著。

案 3：陈某，女，40 岁。

1980 年 12 月 30 日初诊：一年以前因受精神刺激，情志不遂，出现精神错乱，曾经轻生自杀（未遂），之后时常出现幻听，精神抑郁，头晕，四肢酸软，心惊胆怯，夜寐不安，痰多，纳食不馨，心烦，坐立不安。舌黯，苔薄黄，脉细滑。

辨证：肝郁化火，与痰互结，痰热内扰神明。

立法：清热化痰，镇心安神。

方药：清半夏 10 克　炒陈皮 10 克　茯苓 12 克　竹茹 10 克　炒枳壳 15 克　生龙骨、生牡蛎各 30 克（先煎）　丹参 15 克　琥珀粉 3 克（冲）　胆南星 10 克　菖蒲 10 克　连翘 10 克（6 剂）。

二诊：睡眠转安，幻听减轻，纳食增加，大便正常，舌黯红，脉躁动弦滑，再以养阴柔肝安神。

浮小麦 20 克　炙甘草 6 克　大枣 5 枚　生龙骨、生牡蛎各 20 克（先煎）　丹参 15 克　炒枣仁 10 克　石菖蒲 10 克　远志 10 克　郁金 10 克　胆南星 10 克　龙胆草 10 克（6 剂）。

三诊：幻听已无，心跳亦平，睡眠安稳，纳增，舌尖红苔薄，脉弦细，再以原方出入。

丹参 15 克　炒枣仁 10 克　生龙骨、生牡蛎各 20 克（先煎）　浮小麦 15 克　炙甘草 5 克　茯苓 20 克　大枣 5 枚　赤小豆 20 克　生薏苡仁 15 克　益母草 15 克　合欢皮 15 克（6 剂）。

按语： 本例素体心气心阴不足，又受精神刺激，痰热内郁，扰动神明。先予温胆汤加味，以半夏、陈皮、茯苓、竹茹、胆星化痰；连翘清热；生龙骨、生牡蛎镇心定志；琥珀粉安神，初获疗效。虑其素体之虚，当以扶正以安神，予甘麦大枣汤加味，重用浮小麦配甘草大枣以益心气，养心阴，心得所养，心神则安；胆南星、石菖蒲、远志化痰开窍；生龙骨、生牡蛎平肝潜养镇心安神；龙胆草清肝胆之火；炒枣仁柔肝。共奏扶正祛邪之功，数剂而获效。

案 4: 李某,男,45 岁。

1980 年 10 月 9 日初诊:生气之后,头晕,抑郁寡欢,多愁善疑,心惊胆怯,怕被他人陷害,彻夜失眠,有时不能自控,时时口苦。舌尖红,苔中黄,边白而腻,脉弦滑。

辨证:郁火夹痰,阻于心经。

立法:化痰清心,安神定志。

方药:琥珀末 3 克(冲) 朱砂 1.5 克(冲) 茯神 10 克 胆南星 10 克 半夏 10 克 北秫米 10 克 生铁落 10 克(先煎) 磁石 10 克(先煎) 生龙骨、生牡蛎各 10 克(先煎) 石菖蒲 10 克 广郁金 10 克 远志 5 克(6 剂)。

二诊:头晕头胀已减,稍能入睡,苔淡黄而腻,脉弦。守上方改生铁落为 50 克煎汤代水,加香附 10 克、天竺黄 10 克,12 剂。礞石滚痰丸 3 袋,每服半袋,每日 2 次。

三诊:睡眠转佳,大便通畅,多疑明显减轻,有时头晕,舌淡、苔白,再以豁痰清心。

天竺黄 10 克 菖蒲 10 克 郁金 10 克 琥珀 3 克(分冲) 生铁落 30 克(先煎) 生龙骨、生牡蛎各 20 克(先煎) 远志 10 克 礞石 15 克 酒军 3 克 黄芩 10 克 沉香 1.5 克(6 剂)。

礞石滚痰丸 10 袋,每服半袋,日服 2 次。

按语:本案郁证由郁火夹痰,阻于心经所致,故以化痰清心,镇心安神为法。药用生铁落、磁石、生龙骨、生牡蛎、朱砂等镇心安神;以半夏、胆南星,北秫米化痰;菖蒲、郁金开窍解郁;茯神、远志养心安神;琥珀安神活血通经络,药味不多,配伍严谨,故取效较快,再加礞石滚痰丸荡涤痰热,共服

30 余剂而基本治愈。

案 5：崔某，女，26 岁。

1982 年 9 月 6 日初诊：心烦，意乱，时欲啼哭，已十余年，多处就医，疗效不佳，近来病又加重，胆小易惊，头痛，胸闷，咽堵，经行来潮诸症更甚，双乳胀痛。舌微红，苔薄黄而腻，脉滑。

辨证：肝经气火上扰，痰湿中阻而郁。

立法：舒肝泻火，涤痰安神。

方药：旋覆花 10 克（包）　广郁金 10 克　香附 10 克　琥珀 3 克（冲）　朱砂 1.5 克（冲）　龙齿 15 克（先煎）　磁石 15 克（先煎）　丹参 10 克　浮小麦 15 克　炙甘草 5 克　大枣 5 枚（6 剂）。

9 月 23 日二诊：服上方 6 剂，心烦意乱有所好转，自觉胸闷，咽中有痰，偏头痛，舌有齿痕，舌质偏淡中心裂，脉滑。

旋覆花 10 克（包）　郁金 10 克　半夏 10 克　橘皮 10 克　茯苓 10 克　胆星 6 克　远志 10 克　川贝 5 克　党参 12 克　白术 12 克　炙甘草 5 克（6 剂）。

10 月 10 日三诊：服上药 12 剂，症情平稳。最近月经将至，自觉心慌，痰多，喜笑，头脑不清，心中烦乱，右侧头痛、恶心口干，自感热气上冒。

生龙骨、生牡蛎各 20 克（先煎）　浮小麦 15 克　炙甘草 5 克　大枣 5 枚　川芎 10 克　菊花 10 克　钩藤 10 克　半夏 10 克　茯苓 10 克　黄芩 10 克　礞石 10 克（先煎）（6 剂）

1983 年 3 月 24 日四诊：服上药 12 剂，前诊症状消失，近来睡眠不实，梦多，经期乳房胀痛，咽痛，舌红少苔，脉细弦。

生地黄 10 克　玄参 10 克　生牡蛎 20 克（先煎）　地骨皮 10 克　山豆根 6 克　桔梗 6 克　生甘草 3 克　牡丹皮 10 克　赤芍 10 克　川芎 10 克　菊花 10 克（6 剂）。

3 月 31 日五诊：睡眠好转，自觉头脑不清，头眩，好象有气上冲，舌红中裂，脉细弦。

桑叶 10 克　菊花 10 克　白蒺藜 10 克　生石决明 30 克（先煎）　钩藤 10 克　决明子 10 克　石菖蒲 5 克　远志 5 克　茯神 10 克　琥珀 3 克（冲）　朱砂 1 克（冲）（6 剂）。

4 月 5 日六诊：服上药 6 剂，诸症好转，自觉心中转平稳，经至胸胀，舌苔黄薄，脉细弦，再以疏肝调经，镇心安神善后。

柴胡 6 克　香附 10 克　郁金 10 克　茺蔚子 10 克　当归 10 克　白芍 10 克　生牡蛎 20 克（先煎）　绿萼梅 6 克　金铃子 10 克　元胡 5 克　桑寄生 10 克（6 剂）。

随访：经过上述调治，诸症大减，可以坚持正常工作并能参加业余学习。

按语：本例属郁证，由于情志不疏，气机郁滞所引起，《丹溪心法·六郁》中提出："气血冲和，百病不生，一有怫郁，诸病生焉，故人诸病，多生于郁。""六郁"（气郁、血郁、痰郁、湿郁、热郁、食郁）其中气郁为先，而后湿、痰、热、血、食等诸郁才能形成。故治疗时以疏通气机为总则。实证以柴胡疏肝散疏肝理气为主，依其病情分别配以行血、化痰、利湿、清热、消食之剂；虚证则以益气养血扶正为法。

癫　狂

刘某，男，28岁。

1980年12月4日初诊：心悸烦乱，失眠，头晕，急躁易怒，大便干结。舌红，脉细数。曾有精神分裂症。

辨证：气郁化火，灼液成痰，痰热内扰神明。

立法：清热化痰，安神定志。

方药：菖蒲5克　远志10克　党参10克　茯苓10克　生牡蛎20克（先煎）　广郁金10克　丹参10克　炒枣仁10克　胆星5克　龙齿15克（先煎）　磁石15克（先煎）（6剂）。

二诊：心悸烦乱已减，睡眠转佳，大便仍干，乏力头晕，舌红苔黄，脉细弦，久病气阴两伤，再以调益气阴，养心安神。

沙参10克　麦冬10克　功劳叶10克　合欢皮10克　仙鹤草10克　扁豆15克　茯苓10克　珍珠母20克（先煎）　生龙骨、生牡蛎各20克（先煎）　焦三仙各10克　朱砂（冲）1.5克　拌灯心草1.5克（6剂）。

三诊：头晕减轻，精神较前为佳，心中灼热，口干，大便干结，舌红苔灰腻而干，脉细弦而滑。再以镇心安神，涤痰通腑。

琥珀粉（冲）3克　朱砂（冲）1.5克　珍珠母30克（先煎）　礞石10克（先煎）　黄芩10克　酒军3克　丹参15克　炒枣仁10克　黄连3克　生龙骨、生牡蛎各20克（先煎）　生白芍10克（6剂）。

按语： 癫与狂有虚实、静躁之分，癫多喜静安言，多虚；狂则躁动不安，多实。二者常可互相转化。本案初起为狂，病久渐至气阴两虚而为癫，时而痰火郁结，扰动心神，使卧寐不安，急躁易怒；时而头晕乏力，精神萎靡不振，病机还在痰火旺盛，故治以清心开窍，涤痰解郁。药用胆星、茯苓、礞石、黄芩、大黄涤荡痰热；黄连清泻心火；菖蒲、远志化痰开窍；琥珀、朱砂、生龙骨、生牡蛎等镇心安神；兼用党参健脾益气以绝生痰之源。二诊时心悸烦乱已减，以气阴两虚，心神失养为主，故治以调益气阴，养心安神，用仙鹤草、功劳叶、扁豆、茯苓以健脾益气；沙参、麦冬养阴；珍珠母、朱砂、灯心草、合欢皮镇心安神。由于药证相符，所以康复较快，能够从事正常工作。

癫 痫

丁某，男，21 岁。

1980 年 8 月 4 日初诊：幼时跌伤头部，两次手术治疗。1976 年始发癫痫（每次发作约 1 分钟左右），服西药镇静剂效果不显。舌质嫩红，苔花剥，脉弦滑而细。

辨证：久病阴虚，肝肾不足，心神失宁。

立法：补肾涵木，养心安神。

方药：熟地黄 15 克　生牡蛎 30 克（先煎）　当归 10 克　白芍 15 克　砂仁 1.5 克（冲）　茯苓 10 克　石斛 10 克　枸杞子 10 克　胆南星 10 克　石菖蒲 10 克　远志 10 克（6 剂）。

二诊：癫痫未发，原用安定减少 1 片，唯纳呆，矢气多，便溏。舌苔花剥好转，舌中裂，脉弦细，再以健脾和中，佐以镇心安神。

扁豆 15 克　山药 10 克　谷芽、麦芽各 10 克　陈皮 6 克　茯苓 10 克　石斛 10 克　鸡内金 5 克　生牡蛎 20 克（先煎）　炒枣仁 10 克　丹参 15 克　钩藤 10 克（6 剂）。

三诊：药后纳食增加，精神亦振，手足有时发紧，舌花剥渐转白苔，脉象细弦。过去癫痫经常发作，肝经气火易燃，灼伤阴液而抽，今在调胃之中，略加养血柔肝之品，以冀筋舒抽止。

生牡蛎 20 克（先煎）　木瓜 10 克　全蝎 3 克　僵蚕 10 克　白芍 10 克　当归 5 克　谷芽、麦芽各 10 克　葛根 15 克　石斛 10 克　枸杞子 10 克　胆南星 5 克（6 剂）。

四诊：手足抽止，纳食正常，癫痫未作。再以原意出入，巩固疗效。

全蝎 9 克　蜈蚣 2 条　石菖蒲 10 克　远志 5 克　当归 10 克　白芍 10 克　朱砂 1.5 克（冲）　茯苓 10 克　生龙骨、生牡蛎各 20 克（先煎）　郁金 10 克　川贝母 5 克。

按语： 癫痫为病，不外风痰蒙蔽清窍。风之所成或为肝肾阴虚，或为肝火亢盛；痰之所成多责于脾肾不足，精微不化而为，治疗多从肝脾肾入手。本例久病已成虚证，既有肝肾不足相火亢盛，亦有脾虚不化精微。先拟补肾涵木，兼化痰开窍，如熟地黄、枸杞子、石斛补益肝肾之阴；当归、白芍以养血柔肝；胆星、菖蒲、远志化痰开窍；茯苓、砂仁健脾利湿。药后病情稳定，癫痫未发，并逐渐减少西药剂量。再诊因其纳呆、便溏，脾虚不健，调方从健脾入手，兼抑木平肝。药后精神好转，纳食增加，手足有拘紧感，考虑久病肝肾阴伤，不能濡养筋脉，再拟养血柔肝合化痰平肝之品而收功。

不 寐

案 1：李某，女，42 岁。

1977 年 8 月 17 日初诊：失眠四个月，每夜约能睡三四小时，多梦容易惊醒，白天头昏神疲乏力，腰背酸痛，心悸，月经量多，颜面苍白，消瘦，产育过多。舌质淡苔薄白，脉象细弱。妇科检查未见异常，西医诊断为神经衰弱。

辨证：阴血虚损，血不养心，心肾不交，神不守舍。

立法：养血安神，交通心肾。

方药：生地黄、熟地黄各 10 克　阿胶 10 克（冲）　白芍 10 克　枸杞子 10 克　柏子仁 10 克　当归 10 克　夜交藤 30 克　茯神 10 克　远志 10 克　生龙骨、生牡蛎各 30 克（先煎）　菊花 10 克（6 剂）。

8 月 27 日二诊：药后平平，仍失眠多梦，饥不欲食，神疲乏力，舌淡脉弱，原方去菊花、龙牡，加龙齿镇心安神，党参健脾益气以生血。

生地黄、熟地黄各 10 克　阿胶 10 克（冲）　白芍 10 克枸杞子 10 克　柏子仁 10 克　当归 10 克　夜交藤 30 克　茯神 10 克　远志 10 克　龙齿 30 克（先煎）　党参 10 克（6 剂）。

9 月 6 日三诊：药后已能睡五六小时，但仍睡眠不实，精神已好转，头晕减轻，纳差，脉舌如前，继以养心安神定志为法。

炒枣仁 10 克　柏子仁 10 克　远志 10 克　茯神 10 克　丹参 10 克　枸杞子 10 克　五味子 5 克　石斛 10 克　麦冬 10 克　炙甘草 5 克　桔梗 5 克（6 剂）。

9 月 16 日四诊：夜寐渐安，其他自觉症状基本消失；守方出入数剂而巩固之。

按语：不寐就是失眠，中医学文献里也有称为"不得卧"或"不得眠"者，是以失眠或彻夜不眠为主症的一种病证。其发病原因一般分为：思虑过度，心脾两虚；惊扰太过，心胆俱怯；肝肾阴虚，相火偏亢；湿痰壅遏，胃中不和等。总之，不寐由七情劳倦伤及心肝脾肾者多属虚证，因湿食痰阻，胃中不和者多为实证。本例患者，系因产育过多而伤阴耗血，以致心脾两虚。心阴虚则心阳亢而不能下通于肾，肾阴虚不能上济于心，故心肾不交、心神不宁，而导致不寐、心悸等症。治法以养心血安心神，滋肾阴益精血，药以二地、阿胶、当归滋补阴血；茯神、柏子仁、远志、夜交藤以宁心安神交通心肾；辅以枸杞子、白芍、菊花、龙牡以益肝肾，镇心安神。这样使阴阳暂复，心神得养，水火既济，心肾相交，后以此法出入，夜寐得安，他症亦随之消失。

案 2：朱某，男，70 岁。

1981 年 9 月 7 日初诊：近日突然失眠，头晕急躁，大便干结，全身倦怠乏力，双目干涩，纳食减少。舌红，苔中黄，脉细弦。

辨证：心肝之火上炎，阴精亏损。

立法：养阴清热，泻火润肠。

方药：枸杞子 10 克　菊花 10 克　桑寄生 10 克　川续断 10 克　牛膝 10 克　夜交藤 15 克　麻仁 10 克　功劳叶 10 克　仙鹤草 10 克　沙参 10 克　麦冬 10 克　生龙骨、生牡蛎各 20 克（先煎）（3 剂）。

二诊：睡眠较安，头晕减轻，大便通畅，舌苔亦渐化，脉弦细。再以原方出入。

功劳叶 10 克　仙鹤草 10 克　桑叶 6 克　菊花 10 克　牛膝 10 克　夜交藤 15 克　生龙骨、生牡蛎各 20 克（先煎）　枸杞子 10 克　黑芝麻 10 克　冬青子 10 克　旱莲草 10 克（3 剂）。

按语： 本案患者，年事已高，肝肾阴精亏耗，相火极易妄动。突然失眠，头晕即为阴亏相火妄动所致，年迈之体，不能直折，虽养阴柔肝益肾之缓剂，亦可获得速效。如予苦寒直折其火，必犯虚虚之戒，使虚火更甚。方以枸杞子、冬青子、旱莲草、桑寄生、牛膝补益肝肾；北沙参、麦冬养阴；功劳叶、仙鹤草益气扶正；桑叶、菊花、生龙骨、生牡蛎清肝；麻仁润肠通便，以抽釜薪，共奏养阴清热，平肝安神之效。

抽 搐

张某，女，45岁。

1982年2月10日初诊：七八年来头痛、头晕。近半年左侧肢体麻木，左手抽动，头重脚轻，常欲扑地，胸前区闷痛，失眠，便干。舌质暗红，苔灰腻，脉细弦。

辨证：痰湿中阻，血络失于通畅。

立法：健脾化痰，兼以平肝。

方药：半夏10克　白术10克　钩藤15克　胆星10克　僵蚕10克　薤白10克　瓜蒌30克　酒军5克　当归10克　牛膝15克　地龙10克（6剂）。

3月4日二诊：上药进6剂后，又原方加减进10剂，抽搐好转，左手无力，握纳不紧，易掉，腰脊酸痛，胸闷，嗳气。苔黄腻，脉细弦。再以舒筋活血，理气降逆。

木瓜10克　秦艽10克　桑枝15克　酒当归10克　赤芍、白芍各10克　旋覆花10克（包）广郁金10克　全瓜蒌15克　枳壳10克　香橼皮10克　佛手5克（6剂）。

3月11日三诊：左肢时而抽动，无力，偏左头痛。舌苔灰黄，脉细弦滑，再以原意出入。

川芎10克　菊花10克　钩藤12克　僵蚕10克　鸡血藤15克　全蝎3克　生地黄10克　玄参10克　生龙骨、生牡蛎各 20 克　牛膝 15 克　麻仁 10 克（6 剂）。

　　3 月 25 日四诊：上药进 6 剂，素常抽搐已止，月经来又小抽。舌灰黄，脉象细弦，宗原意出入。

　　桑叶 6 克　菊花 10 克　钩藤 10 克　全蝎 3 克　蜈蚣 2 条生龙骨、生牡蛎各 20 克（先煎）　白芍 10 克　甘草 5 克　地龙 10 克　酒当归 10 克　生石决明 30 克（先煎）（6 剂）。

　　服药后抽搐基本控制。

　　按语：本例抽搐由于肝风痰浊所致。以钩藤、生石决明、菊花、僵蚕、全蝎平肝息风；半夏、白术、胆南星、瓜蒌化痰浊；酒当归、木瓜、地龙、鸡血藤、川芎活血通络，故药后疗效颇佳。

脑肿瘤术后抽搐

李某，男，29 岁。

1985 年 6 月 13 日初诊：五年前脑肿瘤手术摘除，目前经常发抽，发则一小时多方休止，状为痫症。

辨证：风痰阻络，抽搐时发。

立法：化痰息风。

方药：礞石 10 克（先煎） 沉香 1.5 克 黄芩 10 克 酒军 3 克（包） 朱砂 0.6 克（冲） 琥珀 3 克（冲） 蜈蚣 2 条 全蝎 3 克 羚羊角粉 0.6 克（冲） 钩藤 15 克 清半夏 10 克 胆南星 5 克 白芍 10 克（10 剂）。

6 月 23 日二诊：服上药 10 剂，抽搐未发，药证相符，尚有疗效。原方出入再进，续服 20 剂。

羚羊角粉 0.6 克（冲） 全蝎 3 克 蜈蚣 2 条 礞石 10 克（先煎） 沉香 1.5 克 黄芩 10 克 酒军 3 克（包） 朱砂 0.6 克（冲） 琥珀 3 克 胆星 5 克 天竺黄 10 克 白芍 10 克 钩藤 15 克。

按语：本案抽搐虽由脑肿瘤手术后引起，但病机仍然是在于风痰阻络。故治以化痰息风，取礞石滚痰丸合琥珀镇惊丸意，药用礞石、胆南星、半夏化痰；羚羊角粉、全蝎、蜈蚣止痉息风；配天竺黄既能清心经痰热而开窍醒神，又能豁痰定惊；朱砂重镇清热安神；琥珀镇惊通窍安神；黄芩清泻中焦实火；酒军善于导热下行。诸药相伍，清热通腑，化痰通络，镇惊安神，息风定痉，故初战告捷，即获良效。

头　痛

案 1：岳某，女，49 岁。

1977 年 8 月 19 日初诊：最近三个月前额作痛，时有抽掣，两目发胀，痛时泛恶，胃脘不舒，嗳气纳差，夜眠不实，易惊，时耳鸣眼花，腰背酸楚，口不渴，大便不实。血压正常。神经系统检查未见异常，用止痛药物痛能缓解片刻，月经量多色黑。舌淡红有齿痕，苔薄黄，脉象细滑。

辨证：风邪外袭，痰湿蕴阻，清窍不利，胃失和降。

立法：散风，除湿，和胃。

方药：川芎 10 克　蔓荆子 10 克　藿香 10 克　佩兰 10 克　陈皮 5 克　苍术 10 克　白芷 10 克　合欢皮 10 克　薄荷 3 克　荷叶 10 克（6 剂）。

8 月 29 日二诊：前额作痛基本消失，泛恶好转，仍有嗳气脘闷，又值经潮，腰背酸痛如故，考虑头风渐清，胃气渐和，肾虚肝郁症状突出，守原法佐以固肾调经。

清半夏 10 克　陈皮 5 克　枳壳 6 克　生姜 6 克　竹茹 5 克　苏梗 10 克　桑寄生 12 克　杜仲 10 克　川续断 10 克　菟丝子 10 克　牛膝 12 克（6 剂）。

9 月 8 日三诊：进化痰和胃、调益冲任药后，本次月经量减少，头痛腰痛亦未增剧，仍有胃气上逆，嗳气频作。治以通降胃气为主。

旋覆花 10 克　代赭石 10 克　清半夏 10 克　太子参 10 克　枳壳 10 克　大腹皮 10 克　神曲 10 克　木香 5 克　生姜 6 克　陈皮 5 克　苏梗 10 克（6 剂）。

9 月 13 日四诊：药后诸症基本消失，精神好，食纳佳，继以原方加减 6 剂，调理巩固。

按语： 本案前额头痛三个月，且兼泛恶、胃脘不舒等胃肠道症状，良由风邪外袭，痰湿蕴阻，升降失常所致，故治以散风和胃为主，方中用苍术、神曲、藿香、佩兰、陈皮以芳香化湿和胃；川芎、白芷、薄荷、蔓荆子以散风而清头目；合欢皮以安神；荷叶以升清降浊，有助头目之清醒。故一诊后头痛即消失。复诊时适值经潮，根据月经量多色黑冲任虚损病史，因此，一方面用半夏、枳壳、生姜、竹茹、苏梗化痰浊，和胃气；另一方面则用桑寄生、杜仲、川续断、菟丝子、牛膝补肾而调冲任，药后月经正常。后以旋覆代赭汤意降逆化痰和胃益气而善后。

案 2： 田某，女，34 岁。

1977 年 8 月 22 日初诊：偏头痛，时伴头昏已有年余，最近一个月头痛加重，时有抽掣，甚则恶心呕吐，伴有口苦目眩，寐差梦多，腰膝酸楚，曾服散风活血化瘀等中药效果不显。血压正常，其他检查亦未见异常。舌苔薄黄，脉象细滑。

辨证：肝胆湿热，上冲头目，肝失疏泄，胃失和降。

立法：泄肝清热，佐以潜镇。

方药：桑叶 10 克　菊花 10 克　细辛 3 克　荆芥 10 克　川芎 10 克　知母 10 克　茯神 12 克　丹参 12 克　牛膝 12 克

黄芩10克 磁石30克（6剂）。

8月29日二诊：药后头痛明显好转，动则头昏、恶心，脉舌如前。此乃肝胆热郁渐平，胃气上逆仍在。原方去荆芥、细辛、磁石，加竹茹、荷叶、清半夏。

桑叶10克 菊花10克 川芎10克 知母10克 茯神12克 丹参12克 牛膝12克 黄芩10克 竹茹10克 荷叶10克 清半夏10克（6剂）。

9月10日三诊：药后头痛未发，头昏恶心仍作，夜眠差，梦多，湿浊中阻，土壅木郁，肝胃不和，当调肝和胃。

清半夏10克 陈皮10克 茯苓15克 枳实10克 竹茹10克 炒苍术10克 白芷10克 白芍10克 菊花10克 白蒺藜12克 黄芩10克（6剂）。

9月20日四诊：药后头痛头昏消失，泛恶已止，夜眠纳食皆可，守原方再进4剂，诸症悉除。

按语：本案系肝胆湿热，上扰清空，故偏头痛伴有口苦、目眩、泛恶纳差等症。从症情来看，尚未至阳亢劫阴程度，因此，治疗上先以桑叶、荆芥、川芎、细辛疏邪外达，上清头目；知母、黄芩、茯神、磁石泄热平肝；久病入络，故佐以丹参、牛膝活血行瘀，药后头痛好转，但胃仍失和，故复诊时原方去荆芥、细辛之疏散，磁石之重镇，加入竹茹、荷叶、半夏之和胃降逆，症情逐渐减轻，终以温胆汤出入，使其肝胆之热清，胃气得降，清阳得升，而诸症得除。

案3：项某，女，49岁。

1977年8月22日初诊：巅顶及前额疼痛已历多年，遇寒疼痛加剧，且伴恶心、目眩，自己不能支持，神疲纳差。血压 106/84mmHg，血常规检查正常，经神经科及脑电图等检查均未见异常，屡用中西药物治疗效果不显。诊见面色晦暗，唇紫，舌淡质暗，苔薄黄，脉象细弱。

辨证：血虚夹瘀，头目失养。

立法：养血和血，化瘀通络。

方药：当归 12 克　川芎 10 克　赤芍、白芍各 12 克　桃仁 10 克　红花 10 克　葱白 2 茎　全蝎 5 克　细辛 3 克　茺蔚子 10 克　钩藤 12 克　白蒺藜 12 克（6 剂）。

8 月 30 日二诊：药后头痛目眩明显减轻，恶心已止，食欲亦增，脉舌如前，守前方去全蝎（缺药）、钩藤，加地龙、制南星。

当归 12 克　川芎 10 克　赤芍、白芍各 12 克　桃仁 10 克红花 10 克　葱白 2 茎　细辛 3 克　茺蔚子 10 克　白蒺藜 12克　地龙 10 克　制南星 10 克（6 剂）。

9 月 13 日三诊：头痛近除，近日见咳嗽，咳痰，守原方出入巩固之。

当归 12 克　川芎 10 克　桃杏仁各 10 克　红花 10 克　茺蔚子 10 克　赤芍、白芍各 10 克　蔓荆子 10 克　苍术 10 克车前子 10 克（6 剂）。

一个月后随访，头痛未发。

按语：本案因血虚兼瘀，以致头痛经久不愈，虚实并见，故用川芎、桃仁、红花、赤芍活血化瘀；以当归、白芍、茺蔚子、钩藤、白蒺藜柔肝养血，清利头目；再佐以葱白、细辛辛香走窜以入颠顶；全虫之通络止痛，药后头痛目眩均轻。故于原方以地龙、制南星取代全虫、钩藤，以达止痉活络之能，再诊时头痛近除，最后去其辛窜解痉之味以事巩固。

案4：陈某，女，54岁。

1977年8月19日初诊：三年来血压时高时低（130～190/90～100mmHg），屡用降压药物效果不显。常感头痛头昏，口干，神疲肢软，嗜睡，时觉耳鸣，纳谷少馨，不恶心，腰膝亦常酸楚疼痛，二便调，面部微见浮肿。舌质红，苔薄黄，脉象细滑。

辨证：湿热中阻，升降失常。

立法：芳香化浊，佐以平肝。

方药：藿香10克　佩兰10克　陈皮3克　茯苓10克　夏枯草12克　苍术5克　姜半夏10克　太子参10克　佛手片5克　仙鹤草12克　桑叶10克（6剂）。

8月27日二诊：药后头昏口干好转，精神稍振，舌质黯红，苔薄黄，脉象细滑，守原方出入。

陈皮5克　夏枯草12克　茯苓10克　姜半夏10克　佛手5克　仙鹤草15克　桑寄生15克　竹茹6克　郁金10克　丹参15克　枳壳10克（6剂）。

9月6日三诊：血压稳定在110/90mmHg左右，头痛头昏已减，嗜睡神疲已好转，宗原方调治月余，血压稳定，自觉症状近期治愈。

按语：痰湿中阻，上扰清窍，清阳之气不得舒展，故头晕头痛；湿困脾阳不振，则嗜卧、神疲、乏力、纳呆；脾虚肝郁，郁久化火故耳鸣，口干。治用藿香、佩兰、橘红、苍术、半夏、佛手、太子参等芳化、健脾、除湿；仙鹤草有名脱力草者，此处用其调补中气；更以桑枝祛风湿，少佐一味夏枯草清其肝火。复诊时症见好转，药味稍事出入，虽然未用清泄重镇之味，而血压亦得稳定，足见辨证论治的重要。

案5：刘某，女，45岁。

1977年8月19日初诊：头昏头痛多年，时伴耳鸣，目眩，心悸心烦，全身酸软疲乏无力，汗多，夜眠不实，寐多噩梦，后发展到不能站立，坐久亦感难忍。二便调，月经正常，白带多，颜面苍黄，形羸气短。舌质红有瘀斑，苔薄白，脉象沉细而滑。多方面检查未见异常，西医考虑为神经衰弱。

辨证：肝肾阴虚，脑海失养。

立法：补益肝肾。

方药：熟地黄15克　枸杞子12克　菊花10克　菟丝子10克　怀牛膝10克　川续断10克　砂仁1.5克　黑芝麻15克　茯苓10克　白蒺藜12克　党参10克　白术10克（6剂）。

8月25日二诊：药后见症减轻，白带仍多，守上方去黑芝麻、党参、白术，加生龙骨、生牡蛎、浮小麦、远志。

熟地黄15克　枸杞子12克　菊花10克　菟丝子10克　怀牛膝10克　川续断10克　砂仁1.5克　茯苓10克　白蒺藜12克　生龙骨、生牡蛎各30克（先煎）　浮小麦30克　远志10克（6剂）。

8月31日三诊：药后诸症好转，唯自汗恶风心悸突出，脉舌如前。此为卫阳失固，阴液外泄，当固摄卫阳为主。

煅龙骨、煅牡蛎各30克（先煎）　炙黄芪10克　糯稻根12克　碧桃干5克　白芍10克　桂枝2.5克　党参10克　夜交藤30克　当归10克　桔梗5克　枳壳6克（6剂）。

9月8日四诊：头昏头痛已除，夜眠较前好转，烦悸恶风已罢，但胃中欠舒，汗出较多，当补心脾为法。

黄芪 10 克　党参 10 克　白术 5 克　枸杞子 10 克　煅龙骨、煅牡蛎各 12 克（先煎）　川芎 5 克　吴茱萸 1.5 克　菊花 10 克　白芍 10 克　炒枣仁 10 克　丹参 12 克（6 剂）。

9月16日五诊：汗出渐止，夜眠渐安，尚神疲乏力，宗前方加生地黄、熟地黄各 15 克。

服药 20 剂病愈，随访两个月，症未发。

按语： 本案患者头晕头痛，耳鸣目眩，心悸寐差，以致发展到站立不稳，系因肝肾阴虚，虚阳上扰所致。治疗开始从补养肝肾入手，用枸杞子、芝麻、菟丝子、牛膝、川续断之滋养肝肾；菊花、白蒺藜平肝而清头目；用砂仁以避免熟地黄之腻滞；以党参、白术益气健脾。复诊时头痛、耳鸣、目眩减轻，原方去党参、白术、芝麻，加生龙骨、生牡蛎、浮小麦、远志，其重点在于益阴平肝潜阳。再诊时诸症均减，但自汗、恶风、心悸仍在，此时肝肾虽调，卫阳见虚，治以调和气血、固摄营卫之品，终以补脾调气之剂，诸症得除。在治疗中，一直注重调整阴阳气血，以使阴平阳秘，气血调和。并且抓住主要矛盾，分清先后，随机应变，从而使症状一个个消失，病情全面缓解。

案 6： 殷某，男，32 岁。

1976 年 7 月 10 日初诊：三年之前开始头痛，左侧为甚，初起轻微，痛呈阵发，近来头痛发作频繁，尤以春夏为剧。此次发作已两月余，痛势不减，痛甚头皮抽掣，且伴恶心，饮食乏味，口苦，二便正常。舌质红，苔根黄腻，脉象弦细。

西医检查：颅神经及眼底正常，无运动感觉障碍，反射正常，无锥体束征。颅脑超声波检查比例，1格＝2厘米。右侧颞部检查，中线波 3.8 格，出波 7 格。左侧颞部检查，中线波 3.8 格，出波 7 格。结论：中线波未见明显偏移。诊断：血管性头痛。屡服中西药物疗效不显。

辨证：瘀血头痛，久痛不止。

立法：通窍活血化瘀。

方药：通窍活血汤化裁。当归 10 克　赤芍 6 克　川芎 10 克　桃仁 6 克　红花 6 克　生姜 10 克（切碎）葱白 6 克（切碎）麝香 0.15 克　黄酒 250 克。

每剂煎至一酒杯，麝香绢布包入药汁再煎二三沸取出（可用 3 次，即 0.15 克麝香可作 3 剂药用）。每日服药 1 剂，服 3 天，停 3 天。

上药服 12 剂后，头痛诸症均除，随访五年余，迄今未发。

按语： 王清任认为，凡头痛用他方久治无效者，通窍活血汤有效，用以主治头面血瘀之症，如久聋、酒糟鼻、紫癜等。本案头痛三载，虽无瘀血之外症，但宗久痛入络之理，选用了王氏通窍活血汤为治，药以赤芍、当归、川芎、桃仁、红花活血消瘀；生姜、葱白辛温通阳；再入麝香、黄酒辛温透窍，通络行瘀引药上行，直至颠顶，药用 12 剂头痛即愈。我在临床上常将本方变通化裁以治疗血管性头痛、损伤性头痛，以及久治无效的偏正头风头痛，均获良效。在临床实践中体会到活血化瘀，通经络在治疗头痛中是一个重要的治疗法则，某些经久不愈的头痛，舍此则往往无效。但在应用该方时，一定要取黄酒之温通，麝香之辛窜，才能取其温通经络直达病所，而始克有济。

案7：田某，女，46岁。

1981年2月26日初诊：偏头痛已经十余年，最近三年头痛加重，每月发作一次，多因感冒诱发，作时恶心呕吐，急躁易怒，心慌，眠差。舌红中裂，苔根黄，脉细弦。某医院诊为"血管神经性头痛"。

辨证：心肝之火上扰清窍，头风作痛，病在肝经。

立法：平肝潜阳，泻火宁神。

方药：木贼草10克　僵蚕10克　生石决明30克（先煎）　全蝎3克（冲）　丹参15克　白芍10克　水牛角20克（先煎）　钩藤10克　白蒺藜10克　菊花10克　枸杞子10克（6剂）。

二诊：药后头痛减轻，遇劳小作，恶心呕吐已止，睡眠转佳，舌红中裂少苔，脉细弦。再以原意出入。

川芎10克　菊花10克　生石决明20克（先煎）　木贼草10克　白蒺藜10克　当归10克　白芍10克　枸杞子10克香附10克　僵蚕10克　全蝎3克（6剂）。

按语：六经之病皆可致头痛，但肝经头痛较为多见，肝郁化火，上扰清窍，每致两侧头痛，肝火扰动心神，心慌眠差，急躁易怒。治以平肝潜阳泻火，兼以养血柔肝。药用木贼草、菊花、钩藤、白蒺藜清肝；用僵蚕、全蝎、水牛角、生石决明平肝潜阳；又用丹参、当归、枸杞子养血柔肝。药证得直，十年沉疴，二诊即除。

案 8：王某，男，55 岁。

1984 年 6 月 3 日初诊：持续性头痛已历一个月，痛甚则神识恍惚迷蒙，曾经某院 X 线拍片诊为左右额窦骨瘤，屡服西药无效。目前头痛以前额及眼眶为著，头重如裹，颜面麻木，走路不稳。舌紫暗，苔黄腻，脉弦滑。

辨证：肝经风痰，湿浊上扰，而致头痛。

立法：平肝泄风，化痰涤浊。

方药：川芎 10 克　白芷 5 克　苍术 6 克　木贼草 10 克白蒺藜 10 克　菊花 10 克　白芍 10 克　生甘草 3 克　蔓荆子 10 克　清半夏 10 克　全瓜蒌 15 克（6 剂）。

复诊：药后头痛缓解，由持续性头痛转为偶尔头痛，前额已不痛，神志清醒，颜面麻木减轻，走路较前平稳，唯眼眶仍疼，疼连脑后，有时自觉发热，苔黄腻，脉细弦。肝经风痰有化热之势，再宗原意增羚羊角粉以清肝泄风。

羚羊角粉 0.6 克（冲）　川芎 10 克　钩藤 10 克　苍术 10 克　木贼草 10 克　蔓荆子 10 克　白蒺藜 10 克　白芍 10 克甘草 3 克　全瓜蒌 20 克　枳壳 10 克（6 剂）。

按语："痛则不通，通则不痛"。但通之之法决不限于理气活血，苟若风痰内阻亦可致气血不通而痛。本案脑瘤为患，属肝风夹痰浊上扰，方用木贼草、白蒺藜、菊花、蔓荆子、川芎、白芷清肝泄风；苍术、半夏、全瓜蒌化痰祛湿；白芍、甘草柔肝缓急。诸药合用，肝经风疾湿浊得以宣泄而使气血流通头痛缓解。虽未能追踪远期疗效，但愿症状显著改善，亦具有一定参考作用，故采以补自。

秃 发

案 1：黄某，女，26 岁。

1978 年 11 月初，因工作劳累，睡眠不好，随见头顶部毛发成片脱落，两周之内，头发全部脱光，头皮瘙痒，曾去几个医院治疗，均诊为斑秃，全秃型。先后用过斑秃丸 60 丸，胎盘组织浆及维生素 B_{12} 等药，治疗无效。以致影响恋爱结婚，精神苦闷，1979 年 1 月 9 日来诊。

当时症情：头发眉毛全部脱光，皮红光亮，时而瘙痒，且伴头晕腰酸，烦闷失眠，神倦乏力，月经量少、错后，胃纳尚可。舌质红，苔薄，脉象细弦。检查局部头皮无炎性表现，查体亦无异常发现。

辨证：劳累伤肾，精血不足，毛发失养。

立法：补肾养血，凉血活血。

方药：二至丸加味。女贞子 10 克　旱莲草 10 克　生地黄 15 克　何首乌 15 克　枸杞子 10 克　黑芝麻 10 克　熟地黄 15 克　牡丹皮 10 克　红花 5 克　菟丝子 10 克　白芍 10 克。

2 月 14 日二诊：服上方 20 剂，两鬓渐生淡黄色纤细头发，夜眠好转，腰酸亦轻减。舌脉如前，效不更法。

女贞子 10 克　旱莲草 10 克　黑芝麻 10 克　何首乌 15 克　当归 10 克　熟地黄 15 克　枸杞子 10 克　菟丝子 10 克　牡丹

皮 10 克　白芍 10 克　侧柏叶 10 克　。

2 月 29 日三诊：又服上药 10 剂，两鬓新生的细发变粗变黑，头顶也长出纤细头发，腰酸、失眠情况基本消除，月事转调，舌淡红，苔薄白，脉细滑。继以上方十倍量，配成蜜丸，每重 10 克，1 天 2 次，久服以巩固疗效。

半年后复查，头部长满黑发，眉毛复生，一如常人，食眠二便如常，月经正常，肾气充，血气旺，斑秃痊愈。

1980 年 4 月 1 日随访，未见脱发，疗效巩固，已于 1979 年国庆节结婚。

案 2：徐某，男，46 岁。

脱发 5 年多，曾跑过几个大医院，用过多种方法治疗，脱发仍不能控制。经案 1 患者介绍，1979 年 8 月 20 日来诊。

当时症情：头发成片脱落，除两侧及后边发际处有稀疏纤细头发外，整个头皮光秃红亮，瘙痒，眉毛、胡须也基本脱落，伴腰酸胫软，乏力头晕，失眠，眠则多梦，健忘，食欲二便如常。舌质红有裂纹。苔薄白，脉沉细。查头部皮肤无炎症表现，一般体检亦无异常。

辨证：思虑劳倦过度，伤精耗血，血虚血燥，发失营养。

立法：补肾平肝养血。

方药：二至丸加味。冬青子 10 克　旱莲 5 克　牡丹皮 5 克　生地黄、熟地黄各 10 克　枸杞子 10 克　黑芝麻 10 克　桑椹 10 克　侧柏叶 10 克　何首乌 30 克　白蒺藜 10 克　当归 10 克。

9 月 6 日二诊：服上方 15 剂后，成片脱发情况基本控制，晨起枕巾上的落发明显减少。后又以上方去生地黄、枸杞子，加阿胶、萆薢，继服10剂，头皮瘙痒好转，可见纤细毛发生长。效不更方，又连续服上药近40剂后，头顶部头发已长齐，毛发由细变粗，由淡黄色变黑。头晕腰酸健忘肾虚诸症亦相继消失，即停用中药。

1980年4月3日，通过另一患者了解，其病情恢复满意，目前已长齐头发，临床治愈。

案3： 陆某，女，14岁。

1980年3月10日初诊：1979年夏季因考试精神紧张，即发现枕部毛发成片状脱落，有2分硬币大小，圆形，右侧眉毛亦脱落，自觉头晕，乏力，心悸失眠，不思饮食，二便如常。舌红苔黄，脉沉细。西医诊断：斑秃。

辨证：肝肾不足，血虚脱发。

立法：滋补肝肾，养血生发。

方药：黑芝麻5克　制何首乌10克　冬青子10克　旱莲草5克　生地黄、熟地黄各10克　当归10克　白芍10克　牡丹皮5克　侧柏叶10克　生牡蛎15克（先煎）（10剂）。

3月20日二诊：症情同前，舌红苔黄，脉沉细。原方加减续进。

女贞子10克　旱莲草5克　生地黄、熟地黄各10克　牡丹皮5克　当归5克　白芍10克　制何首乌10克　生牡蛎15克（先煎）　黑芝麻10克　黄精20克（10剂）。

4月7日三诊：服上方后眉毛稍长。再拟原方出入：

桑椹10克　石斛10克　女贞子10克　旱莲草5克　生地黄、熟地黄各10克　制何首乌15克　当归5克　黑芝麻10克　牡丹皮10克（10剂）。

5月5日五诊：头发、眉毛脱落略有好转。守方加减。

黑芝麻10克　制何首乌10克　冬青子10克　旱莲草10克　生地黄、熟地黄各10克　当归10克　白芍10克　桑椹10克　石斛10克　麦冬5克　牡丹皮5克。

7月17日六诊：进服上方约40剂，头发眉毛渐长，心悸失眠诸症均有好转，舌红苔薄，黄脉沉细，守原意化裁。

当归10克　熟地黄10克　黑芝麻10克　冬青子10克　旱莲草5克　制何首乌10克　白芍10克　牡丹皮5克　侧柏叶5克　茺蔚子10克。

9月1日八诊：又服上方12剂，头发已基本长齐，眉毛见黑，舌红苔薄白，脉沉细，原方再进12剂，以巩固疗效。

案4：黄某，男，42岁。

1983年4月4日初诊：两年多前头发呈片状脱落，发色变白，经疗养后头发复生。1982年4月头发又如前脱落，心情郁闷。舌红苔黄，脉沉细弦。有化学药品接触史。

辨证：肝肾阴虚，郁火内炽。

立法：滋阴清热泻火。

方药：生地黄、熟地黄各10克　黑芝麻10克　制何首乌15克　牡丹皮10克　山栀10克　侧柏叶10克　冬青子10克　旱莲草10克　地骨皮10克　生牡蛎20克（先煎）　白芍10克。

5月19日二诊：服上方10剂后脱发减少，舌红苔薄黄，脉细弦。守原方出入。

黑芝麻10克　冬青子10克　旱莲草10克　地骨皮10克　牡丹皮6克　生地黄、熟地黄各10克　玄参10克　侧柏叶

10克　制何首乌15克　黄精20克　当归10克。

守方加减服用30余剂，头发渐黑，新发长出，脱发基本停止，仍服用原方巩固疗效。

按语：根据斑秃的临床表现，似属于中医的"油风""鬼剃头"病的范畴。《医宗金鉴》中所说的"油风毛发干焦脱，皮红光亮痒难堪"，概括了斑秃的症状。该书认为本病的病因病机是风盛燥血，治疗所用的内服药，神应养真汤首位药就是羌活，所用熏洗药也以散风药为主，总之，在养血的同时，很重视祛风药的应用。我则根据《内经》有关"肾藏精，主骨生髓""其华在发"，以及精血相生，精足血旺，毛发蕃茂润泽等理论，认为头发的生机根源于肾，发的润养来源于血，所以治疗脱发斑秃，必须紧紧抓住肾虚精血不足这个本。所举四例，均以补肾养血为主，用二至丸加味，收到满意疗效。《医方集解》中说"二至丸，此足少阴药也，女贞甘平，益肝补肾，旱莲甘寒，入肾补精，故能益下而荣上，强阴而黑发也"。根据我的临床体会，二至丸滋而不腻，补而不燥，且有凉血润燥作用，是治斑秃的良方，再加上何首乌、地黄、当归、枸杞子等以增滋补之力，配用牡丹皮、侧柏叶等以助凉血润泽之功，药效就更理想了。关于《医宗金鉴》中重视祛风药的应用，我在临床上是根本不用的，因恐辛温散风药，有耗血动血之弊，虚其所虚，适得其反。

摇头风

张某，男，40岁。

1970年5月2日初诊：头摇不能自主，有时手颤已四年余，曾先后在某等医院诊断为帕金森病，经服药效不显。舌质红，苔薄白，脉象弦而尺弱。

辨证：肾阴不足，肝风内动。

立法：滋阴，潜阳，息风。

方药：生地黄24克　生牡蛎30克（先煎）　生石决明30克（先煎）　紫石英30克　鳖甲12克（先煎）　钩藤15克　白芍12克　天麻10克　僵蚕12克（6剂）。

5月11日二诊：上方服6剂，头摇手颤基本控制。守上法去天麻、僵蚕，加制何首乌、龟甲、全蝎。

生地黄24克　生牡蛎30克（先煎）　生石决明30克（先煎）　紫石英30克　鳖甲12克（先煎）　钩藤15克　白芍12克　制何首乌30克　龟甲30克（先煎）　全蝎3克。

连服20余剂而诸症平息。

按语："诸风掉眩，皆属于肝"。本案以摇头手颤为主症，其病在肝。肝风内动，在于肾水亏而不能涵养，因此，首治药用牡蛎、石决明、紫石英重镇潜阳；地黄、白芍、鳖甲滋养肝肾；天麻、僵蚕平肝息风。后以上方加入何首乌、龟甲滋其肾水，因缺药而去天麻、僵蚕代以全蝎，是以肝肾兼顾，标本同治，取得满意疗效，观察多年未复发。

鼻　渊

郑某，男，27 岁。

1978 年 7 月 12 日初诊：常发头痛一年余，痛以前额及鼻梁处为主，发则鼻塞或流清涕，香臭不闻，近日又发，并有耳下肿痛（但不红），午后稍有低烧。舌质淡红，苔腻，脉象细滑而小数。

辨证：肺气通于鼻，为清气出入之道路，风寒外受，闭塞清窍，郁而生热，则成鼻渊。

立法：辛开透窍，通利肺气。

方药：川芎 10 克　白芷 6 克　苍耳子 10 克　细辛 2.5 克　辛夷 10 克　菊花 10 克　苍术 10 克　葛根 10 克　陈皮 6 克（3 剂）。

7 月 15 日二诊：药后头痛减轻，鼻塞已通，清涕亦止，耳下仍有微肿，舌苔薄腻，守上法出入。

苍耳子 10 克　辛夷 10 克　白芷 6 克　川芎 10 克　细辛 2.5 克　菊花 10 克　佩兰 10 克　蝉蜕 5 克　黄芩 10 克（3剂）。

连服 3 剂，上症全愈。

按语：头痛之发，病因甚多，本例系因风寒凝郁，邪闭肺窍，故发则鼻塞流涕，证属鼻渊。治以苍耳子、辛夷、白芷、菊花、细辛、苍术散风寒而开肺窍；陈皮理肺气；川芎上行活血散风止头痛；葛根开阳散风止痛。复诊时症已减轻，风寒渐解，清阳已升，故去苍术、葛根、陈皮，加佩兰芳香化浊，蝉蜕疏风邪，黄芩清肺热，诸药为伍，疗效颇著。

舌痛

林某，女，成年。

1985 年 4 月 25 日初诊：舌痛以舌根为甚，脐周隐痛，时有便泄，但无里急后重，自觉内热较盛。舌红，苔灰黄而厚腻，脉细弦。

辨证：湿热壅脾，心肝火旺。

立法：清化湿热，泻肝抑火。

方药：山栀 10 克　连翘 10 克　黄芩 10 克　生甘草 5 克龙胆草 6 克　芦根 20 克　郁金 10 克　焦三仙各 10 克（6剂）。

复诊：舌痛减轻，脐周仍痛，便泄未止，舌苔虽化薄但仍灰黄，脉象弦细。此热有退而湿仍未化，再以原法出入。

藿香 10 克　佩兰 10 克　厚朴花 5 克　芦根 20 克　滑石 10 克　扁豆 10 克　枳壳 10 克　山栀 6 克　生地黄 10 克　生龙骨、生牡蛎各 15 克（先煎）　玄参 10 克（6剂）。

再诊：舌已不痛，内热已清，但停药则舌痛复发作，且咳嗽时作。苔薄黄，脉细弦，当予清热养阴，并佐以利肺，以资巩固。

黄芩 10 克　山栀 10 克　芦根 20 克　生地黄 6 克　玄参 6 克　扁豆 15 克　茯苓 10 克　杏仁 10 克　象贝母 6 克　连

翘 10 克　谷麦芽各 10 克（6 剂）。

按语： 舌痛多属火旺，常用导赤散治疗，但导赤散所治之舌痛以舌尖痛为主。本例病人以舌根痛为著，故不选用导赤散。舌为心苗，脾脉连于舌本，肝脉绕于舌，本例患者因腹痛便泄，苔灰黄腻，显属湿热壅脾，脉弦属肝，舌红属心火，脉细则又系阴津不足，故初诊用龙胆草、黄芩，清化肝脾湿热；山栀、连翘清泻心火；郁金疏其郁；焦三仙化其滞；芦根利湿而不伤阴。二诊时及时加用生地黄、玄参滋养阴分扶正才能巩固疗效。

失 音

李某，男，40岁。

1983年10月10日初诊：三个月前因感受风寒及说话过多，突然音哑，咽干不欲饮，形体消瘦，眠少，胃脘胀闷，饮食不香，大便干结。舌微红，苔薄黄，脉弦滑。

辨证：感受外邪，肺气不宣。

立法：滋阴润肺，宣肺开音。

方药：玉蝴蝶3克　凤凰衣3克　炙麻黄5克　桔梗6克　生甘草3克　锦灯笼6克　蜂蜜1匙（冲）　杏仁10克　蝉蜕5克　全瓜蒌20克　枳壳10克（6剂）。

二诊：音哑好转，说话时觉咽痛，有痰，再以原意出入。

沙参10克　麦冬10克　玉蝴蝶3克　凤凰衣3克　蝉蜕3克　杏仁10克　全瓜蒌15克　枳壳10克　桔梗6克　生甘草3克　玄参10克（6剂）。

三诊：音哑好转，声音渐响，发音仍不自然，口干，舌红苔黄。又进上方10余剂，声音逐渐洪亮而愈。

按语：平素多言，肺气受损，偶感风寒之邪，肺气郁闭而致失音，即"金实不鸣"之谓。治以滋阴润肺，宣肺利气。方中玉蝴蝶苦寒，入肝肺经，有润肺舒肝之效，为本方主药；凤凰衣性平，有养阴清肺之效，伍玉蝴蝶清肺滋润；麻黄、桔梗、杏仁、蝉蜕开肺气；全瓜蒌、枳壳降气化痰；锦灯笼清热解毒，共奏开肺气、滋肺阴、清热化痰之效。

梅核气

茅某，男，25 岁。

1977 年 8 月 27 日初诊：咽部如有物堵已三年，经五官科多次检查，诊为慢性咽炎。近三个月来更觉胸部及胃脘有气窜走疼痛，喜太息，口干苦，纳尚可，大便结，曾用消炎止痛等西药及半夏厚朴汤、牛黄解毒丸等中药疗效不显。就诊时咽部有轻微胀痛感。舌质红，苔薄而腻，脉象弦细而滑。

辨证：气滞热郁，痰气结阻。

立法：开胸散结，和胃化痰。

方药：全瓜蒌 25 克　薤白 10 克　丹参 12 克　檀香 5 克　砂仁 5 克　黄连 3 克　山豆根 10 克　菖蒲 5 克　广郁金 10 克　藿梗、苏梗各 10 克（6 剂）。

9 月 3 日二诊：药后症减，咽喉堵塞已不明显，胸及胃脘仍有串痛，再以原方出入。

藿梗、苏梗各 10 克　全瓜蒌 20 克　黄芩 10 克　法半夏 10 克　郁金 10 克　苍术 10 克　厚朴 5 克　薏苡仁 15 克　香附 10 克　滑石 15 克（6 剂）。

9 月 12 日三诊：咽堵近除，胸仍感闷，口干，舌尖红，苔黄腻，脉弦细，守原法加清热生津之味。

旋覆花 10 克（包）　郁金 5 克　川芎 5 克　香附 5 克　川

楝子 10 克　全瓜蒌 30 克　芦根 30 克　天花粉 12 克　厚朴花
5 克　连翘 10 克。

服 6 剂，诸症近期消失。

按语：梅核气多因七情郁结，凝痰结气所致，传统方半夏
厚朴汤以调气散结每每有效，但本案屡用此方却不效，原因何
在？细审脉证，知患者不仅痰凝气滞，且气滞日久化热灼津，
非单纯调气散郁能建功，后用瓜蒌开胸散结；薤白通阳行气；
半夏、黄连辛开苦降；砂仁、藿梗、苏梗理气和胃，疏利肠胃
气滞；郁金疏肝解郁；再用菖蒲化痰开窍；山豆根清热解毒利
咽；檀香理膻中之气滞；丹参活血化瘀，是以药后咽部堵塞感
即轻减。待咽堵好后，伤阴现象较重，最后在开胸散结之中，
辅以天花粉、连翘、芦根清热生津之品善后。所以，在辨证论
治中，既要掌握常法，又要运用变法。

偏头痛、眩晕

梁某，女，51岁。

1984年12月6日初诊：左侧偏头痛，眩晕阵发三年。心烦急躁，月经量多，色红，经期尚准。舌体胖边有齿痕，舌红，苔薄黄，脉弦细数。

辨证：七七之年，天癸将竭，肝经气火上扰。

立法：镇肝清火息风，兼以气血两调。

方药：生石决明15克（先煎）　生龙骨、生牡蛎15克（先煎）　夏枯草10克　川芎10克　菊花9克　钩藤10克　郁金10克　当归10克　葛根6克　香附10克　木贼草10克（6剂）。

1985年5月27日诊：上方加减连服18剂，头痛眩晕皆好，月经量减少，近日又感头痛眩晕，但程度较轻，伴腹胀腰酸，大便不爽，苔黄，脉弦细。此乃肝阳上亢，气机不畅，当平肝潜阳，调理气机。

生石决明15克（先煎）　明天麻6克　钩藤10克　夏枯草10克　大腹皮10克　枳壳10克　瓜蒌10克　陈皮6克　香附10克　绿萼梅10克　焦三仙各10克（6剂）。

6月3日诊：诸症均瘥，头不痛，偶感头昏，腰不酸，腹不胀，唯自觉易于上火，小便黄，梦多，舌苔薄，脉细弦，再以清泄之品以资巩固。

川芎 10 克　菊花 10 克　生石决明 20 克（先煎）　车前子 10 克（包）　夏枯草 10 克　豨莶草 10 克　牛膝 15 克　芦根 20 克　滑石 10 克　枳壳 10 克　陈皮 10 克（6 剂）。

按语：本证属西医之更年期综合征，中医辨证属肝经病变，不可一味套用成方，需具体辨证施治。初诊时根据肝经气火上扰的病机，方药用夏枯草、菊花、木贼草清肝；生石决明、生龙骨、生牡蛎镇肝，钩藤息风；香附、郁金、当归调气和血，诸药皆降气火配少量葛根可使清气上升，如此升降结合使浊降清升，头痛眩晕诸疾，自当缓解。二诊时肝阳上亢气机不畅，故用石决明、夏枯草清肝潜阳；天麻、钩藤息风；瓜蒌、枳壳、大腹皮等理气。因辨证与用药息息相符，故疗效显著。

眩 晕

案1：耿某，女，46岁。

1985年4月18日初诊：头晕，两手麻木，一日数发，发则跌倒，已有月余，素来胃肠不和，缓解时头脑不清，记忆力下降。苔腻中黄，脉细弦滑。西医多种检查未见异常。

辨证：肝阳夹痰热上涌，清阳不展。

立法：清泄痰热，平肝潜阳。

方药：礞石10克（先煎）　沉香1.5克　木香5克　半夏10克　天麻6克　白术10克　钩藤10克　石决明20克（先煎）　茯苓15克　佩兰10克　陈皮10克（6剂）。

4月25日二诊：药后仅晕倒过1次，很快即缓解，头晕已减，寐差。苔已化薄，脉细弦，原意出入再进。

礞石10克　沉香1.5克　酒军3克　法半夏10克　天麻10克　钩藤10克　僵蚕粉6克（冲）　琥珀3克（冲）　朱砂0.6克（冲）　羚羊角粉0.6克（冲）　白术6克（6剂）。

5月9日三诊：眩晕明显减轻，已不晕倒，睡眠欠实，舌红，苔薄黄。无痰不作眩，再以化痰定眩，参以安神法治之。

法半夏10克　陈皮10克　茯苓15克　天麻10克　钩藤10克　礞石10克　黄芩10克　沉香1.5克　酒军3克　合欢皮10克　夜交藤10克（6剂）。

药后眩晕未作，夜寐转佳，情况良好。原法加减，调理巩固数日而停药。

按语：本例眩晕，一日数发，属于重症。"无痰不作眩"，故治以平肝潜阳，清热化痰。因考虑到患者素有胃肠不和，故选礞石滚痰丸合半夏白术天麻汤，加用钩藤、石决明、僵蚕粉、羚羊角粉，平肝以息风。盖肝阳上亢，可以化风，眩晕重症，即属风象，所以又入琥珀、朱砂入心安神，故药后效果显著。

案 2：纪某，男，43 岁。

1978 年 7 月 10 日初诊：几天以来头重而晕，甚则目眩，周身酸楚无力，胸前憋闷，食欲不振，时有泛恶。舌质淡红，苔腻略黄，脉象细濡。

辨证：暑热上蒸，湿浊中阻。

立法：祛暑化湿。

方药：鲜藿香 10 克　鲜佩兰 10 克　厚朴 6 克　陈皮 5 克　茯苓 12 克　通草 5 克　芦根 30 克　滑石 15 克　枳壳 10 克　焦三仙各 10 克（3 剂）。

药后遍体微微汗出，昏眩渐轻，胸闷近除，食欲增，泛恶止，舌苔转薄，守方 3 剂而愈。

按语："因于湿，头如裹"，适值夏令，暑湿之邪，阻滞中焦，上蒙清窍，致使清阳不升、浊阴不降，清窍不利，故见头目眩晕、身楚、胸闷、泛恶、苔腻等症，治用藿香、佩兰、厚朴芳香化浊除湿；以茯苓、通草、芦根、滑石渗利祛湿而兼清暑；陈皮、枳壳、焦三仙理气消导，健脾以助运化。药后微微汗出，暑清湿化，诸症悉解。

胸痹、眩晕

徐某，男，77岁。

1977年8月18日初诊：去年开始经常胸闷心悸，且伴头昏头痛，头重脚轻，步履困难，心胸灼热，烦躁，欲冷饮，时咳吐黄稠痰，夜眠不实，多噩梦。舌质红绛，苔薄黄，脉弦。血压226/86mmHg。查眼底视乳头尚可，动脉粗细不均，动脉反光度增强。眼底检查意见：眼底动脉硬化。听诊：心尖部有二级收缩期杂音，心率85～90次/分，律齐，$A_2 > P_2$。胸透：两肺纹理增多，主动脉屈曲延长，心尖部稍翘起。心电图报告：左前半支传导阻滞，电轴左偏 $-50°$。有心肌供血不足表现。西医诊断：高血压、冠心病。

辨证：阴虚阳亢，胸阳痹阻，肝阳夹痰火扰动心神。

立法：养阴平肝，宽胸理气为先。

方药：生地黄12克　菊花10克　石决明30克（先煎）夏枯草12克　地龙10克　郁金5克　玄参10克　全瓜蒌20克　旋覆花10克（包）（6剂）。

8月24日二诊：胸闷、心悸、头昏减轻，但心烦灼热未除，咽干，头痛，咳痰不爽，便稀。脉舌同前，当养阴清心，化痰安神佐以潜阳。

生地黄12克　玄参10克　麦冬10克　百合10克　丹参

10 克　生龙骨、生牡蛎各 30 克（先煎）　山栀 10 克　连翘 10 克　全瓜蒌 12 克　莲子心 6 克　川贝母 5 克（6 剂）。

8 月 31 日三诊：胸闷眩悸诸症近解，心烦燥热亦减，咳痰也少，效不更方，守方再进。

生地黄 12 克　玄参 10 克　麦冬 10 克　百合 10 克　丹参 10 克　生龙骨、生牡蛎各 30 克（先煎）　山栀 10 克　连翘 10 克　全瓜蒌 12 克　莲子心 6 克　川贝母 5 克（6 剂）。

9 月 9 日四诊：胸宇舒畅，头昏头痛，烦悸等症已平，已能外出散步，但睡眠不实，守上方加夜交藤 30 克再进。

9 月 20 日五诊：症已缓解，纳食已香，起居作息正常，血压保持在 150/98mmHg 上下，守上方 6 剂，隔日 1 剂，以巩固疗效。随诊观察月余，病情未见波动。

按语： 本例西医诊断为高血压、冠心病，中医多从"胸痹""眩晕"论治，该患者胸闷心悸，烦躁灼热，睡眠不实是胸阳痹阻，痰热扰动心神所致；头昏而痛，脉弦劲是肝阳上亢的表现，初诊用养阴平肝宽胸理气，虽头昏胸闷减轻，但心烦灼热不除，待二诊时从养心阴、宁心神以潜阳入手，取玄参、莲子心、麦冬、生地黄、连翘以养阴清心降火；加瓜蒌、贝母以清化热痰；山栀除烦热；生龙骨、生牡蛎重镇平肝潜阳；百合宁神；丹参活血化瘀，从而诸症迅速减退，血压稳定，能够出外散步。

胃脘痛、眩晕

张某，女，45岁。

1984年12月6日初诊：头目眩晕头疼已十余年，近年来胃脘疼痛，嘈杂，泛恶欲呕，呃逆，心慌，纳谷不香。舌黯、苔薄黄，脉弦涩。

辨证：肝阳上亢，胃气不降。

立法：潜肝降胃。

方药：生龙骨、生牡蛎各15克（先煎）　香橼皮10克　佛手5克　旋覆花10克（包）　广郁金10克　香附10克　清半夏10克　陈皮6克　钩藤10克　代赭石15克（先煎）　竹茹6克（6剂）。

复诊：药后泛恶欲呕已好，头疼头晕心慌均减，仍打呃，胃脘胀痛，大便秘结，每日一行。再以潜肝降逆通腑。

生龙骨、生牡蛎各15克（先煎）　香橼皮10克　佛手5克　旋覆花10克（包）　广郁金10克　全瓜蒌20克　代赭石10克（先煎）　钩藤10克　菊花9克　竹茹6克　酒军3克（7剂）。

三诊：药后大便通畅日行一次。胃脘仍有疼痛，每于夜晚发作，头痛耳麻，心烦寐差，全身肌肤不适，得重按则舒快。舌黯苔薄，脉细弦。气血失和，当遵"疏其血气，令其条达"

之旨治之。

旋覆花 10 克（包）　广郁金 10 克　香附 10 克　益母草 10 克　地龙 10 克　葛根 10 克　黄精 20 克　豨莶草 10 克　羌活 10 克　夏枯草 10 克　焦三仙各 10 克（6 剂）。

四诊：上方加减连服药 12 剂，头疼眩晕渐减，唯胃脘疼不愈，泛泛欲恶，舌红苔薄，脉细弦，当以疏肝和胃，化瘀止痛。

柴胡 6 克　清半夏 10 克　香附 10 克　香橼皮 10 克　佛手 5 克　枳壳 10 克　炒蔻仁各 3 克　苏梗 10 克　金铃子 10 克　元胡粉 3 克（冲）　荜澄茄 10 克（6 剂）。

五诊：又服上药 6 剂，胃疼已好，呃逆亦止，纳谷渐香，眩晕、头痛、身麻亦痊，唯仍疲乏多梦，舌黯略红少苔，脉细弦，再予调理，以善其后。

旋覆花 10 克（包）　代赭石 10 克（先煎）　太子参 10 克　清半夏 10 克　生姜 2 片　大枣 3 个　炙甘草 3 克　马尾连 6 克　吴茱萸 1.5 克　香橼皮 10 克　佛手 5 克（6 剂）。

按语：肝胃不和有宜疏肝理气和胃者，有宜镇肝降逆者。本例肝阳上亢而眩晕，胃气不降而胀痛，故初诊用生龙骨、生牡蛎、代赭石、钩藤以潜肝阳，香橼皮、佛手、竹茹、旋覆花，降胃中逆气；陈皮、半夏燥湿止呕；香附、郁金疏利气机。二诊呕恶止，诸症减，但腑气不畅，乃取大黄瓜蒌降气通腑。三诊时腑气虽通但气血未和而"疏其血气，令其条达"；四诊则因其肝阳虽潜而肝气不舒，横逆犯胃，故选用柴胡、香附以疏肝；香橼皮、佛手、枳壳、苏梗宽中降气；砂仁、蔻仁理气和中；清半夏降逆和胃；而以金铃子、元胡化瘀止痛。因胃喜温润而不喜燥热，故选用荜澄茄之温散而不燥热，以加强止痛之效。五诊时诸症均愈而转入调理，以资巩固。总之前后治疗，虽不离肝胃气血，但每次诊疗的重点各有不同。

湿痰咳喘

卢某，男，44岁。

1977年8月27日初诊：经常咳嗽胸闷三年余，经胸透等检查诊断为：慢性支气管炎，肺气肿。目前，咳嗽痰多清稀，时有黑色痰，胸闷，无寒热，口不渴，咳剧则喘促，用止咳平喘药能暂效，停药又复发，无明显季节性，秋冬稍剧。诊时两肺呼吸音减弱，心音弱律齐。舌质红，苔白腻，脉象细弦而滑。

辨证：痰湿阻滞气机，脾失健运，肺失肃降。

立法：燥湿化痰，降气平喘。

方药：二陈汤加减。清半夏10克 陈皮10克 茯苓12克 款冬花10克 白果10克 葶苈子10克 全瓜蒌12克 枳壳10克 薤白10克 当归10克 赤芍10克（6剂）。

9月6日二诊：药后胸内渐次宽舒，咳嗽减轻，稀痰仍多，守上方去白果之收敛，加苏子、苏梗以宽胸降气。

清半夏10克 陈皮10克 茯苓12克 苏子、苏梗各10克 全瓜蒌12克 款冬花10克 葶苈子10克 枳壳10克 薤白10克 当归10克 赤芍10克（6剂）。

9月14日三诊：胸闷已除，咳痰减少，但呼吸较粗。守原意出入。

清半夏 10 克　茯苓 10 克　葶苈子 10 克　杏仁 10 克　川贝母 5 克　枳壳 10 克　苏子 10 克　枇杷叶 10 克　橘红 5 克　神曲 10 克　全瓜蒌 12 克（6 剂）。

9 月 20 日复查：咳嗽近期控制，随访月余未复发。

按语：寒痰宜温，热痰宜清，湿痰宜燥，燥痰宜化，此系常法。然而痰阻气滞又须辅以降气、行气之品，非理气而聚结之痰不能解，虽止咳平喘有暂效，但痰白之穴不能开，肺窍必然不利，故咳喘反复发作。本例系痰阻气滞，肺失肃降，治用燥湿化痰之二陈汤去甘草之甘缓，加瓜蒌、薤白、枳壳理气开胸；入款冬花、白果、葶苈子祛痰定喘，以使其气顺而痰解；因久咳气，滞血必受阻，故佐以当归、赤芍以活血，从而收效良好。二诊时去白果之收敛，加苏子、苏梗以温肺行气，故胸闷得除，痰浊进一步减少。终以降气除痰、健脾和胃而善后。

寒痰咳喘

薛某，男，40岁。

1972年6月23日初诊：自幼咳喘，遇冷加重，发作时胸闷气憋，呼吸困难。西医诊断为支气管哮喘，曾经胸透证实有肺气肿，服定喘西药，时轻时重。最近有阵发性痉咳，并伴哮喘，咳痰色白而稀，量多。舌苔薄白，脉象弦而略滑。

辨证：寒痰内停，痰饮犯肺，气机不利。

立法：温肺散寒，敛肺定喘。

方药：麻黄10克　附子10克　白果100克　五味子10克　葶苈子10克（3剂）。

6月26日二诊：服药后，痉咳与喘均平，痰量多而易咯出，有时稍有一二声轻微咳嗽。此外，近二年来，大便每日二三次，但不稀。此系伏寒伤肺，痰浊内停，气不摄纳，上方加重麻黄、附片之用量，乘胜追击，不让其宿寒停留，再加白术，取术附配合，可温阳健脾，以截生痰之源；因久喘肺气耗散，肾气亦亏，将五味子加重其量，以冀敛肺定喘，敛气固肠。

麻黄12克　附子12克　白果10克　五味子12克　葶苈子10克　白术10克。

连服3剂，咳喘未发，大便次数减至日一两次，近期疗效颇著。

按语：本例系多年寒性咳喘，肺寒停饮，反复发作，在发作期间非温不平，故用麻黄辛开；五味子、白果酸敛；附子温散；葶苈子化痰平喘。复诊时咳喘渐平，于原方中再加白术，并加重麻黄、附子、五味之用量，很快取效。本方药少力专，方中重用麻黄和附子，使温肺散寒之力加强，服后亦无发燥或过汗现象，一般 1～2 剂后咳喘就可缓解。

热痰咳喘

案 1： 刘某，男，60 岁。

1977 年 8 月 19 日初诊：1972 年曾患肺结核，经抗痨治疗已经钙化。近一年多来经常胸闷，呼吸不利，时有喘促，微咳，咳痰黄稠，西医诊为老年性慢性支气管炎，屡用消炎止咳平喘及宣肺化痰等中西药效不显。纳可，大便稍且干结，二三日一次，小便时黄，听诊两肺呼吸音减弱，未闻及干湿性啰音。唇紫黯，舌苔白，厚腻，脉象弦滑。

辨证：痰热阻遏肺胃，升降机能失职。

立法：清肺化痰，通利大肠。

方药：桑白皮 10 克　杏仁 10 克　全瓜蒌 30 克　枳实 10 克　冬瓜子 12 克　清半夏 10 克　生薏苡仁 12 克　黄芩 10 克　川贝母 1.5 克　百部 10 克　莱菔子 10 克（6 剂）。

8 月 26 日二诊：咳嗽咳痰均减，大便通利，肺胃之气已畅，但苔仍厚腻，脉滑，再以原方增删。

桑白皮 10 克　杏仁 10 克　全瓜蒌 30 克　枳实 10 克　冬瓜子 12 克　清半夏 10 克　黄芩 10 克　川贝母 1.5 克　百部 10 克　莱菔子 10 克（6 剂）。

9 月 8 日三诊：药后胸闷喘促诸症减轻，守上方加沙参 10 克，6 剂。

9月15日四诊：诸症渐次向愈，饮食休息调养之。随访月余未复发。

按语： 肺与大肠相表里，脏病治腑，通利大肠可以起到宣降肺气之作用。本案患者肺失肃降之气，腑失通降之能，故肺胃痰热阻滞，腑行不畅，治疗重在清肺化痰，通利大肠。清肺化痰如桑皮、杏仁、半夏、黄芩、百部、贝母、薏苡仁、冬瓜子；通利如瓜蒌、枳实、莱菔子。从而使热痰得解，腑气得通而肃降之能得以恢复。二诊时症状已减轻，效不更方，于原方加橘红化痰理气，症得进一步好转，再诊时增入沙参清养肺胃，终得咳喘平而病愈。

案2： 赵某，女，56岁。

1972年6月15日初诊：多年咳喘，发作时不能平卧，不能安睡，喉中有痰声，早晚咳喘尤甚，近日咳喘发作，并有轻度浮肿。西医诊断为慢性支气管炎、哮喘性发作。舌苔薄黄，脉象滑数。

辨证：痰热迫肺，肺失宣利。

立法：宣肺定喘。

方药：麻黄15克　杏仁15克　黄芩15克　地龙15克川芎5克　全蝎3克（3剂）。

6月19日二诊：服药后，咳喘大为减轻，已能平卧，夜寐亦安，浮肿逐渐消退，药中病机，稍轻其量，守方再进。

麻黄12克　杏仁12克　黄芩12克　地龙12克　川芎5克　全蝎3克。

连服3剂，咳喘近期控制，浮肿全消。

按语： 本例系热性咳喘，痰热迫肺，肺失宣利，以致咳喘时发。肺闭宜开，痰热当清，方中用麻黄、杏仁宣肺定喘；清热不用石膏之辛寒，而用黄芩之苦寒，以清泻上焦实火及肺热；加入地龙更可发挥平喘作用；川芎、全蝎有活络镇痉作用，我常在咳喘发作剧烈时加之，咳喘即见缓解。

案3：刘某，男，50岁。

1980年11月6日初诊：三年前因患感冒，治疗不彻底，经常咳嗽，痰多色白而黏，胸闷时痛，憋气，咽痛，天气变化时加重，以夏季为甚。纳食尚可，二便正常。舌黯苔黄，脉象细滑。

辨证：痰热阻肺，肺气不宣。

立法：清肺化痰，止咳平喘。

方药：麻黄6克　黄芩10克　杏仁10克　地龙10克　川芎10克　全蝎3克　甜葶苈10克　冬瓜子10克　生薏苡仁15克（6剂）。

二诊：咳嗽减轻，痰量亦少，咯吐黄痰，晨起咳甚，咽干喉痒，舌尖红，苔薄黄，脉细滑，再以理肺化痰。

桑白皮10克　杏仁10克　象贝母5克　化橘红5克　半夏10克　全瓜蒌15克　冬瓜子15克　苏子10克　莱菔子10克　枇杷叶10克　生薏苡仁10克（6剂）。

三诊：咳嗽大减，偶咳吐黏稠黄痰，舌红苔黄，脉细滑，再以清肺化痰。

桑白皮10克　黄芩10克　杏仁10克　桔梗10克　生薏苡仁15克　沙参10克　麦冬6克　芦根15克　象贝母5克　莱菔子10克　枇杷叶10克（6剂）。

按语：本例起病于外感风寒，治疗不得力，渐成咳喘，胸闷痰多，痰色虽白，但黏不利，舌苔黄，病属痰热阻肺，肺气失宣，治以宣肺清热，解痉化痰。先予麻黄、杏仁宣肺；黄芩清解肺热；杏仁、葶苈子、冬瓜子化痰；川芎、全蝎、地龙活血通络解痉；生薏苡仁健脾利湿。药后咳嗽明显减轻，再诊时去麻黄之宣，易以桑白皮之清肃，加象贝、化橘红、半夏、瓜蒌、苏子、莱菔子以化痰，药后咳嗽减轻，气喘亦罢，又进清润和肺之品而获良效。

虚　喘

张某，男，66岁。

1977年8月17日初诊：咳嗽气喘已十余年，初起每年冬天发作较剧，最近二年夏天亦发，病情愈来愈重，非用西药镇咳定喘剂而不能缓解，反复发作一直未能控制。近两周来，因感冒气喘又发，动则喘急，伴心悸，烦闷，口干欲饮，夜间不能平卧，咳吐少量白黏痰，面黄消瘦，纳差，易汗，腰酸痛，夜尿频。舌质红，苔黄，脉象沉滑略弦。经胸透等检查为：慢性支气管炎合并肺气肿。

辨证：肺肾俱虚，气失摄纳。

立法：益肾、纳气、平喘。

方药：生地黄、熟地黄各12克　五味子6克　冬虫夏草5克　紫石英30克　沉香末1.5克　杏仁10克　玄参10克麦冬10克　茯神10克　炙甘草6克　砂仁5克（6剂）。

8月23日二诊：药后咳喘渐平，心悸烦闷干渴诸症均减，自觉面部皮肤有蚁行感，尿黄口苦，守原方加车前子。

生地黄、熟地黄各12克　五味子6克　冬虫夏草5克紫石英30克（先煎）　沉香末1.5克　杏仁10克　玄参10克麦冬10克　茯神10克　炙甘草6克　砂仁5克　车前子10克（包）（6剂）。

8月29日三诊：药后咳喘基本控制，已能平卧，面部蚁行感已消失，尿黄口苦亦除，睡眠不实，有时心悸，黄苔已退，脉象细滑，原方加减。

生地黄、熟地黄各12克　五味子6克　冬虫夏草5克　紫石英30克（先煎）　沉香末1.5克（冲）　杏仁10克　玄参10克　麦冬10克　当归10克　茯神10克　炙甘草6克　砂仁5克。

9月13日四诊：服上方12剂，诸症平稳，咳喘未作，精神好，胸亦畅，已能恢复一般工作，用上方配做药丸，以巩固疗效。

按语：咳喘一症，见症颇多，病机亦各不尽同。临证有虚实之分，在肺在肾之异。在肺者多实，治以宣肺止咳平喘为主，因肺主呼吸，肺位最高，且具宣发肃降之能，故实喘为轻，宣肺降气，气喘可解。在肾者多虚，动则喘甚，肾为气之根，主纳气，治疗重在温肾纳气佐以镇摄始能平。本案患者，年老久喘，肺肾之气俱虚，尤其是肾失纳气之能，更兼水火不济，故在温肾养肺之中佐以镇纳之味，方中以地黄、冬虫夏草、五味子温肾纳气；玄参、麦冬清金保肺；杏仁宣利肺气。此乃肺肾同治，再加紫石英、沉香以重镇降气而平喘，当归、炙甘草、茯神以安心神，少佐砂仁以醒脾，兼防地黄之腻滞，复诊时还加车前子以利水祛痰，这样仅诊数次肺气得平，肾气得纳，而使诸症得解。

哮　喘

案1：陈某，女，15岁。

1976年7月12日初诊：患者自三岁时即发哮喘，初起发作轻微，后来愈发愈频，以春夏为剧。发则气不接续，喘促痰鸣，不能平卧，不思饮食，常用氨茶碱、麻黄素等止咳平喘药及青、链霉素等抗感染药才能缓解。近日外受风寒，哮喘又发，诊见张口抬肩，呼吸喘促，两肺哮鸣音及散在干湿性啰音，痰多而稠。颜面苍白，舌质红，苔黄腻，脉象细弦。

辨证：宿痰内伏，郁久成热，外寒相引，以致哮喘复作，系属肺寒隔热，本虚标实。

立法："急则治标"，先以宣肺清热，止咳平喘。

方药：定喘汤加减。麻黄10克　白果3个（打）　黄芩10克　苏子10克　地龙15克　杏仁12克　款冬花10克　川芎10克　全蝎5克（6剂）。

8月13日二诊：服药后哮喘已缓解。一个月来只发作一两次，程度较前减轻。发作时，服上药即平。唯动则气喘，汗多，不思食。"缓则治本"当补肾纳气，益肺化痰平喘为法。

1977 年 9 月 6 日再诊：自诉发作时用初诊方，发作缓解后用复诊方，交替服用近年余（有时中断或隔日 1 剂），哮喘基本控制。现咳痰不多，动则有轻度痰鸣气促，一直没有大发作。能从事一般活动，嘱用复诊方加倍做丸药服用，以巩固之。

按语： 临床上凡是见到呼吸困难，喘促痰鸣，不得卧的病人，均称哮喘发作。过去历代有的医家将哮与喘分开论述，认为呼吸急促喉间有痰鸣声的名哮；张口抬肩喘急而无痰声的名喘。即如《医学正传》所说："喘以气息言，哮以声响鸣。"此外，还有喘分虚实、哮分冷热的分治方法。但在临床上哮与喘是很难区分的，因两证均有呼吸困难的共同症状，哮必兼喘，喘虽不一定兼哮，但喘甚也可成哮，故两证病情类似，其病因病理也大致相同，所以在临床上即统称哮喘，常合并论治。

哮喘之病，以体内有痰为主要因素，宿痰积饮是哮喘病的主要环节，如《症因脉治》指出："哮病之因痰饮留伏，结成窠臼，潜伏于内，偶有七情之犯，饮食之伤，或外有时令之风寒，束其肌表，则哮喘症作矣。"发作常与外邪、饮食、情志、劳倦等有关，与气候变化尤为密切。发作时，痰随气升，气因痰阻，相互搏结，阻塞气道，肺气升降不利，以致呼吸困难，气息喘促，气之出入，常可引触停痰而在喉中发出痰鸣之声。痰的来源，由津液所化，津液生于水谷，如脾土虚弱，不能为胃行其津液，反而积湿蒸痰，上贮于肺，肺失治节，外卫不固，易被各种因素侵袭而诱发本病。长期发作，导致肺气日益耗损，脾虚不能化为精微，肺虚而高源化竭，均足以造成肾虚精亏，以致阳虚水泛，或阴虚火升灼津而成痰。故久哮可出现肺脾肾的虚象，发作时，则表现为邪实正虚。在临床治疗时，发作期当分为或寒或热，故治有温化宣肺、清化肃肺的不同，平时则以健脾、益肾、补肺为主。发作期属肺寒膈热哮喘证，治疗上以宣肺清热、止咳平喘而治标为主，方以宣肺平喘、清热化痰之定喘汤去甘草、桑皮、半夏，加地龙、川芎、全蝎平喘解痉，全方既能清肺降气化痰，又能驱除宿饮，缓解时用熟地黄、五味子、紫河车、冬虫夏草之补肾纳气；党参、麦冬、贝母、苏子、沉香、甘草之益肺行气祛痰；少佐牡蛎以敛汗，从治本入手。这样标本缓急交替使用，从而使肺肾功能迅速得以恢复。

案2：黄某，女，17岁。

1977年8月31日初诊：六年来经常咳嗽哮喘，受寒即发。西医诊断为支气管哮喘，屡用麻黄素、氨茶碱等药，疗效愈来愈差。昨天又发热恶寒，咳喘兼作，痰多清稀，喉中痰鸣，不能平卧，头痛纳差。舌质红，苔薄，脉象细滑而数。胸透：心肺未见异常。

辨证：风寒客肺，引动伏痰，阻滞气机，咳喘交作。

立法：散寒化饮，清肺定喘。

方药：麻黄10克　细辛2.5克　干姜6克　清半夏10克　五味子5克　杏仁10克　地龙10克　生石膏30克（先煎）（6剂）。

9月6日二诊：服药后表寒已解，咳喘渐平。仍咯白痰量多，当利肺化痰，以善其后。

陈皮15克　清半夏10克　全瓜蒌12克　苏子10克　黄芩10克　枳壳10克　莱菔子10克　杏仁10克（6剂）。

9 月 16 日三诊：药后咳止喘平，随诊月余未发。

按语： 肺为娇脏，不耐邪侵。若肺为寒侵，失于表散，聚液生痰，每当风寒外侵，留痰饮发，阻滞气逆，而痰气相搏，发为哮鸣。本患者反复咳喘多年，遇寒必发是属寒饮为患，然而痰郁日久，必化为热，故见有舌质红，脉滑数等症。方用麻黄散寒，配杏仁、地龙宣肺平喘；干姜、细辛、半夏温中蠲饮；配五味子收敛肺气，以防肺气耗散太过；加石膏清肺中蕴热。全方散中有收，寒温并用，以使宿痰得化，寒邪能解。复诊时，症状缓解，后用利肺化痰之味而收功。

咳　血

郭某，男，44岁。

1976年5月18日初诊：1973年初发现咳嗽胸闷，偶有少量咯血带痰沫，背部怕冷，1973年2月19日到省结核病院摄胸片等检查，诊断为：①慢性支气管炎；②右肺支气管扩张不能除外。1974年10月28日经上海第一结核病院分院检查，排除肺结核，经碘油造影结果：右上叶支气管扩张症。经多年中西药治疗效果不显。既往有高血压史。

就诊时自觉咳嗽胸闷，时而作痛，手足心发烧，最近二日咯血二次，量较多。舌质红，苔薄，脉象细数。

辨证：久咳伤肺，肺阴不足，络脉受损，痰热阻肺，清肃失令。

立法：养阴润肺，宁咳化痰止血。

方药：生地黄15克　阿胶珠10克　玄参10克　川贝母5克　海蛤壳12克　款冬花10克　紫菀10克　当归10克白芍10克　丹参12克　牡丹皮10克　炙甘草6克　蜂蜜1匙（冲）。

6月10日二诊：服上方20剂，咳减轻，咯血止，唯晚上咳尚剧，痰黏稠，胸痛，肝区不适，口渴，手足心热，视力差，时觉耳后抽痛，复以上法出入。

天冬、麦冬各6克　紫菀10克　款冬花10克　百部10克　海蛤壳12克　杏仁10克　清半夏10克　黄芩10克　川贝母5克　冬虫夏草5克　橘红5克　五味子5克　炙甘草3克　蜂蜜1匙（冲）。

1977年8月15日再诊：上方加减服用40多剂，咳嗽胸痛基本控制，咯血一直未作，精神体力日增，由1976年9月以前的半休逐渐恢复至整日工作。1977年春因外出工作，连日坐车颠簸，过度劳累，又发咳嗽胸憋，大口咯血，即按上方配服10多剂，咯血即止。后按上方加味，以四倍量配制成膏剂，每天2次，每次1汤匙，缓服以调理巩固。随访观察八年半，病情未见波动。

按语：本案虽有高血压史，但就诊时的主要疾病是支气管扩张咯血。根据其胸闷咳嗽，气憋，咯血痰稠，手足心烧，舌红脉细数，证属阴虚肺热，痰血瘀阻，络脉损伤，故治疗开始以生地黄、阿胶、玄参、川贝、海蛤壳、款冬花、紫菀、蜂蜜等润肺化痰止血；用当归、白芍、丹参、牡丹皮等养血活血，先使肺得清润，血止气调；继以冬虫夏草、天冬、麦冬、五味子、蜂蜜养阴润肺；以紫菀、款冬花、百部、川贝、海蛤壳、橘红、半夏、甘草化痰止咳而兼清润；再佐以黄芩清泻上焦肺中之火，使肺得肃降，诸症平息，精神体力均增，最后以调养清补肺、脾、肾之膏剂而收功。

血 痹

石某，男，70岁。

1981年3月5日初诊：面赤耳聋，四肢麻木，腰膝酸软，胸痛掣背，口干而苦，咽中有痰，大便频数，日行三四次。舌质紫暗，苔黄腻，脉细弦。患"高血压"二十余年。

辨证：风痰内阻，阳不潜藏，血脉不通。

立法：平肝息风，化痰通络。

方药：生石决明20克（先煎） 夏枯草10克 菊花10克 钩藤10克 僵蚕10克 半夏10克 丹参15克 白芍10克 牛膝10克 茯苓10克 白术10克（6剂）。

二诊：四肢麻木减轻，腰腿活动较前有力，舌黯红，苔黄腻，脉细弦。再进上方10剂，诸症渐平。

按语：年事已高，肝肾阴虚，四肢、腰膝失于濡养，故肌肤不仁，腰膝酸软无力；血脉痹阻不通而胸痛掣背，舌黯紫；阴虚肝阳上亢故面赤耳聋，口干而苦；肾气亦衰故大便频数，咽中有痰。虚实夹杂，治以平肝息风，兼用化痰通络。方中生石决明、夏枯草、菊花、钩藤、僵蚕为平肝息风常用之品，虽平淡无奇，但与化痰之半夏、茯苓、白术相伍，每获良效；丹参、牛膝、白芍活血通络。风痰一去，血络通利，诸症悉平。

肌 痹

王某，女，48岁。

1981年2月12日初诊：1979年冬季开始前胸及背部出现皮疹，渐及全身，奇痒，脱屑，以肩背及双髋为甚，色泽殷红，连结成片。皮损部伴有压痛，皮肤变硬，体弱无力，四肢活动受限，生活不能自理，吞咽困难，音哑，低热（体温37℃～38℃）。舌红苔剥边黄，脉濡细。经某医院检查确诊为皮肌炎，曾用激素、中药治疗，效果不显。

辨证：阳明湿热，外发肌肤。

立法：清化湿热，凉血解毒。

方药：苦参15克　金银花15克　黄连3克　甘草5克紫花地丁15克　牡丹皮10克　赤芍10克　白鲜皮15克　地肤子12克　萆薢10克　晚蚕砂10克（包）（16剂）。

二诊：皮疹逐渐减少，瘙痒亦轻，体重增加，唯感口干，舌质红，苔剥根黄，脉滑细，再予养阴清热，凉血解毒。

生地黄12克　麦冬10克　玄参10克　牡丹皮10克　金银花12克　连翘10克　赤芍10克　牛膝10克　萆薢10克生甘草6克　贯仲15克（10剂）。

三诊：低热已除，皮疹颜色减退，留有暗红色色斑，已不觉痒，唯四肢活动仍感不利。舌红，苔中剥边黄，脉细弦。阴津内亏，肌肉失于濡养，再以养阴生津活血。

生地黄 10 克　玄参 10 克　石斛 10 克　麦冬 10 克　葛根 15 克　当归 10 克　白芍 10 克　芦根 20 克　黄芩 10 克　牛膝 15 克　牡丹皮 10 克（6 剂）。

四诊：病情稳定，已能操持家务，唯上楼时右腿举不起，困重无力。色斑逐渐消退，激素已由 15 毫克 / 日减至 2.5 毫克 / 日。舌红中剥，脉弦细。再以益气养血补肾利湿，巩固调理。

功劳叶 10 克　仙鹤草 10 克　牛膝 10 克　桑寄生 10 克苍术 6 克　盐黄柏 10 克　赤芍、白芍各 10 克　生地黄 10 克生薏苡仁 15 克　桑叶 5 克　桑枝 20 克　生甘草 5 克

按语：本案病情较为复杂。有皮疹，瘙痒，肌肤变硬，麻木不仁，四肢活动不利，肌肉无力，还有音哑、低热等症。究其病机，在于素体气阴已伤，筋脉肌肤失其濡养，同时阳明湿热内壅，外发于肌肤，因而皮肤色红痒甚。先治其标，予清化湿热，解毒凉血 16 剂，即获明显效果，其中萆薢、晚蚕砂为清利湿热，涤浊解毒常用之品。待皮疹减少渐轻后，再以益气、养阴与清热凉血解毒并进治其本，从而获得较好的疗效。前医曾以益肾养血补气等，疗效不佳，何故？盖湿热为患，不能纯补，只有祛邪扶正，相兼并进，但孰先孰后，孰多孰少，也要辨证精留，方可奏效。

痹　证

案 1：张某，男，41 岁。

1977 年 8 月 22 日初诊：患风湿性关节炎已有三四年，发作频繁，阴天下雨更甚，尤以周身大关节肿痛明显，呈游走性，关节未变形。最近几天因感风寒痹痛发作，肘膝肿痛屈伸不利，痛势上下移动，伴咳嗽咳痰，恶风。舌苔薄白，脉象沉弦。

辨证：风湿入络，气血痹阻，兼夹表邪。

立法：祛风除湿，活血通络。

方药：桂枝 10 克　羌活、独活各 10 克　苍术 10 克　白芍 10 克　秦艽 10 克　丹参 12 克　鸡血藤 30 克　生姜 6 克　五加皮 10 克　甘草 5 克　红枣 7 个（6 剂）。

8 月 31 日二诊：服上药后关节肿痛明显好转，表邪已解，宗原法出入。

当归 10 克　赤芍 10 克　海风藤 12 克　络石藤 10 克　桂枝 10 克　五加皮 10 克　汉防己 10 克　木瓜 10 克　羌活、独活各 10 克　怀牛膝 12 克　苍术 10（6 剂）。

9 月 10 日三诊：关节肿痛缓解，屈伸转利，取得满意的近期效果，守方续服一个月以巩固之。

按语："风寒湿三气杂至，合而为痹"。本案患者，痛势游走不定，似属行痹。这次因风寒外受加剧，并见咳嗽、恶风等表证，故治用桂枝、羌活、独活、苍术、秦艽、加皮、生姜温经除湿，祛风解表；以芍药、丹参、鸡血藤养血活血，舒筋通络；甘草、大枣调和诸药，兼顾正气。药后速效，诸症明显减轻，继用此法出入，痹痛得以控制。

案2：甘某，男，45岁。

1977年8月21日初诊：下肢关节酸胀疼痛两月余，始因运动后冷浴，遂见下肢关节酸胀疼痛，近几天来发展到下肢不能行走，卧床不起，伴恶寒，汗出，肢冷，有时头昏心悸，食、眠、二便均可。诊时双膝关节及踝关节肿痛，不红不热，痛处不移。舌质淡有齿印，苔白腻，脉象弦滑。西医诊为风湿性关节炎，曾用抗风湿药效果不满意，且胃中不适，故要求中医治疗。

辨证：寒湿内侵，经络痹阻。

立法：温经化湿，活血通络。

方药：羌活、独活各10克　秦艽10克　鸡血藤30克　草薢12克　木瓜10克　苍术10克　桂枝10克　生姜6克　赤芍10克　当归10克　川乌头5克（6剂）。

8月27日二诊：药后肿痛减轻，能起床自由活动，恶寒已罢，仍汗出肢凉，守原方减辛温发散之品，加益气活血通络之味。

黄芪12克　防己10克　草薢10克　桂枝5克　鸡血藤30克　白芍12克　甘草6克　木瓜10克　枳壳10克　桑枝30克　秦艽12克。

连服20余剂，诸症悉除，肢节活动自如，恢复工作。

按语：痹证皆由气血亏损，经脉空疏，风寒湿之气得以乘虚而入。本案患者系因素体阳虚，寒湿内侵经络关节所致，似属着痹。治疗上一方面温经化湿，另一方面活血化瘀、通经活络，故方用羌活、独活、桂枝、川乌、苍术、生姜、秦艽以温化寒湿；以萆薢、木瓜除湿消肿；鸡血藤、赤芍、当归、桑枝以舒筋活血通络，使寒湿散除，气血流通，关节经络得以通利。后以益气活络，祛风除湿之味善后而愈。

案 3：王某，男，51 岁。

1978 年 7 月 5 日初诊：右侧腰腿酸胀作痛已六个多月，痛以臀部为明显，阴雨天加重。舌苔薄白根微黄，脉象沉细。西医诊为坐骨神经痛。用抗风湿等西药效果不佳。

辨证：寒湿阻滞经络。

立法：温经散寒，祛湿通络。

方药：制川乌 5 克　桂枝 5 克　细辛 2.5 克　独活 10 克　当归 10 克　秦艽 10 克　鸡血藤 30 克　白芍 15 克　桑寄生 12 克　牛膝 12 克（3 剂）。

7 月 9 日二诊：服药后疼痛减轻，复以上法出入。

制川乌 5 克　桂枝 5 克　防己 12 克　木瓜 12 克　白芍 10 克　络石藤 10 克　桑寄生 12 克　牛膝 30 克　鸡血藤 30 克　当归 10 克。

7 月 13 日三诊：上药服 3 剂，症状进一步减轻。宗原意加强活络之味。

制川乌 5 克　桂枝 5 克　防己 15 克　赤芍 10 克　红花 10 克　丹参 12 克　牛膝 30 克　鸡血藤 30 克　酒独活 10 克　桑枝 30 克　秦艽 10 克。

连服 12 剂，症状基本痊愈。

按语：本例症系痛痹，痛痹多因寒邪凝闭，气血阻滞而成，寒凝宜以温散，阻滞应以疏通，所以药用川乌、细辛、桂枝、独活、秦艽、桑寄生温经散寒而兼祛湿邪；以当归、鸡血藤、芍药、牛膝行血而通络，获得理想效果。

案 4：外宾巴某夫人，女，40 岁。

1982 年 7 月 27 日初诊：八个月前在本国发现足指发热，逐渐引起全身关节疼痛，得冷则减。来我国四个多月，虽一直服用自带西药，关节痛未见消失。目前睡眠不好，纳食尚佳。舌胖有齿痕，质红苔黄，脉细弦。

辨证：风湿热郁，内伏关节。

立法：清热而祛风湿，参以活血。

方药：酒当归 10 克　赤芍 10 克　犀角粉 0.6 克（冲）生地黄 10 克　忍冬藤 10 克　羌活、独活各 10 克　防己 10 克苍术 10 克　生石膏 15 克（先煎）桑枝 20 克　牛膝 15 克。

8 月 2 日二诊：进上方 6 剂后，关节热痛减轻，舌红，苔薄黄，脉细弦。原方去清热凉血之生地黄，加重祛风湿，强筋骨之品。

忍冬藤 10 克　生石膏 15 克（先煎）防己 10 克　酒当归 10 克　赤芍 10 克　羌活、独活各 10 克　牛膝 15 克　五加皮 5 克　水牛角 10 克　木瓜 10 克。

8 月 17 日三诊：服上方 14 剂，关节疼痛逐渐减轻，苔黄化薄，脉细弦，再以活血通络。

防己 10 克　当归 10 克　赤芍 10 克　制乳香、制没药各 1.5 克　牛膝 15 克　木瓜 10 克　羌活、独活各 10 克　丝瓜络

5克 桑枝20克 红花5克 秦艽10克。

9月7日四诊：上方连服18剂，腰酸下肢疼痛均减，守方续进。

酒当归10克 川芎10克 苍术6克 牛膝15克 红花15克 羌活、独活各6克 木瓜10克 络石藤10克 仙灵脾15克 威灵仙10克 桑枝20克。

10月4日五诊：又服上方6剂，四肢关节轻度疼痛，唯觉后背凉，脉沉细，原方加温阳通经之品。

桂枝6克 当归10克 赤芍10克 羌活10克 苍术10克 白芷6克 防己10克 木瓜10克 牛膝15克 五加皮5克。

11月11日六诊：上方连服30余剂，关节痛基本解除，唯右膝关节轻度不适，乏力，大便干，纳少，苔薄黄，脉细弦。再以祛湿活血通经为治。

牛膝15克 防己10克 木瓜10克 当归10克 白芍10克 麻仁10克 酒军2克 槟榔10克 桑枝15克 五加皮5克 威灵仙10克。

又连服100剂，痹痛完全消失。

按语： 痹证乃气血为病邪阻闭而致，患者关节热痛，得冷则舒，为风湿之邪，入里化热，流注经络关节，即《类证治裁·痛风》中所谓："寒湿风郁痹阴分，久则化热攻痛。"由于痹证多由风寒湿三气同时感受，虽以化热，但风湿未必尽除，故采用清热、祛风、除湿为主的治疗原则，待邪祛后，则采用以活血通络为主的治疗法则。虽病程较长，但用药合拍，守法守方，缓慢治疗而获效。

案5：郝某，男，48岁。

1984年4月23日初诊：一年以前过度劳累后，易出大汗并恶风寒，腰以下发凉。经某医治疗，予桂枝附子汤不效，改用防己黄芪汤后，汗出渐减而周身疼痛，四肢麻木历时年余一直未愈，极为怕冷，虽入夏天亦穿棉衣。素患高血压、冠心病，心慌，胸闷，头晕。舌苔白腻，脉缓少力。

辨证：营卫失和，湿阻于中。

立法：芳香苦温化湿，调中州而和营卫。

方药：藿香10克　佩兰10克　苍术10克　厚朴6克桂枝6克　白芍10克　炙甘草3克　干姜3克　黄连3克吴茱萸1.5克　茯苓10克（6剂）。

复诊：药后胸闷，周身疼痛，四肢麻木，汗出怕冷均已减轻但两胁仍痛，头晕时作，舌苔腻已化薄，脉象同前。再以原方出入：

桂枝6克　白芍10克　炙甘草3克　生姜2片　大枣5个　苍术10克　厚朴花5克　干姜3克　黄连3克　吴茱萸1.5克　茯苓10克（6剂）。

三诊：诸症悉除，病人自述一年多来，从来没有像现在这样轻松。唯腰间怕冷，头晕，苔薄黄，脉缓。此乃湿浊已化而未净，营卫已调而未固，肾阳不足，阳气不能上达清窍而头晕。当以温肾散寒，固护营卫，佐以芳化余湿。又虑温肾则易助肝旺，故入生龙骨、生牡蛎潜镇，夏枯草清肝，调之以平，方可巩固疗效。

肉桂5克　干姜3克　淡附片5克（先煎）　小茴香5克苍术10克　夏枯草10克　生龙骨、生牡蛎各20克（先煎）

川芎10克　茯苓10克　藿香10克　炙甘草3克（6剂）。

按语： 风寒湿三气杂至所致之痹，有行痹、痛痹、着痹之分，防风汤、乌头汤、薏苡仁汤、独活寄生汤为常用成方。本例病人虽属痹证，但有其特殊性，病机复杂，内有湿阻于中，肝胃不和，肾虚肝旺，外有营卫不调而全身气血闭阻，故不宜套用成方。据证立法。据法选药。初诊时药用桂枝、白芍调和营卫，藿香、佩兰、苍、朴、茯苓化浊渗湿，干姜运中阳，左金和肝胃，使湿阻渐退，营卫调和而气血通畅。三诊时温肾又虑及肝阳妄动，加龙牡夏枯草，求其脏腑之间的平衡与协调。故肾得其温而又不致肝旺，收效甚佳。

胸　痹

案 1： 程某，男，49 岁。

1983 年 7 月 28 日初诊：一年多来夜间常胸中憋气而醒，发作时脉缓慢而弱，白天常感头晕，记忆力小减退，曾服中西药治疗未见好转。舌红苔薄黄，脉细小数。

辨证：胸阳痹阻，肝火扰心。

立法：清肝安神，理气宽胸。

方药：旋覆花 10 克（包）　广郁金 10 克　丹参 15 克　炒枣仁 10 克　佛手 5 克　生牡蛎 20 克（先煎）　菊花 10 克　山栀 10 克　夜交藤 15 克　钩藤 10 克　连翘 10 克。

8 月 4 日二诊：服上方 6 剂后，夜间憋气而醒的症状消失，但睡眠不实，仍以原方加减，巩固疗效。

旋覆花 10 克（包）　广郁金 10 克　川芎 10 克　丹参 10 克　炒枣仁 10 克　生龙骨、生牡蛎 20 克（先煎）　白芍 10 克　佛手 5 克　合欢皮 15 克　香附 10 克　砂仁 3 克。

按语： 肝主疏泄，司全身气机的转输畅达，肝气失疏，气机不运，胸阳痹阻。午夜时分，阳气衰少，胸中气血痹阻愈甚，故夜间憋气而醒。肝郁化火，肝火扰心，故睡眠不实。治疗从疏肝清肝火入手，达到理气宽胸安神的目的。方中广郁金既能舒肝解郁，又能活血化瘀，与旋覆花配用，是有效的理气宽胸之品，以菊花、山栀、钩藤等清泻肝火；生牡蛎、炒枣仁养心安神，药证相符，仅进6剂，夜间憋气症状即消失。

案2：白某，男，47岁。

1977年8月27日初诊：1968年起偶发胸闷心悸，可自行缓解。今春以来，胸闷心悸频发，并伴气短乏力头昏、失眠诸症，于某医院心电图检查提示：左前半支传导阻滞，电轴左偏。眼底检查：动脉硬化Ⅱ级。胆固醇250毫克%。X线胸片检查：心脏呈主动脉瓣型，主动脉球突出。西医诊断为冠心病。

诊时见：其面色欠华，查血压110/60mmHg，心率72次/分，律齐，$A_2>P_2$，心音正常，肺（－），肝脾（－），腹不胀，自觉神疲乏力。舌质暗红少苔，脉象弦细。

辨证：气阴两虚，心血瘀阻，心神不宁。

立法：益气养阴，化瘀安神。

方药：党参10克　黄芪12克　炙甘草6克　五味子5克生地黄12克　炒枣仁10克　茯神10克　夜交藤30克　玄参10克　麦冬10克　丹参12克　生牡蛎30克（先煎）　朱砂1.5克（冲）（6剂）。

9月25日三诊：药后精神好转，夜眠转安，胸宇舒畅，心悸未曾发作，取得较好近期疗效，为了巩固疗效，守原方出入，配丸药以善后。

按语：本案西医诊断为冠心病，中医辨证上既有心悸胸闷、面色欠华头昏等气虚症状，又有睡眠不实，舌黯红、少苔的心阴不足症状，是属气阴两虚类型。治疗以党参、黄芪、甘草补心气；地黄、麦冬、五味子养心阴。气阴双补为主，加丹参以活血化瘀，流通血脉；加茯神、枣仁、夜交藤以养心安神，胸闷心悸诸症很快缓解。后因失眠、多梦、头昏不减，又加入生牡蛎、朱砂以镇心安神，经过近一个月的治疗，虽然未做心电图复查了解其变化情况，但患者自觉诸症基本解除，精神较好，体力增加，恢复了日常工作。

案3：董某，男，56岁。

1981年3月5日初诊：半年以前突然胸膺疼痛，易出冷汗，某医院诊断为"心肌梗死"。现觉胸闷、气短，纳差，二便正常。舌紫体胖，苔薄黄，脉沉细小数。心电图示：T平坦，< 0.01毫伏，R波为0.9毫伏，Ⅱ呈qR，Ⅲ Qr，avF QR型，Q ≤ 0.02T，T avF倒置，接近冠状T，VST段抬高0.1毫伏。

辨证：心气不足，瘀血内停。

立法：补益心气，化瘀活血。

方药：黄芪10克　党参10克　炙甘草5克　广郁金10克　薤白10克　瓜蒌15克　丹参20克　川芎10克　赤芍10克　红花5克　三七粉3克（冲服）。

另予丹七片3瓶，每次4片，每日3次。

二诊：连进上方36剂，胸闷气短明显减轻，偶感心慌，心电图检查好转。再以宽胸理气，通阳活血。

旋覆花10克（包）　广郁金10克　川芎10克　全瓜蒌20克　薤白10克　党参10克　炙甘草5克　桂枝5克　丹参15克　红花5克　降香10克。

三诊：服上药6剂后，活动时偶感心慌气短，心电图T Ⅱ较前明显，T Ⅲ avF倒置变浅，ST V$_1$恢复，等电位，再以益气宽胸，活血定悸。

旋覆花10克（包）　广郁金10克　香附10克　党参10克　川芎10克　全瓜蒌15克　薤白10克　炙甘草5克　降香10克　生龙骨、生牡蛎各20克（先煎）　丹参15克。

按语： 本案西医诊断为心肌梗死，从其自觉胸闷气短，舌色紫暗胖大，脉沉细等症状，结合年龄来考察乃是心气不足，瘀血内停所形成的。故以补益心气，化瘀活血为治，药用黄芪、党参、炙甘草益心气；川芎、赤芍、红花、丹参、三七粉活血化瘀；郁金活血理气解郁；瓜蒌、薤白宽胸理气。心气足，气血调达则胸闷气短自解，所以终获良效。

案4： 周某，男，50岁。

1980年12月25日初诊：胸闷心悸，已有五年余，目前胸闷时作，刺痛、头晕、不寐、口干能饮，咽中有痰。舌质红少津，舌体胖大，脉细弦。素患高血压病三十年，近三个月查尿糖阳性。偶见下肢浮肿。

辨证：素体阴虚阳亢，体胖多痰，痰湿阻遏，胸阳不振。

立法：滋阴平肝，宽胸理气通络。

方药：北沙参15克　麦冬10克　地骨皮10克　黄精30克　益母草15克　夏枯草10克　地龙10克　丹参20克　三七粉3克（冲）　生石膏20克（先煎）　知母10克（6剂）。

二诊：口干好转，胸痛亦减轻，舌红苔黄，脉弦，再予滋阴潜阳，益气宽胸。

黄精30克　益母草15克　车前草10克　豨莶草10克　广郁金10克　旋覆花10克（包）　生石决明30克（先煎）　杏仁10克　石斛10克　生石膏20克（先煎）　黄芪10克（10剂）。

三诊：头晕头痛又作，睡眠欠佳，胸痛偶作，舌红苔黄，脉细弦，再以宽胸活血通络止痛。

丹参20克　三七粉3克（冲）　旋覆花10克（包）　广郁金10克　川芎10克　香附10克　生龙骨、生牡蛎各20克（先煎）　珍珠母30克（先煎）　夏枯草10克　水牛角20克（先煎）　降香10克（6剂）。

四诊：头痛头晕已减，胸痛未作，唯泛恶欲吐，舌红，苔裂而黄，脉弦。胃失和降，再予和胃降逆，开胸理气。

苏子、苏梗各6克　半夏10克　陈皮10克　生姜5克　竹茹5克　吴茱萸1.5克　黄连3克　生石决明30克（先煎）　广郁金10克　降香10克　川芎10克（6剂）。

按语：本例病证比较复杂，胸痹、眩晕、消渴三病混杂。仔细分析，以胸闷为主证，其主要病机不外阴虚阳亢，心脉痹阻，治疗则以滋阴益肾，宽胸理气通络为主。药以黄精、益母草益肾；北沙参、麦冬、石斛滋阴生津；旋覆花、广郁金宽胸理气；夏枯草、生石决明、豨莶草平肝潜阳；丹参、三七粉、降香、郁金活血通络。中消为甚时加用石膏、知母以清热生津；阳旺为甚则加用生龙骨、生牡蛎、水牛角以平肝；体胖多痰，湿热为甚时则予开胸理气，和胃降逆化湿，方以温胆汤化痰利湿，左金丸疏肝和胃；郁金、降香、川芎活血通络。病虽复杂，每诊抓住主要病机及主证，选方用药既有中心，又根据病证的变化而灵活加减，故获得良好效果。

案5：王某，女，47岁。

1983年8月4日初诊：月经淋漓不尽一个月，旋即头晕，心悸，胸闷，心烦神倦，泛恶纳呆，汗多。舌质暗红，苔白腻，脉沉细，心电图示：心肌供血不足。

辨证：心脾两虚，心气不足，心络瘀阻。

立法：益气宽胸，通阳活络。

方药：党参10克　炙甘草5克　广郁金10克　旋覆花10克（包）　全瓜蒌15克　枳壳10克　佛手5克　香橼皮10克　桂枝5克　橘皮6克　葛根10克（6剂）。

二诊：胸闷减轻，偶感刺痛，舌黯红，苔薄黄而腻，脉弦，再以宽胸理气止痛。

全瓜蒌15克　薤白10克　广郁金10克　香附10克　当归10克　降香6克　旋覆花10克（包）　太子参10克　炙甘草5克　陈皮6克　元胡5克（6剂）。

三诊：胸闷已除，二便饮食正常，精神好转，唯时感胸疼，掣及背部。舌黯红，苔薄，脉细弦。再以益气宽胸，通阳活络。

党参10克　炙甘草5克　三七粉3克（冲）　丹参10克　广郁金10克　片姜黄5克　全瓜蒌15克　薤白10克　桂枝5克　佛手6克　延胡索5克（10剂）。

患者心脾两虚，脾不统血，月经淋漓不断，血虚则心气更虚，故胸闷、气短心悸。脾虚肝乘故泛恶纳呆，苔白腻，气虚卫阳不固则易汗出。本为虚证，但苔腻、胸满，不宜腻补，治当标本兼顾，益气与调气解郁共用。方以党参、炙甘草健脾益气；旋覆花、广郁金舒肝解郁；佛手、香橼皮、香附、枳壳理气通降；瓜蒌、薤白、桂枝通阳；丹参、三七粉、当归、降香等活血通络。由于抓住主要矛盾，对证下药，故药虽不多，但取效颇佳。

胸　痛

杨某，男，27岁。

1980年12月18日初诊：八年以前劳累过度，胸闷如压，现一旦劳累时胸部疼痛，干咳无痰。舌质红，苔薄黄，脉细弦。

辨证：劳伤肺气，咳嗽伤络。

立法：理肺通络。

方药：旋覆花10克（包）　广郁金10克　紫菀10克　杏仁10克　橘叶5克　丝瓜络5克　八月札10克　仙鹤草10克　功劳叶10克　枇杷叶10克　香附10克（6剂）。

二诊：进上药1剂，胸痛即明显减轻，但稍劳则胸痛又作，晨起轻咳，吐少量白痰，近日纳少，便干。舌红，苔薄黄，脉细滑，再以原意出入。

桑白皮10克　杏仁10克　全瓜蒌15克　枳壳10克　焦三仙各10克　丝瓜络5克　枇杷叶10克　仙鹤草10克　功劳叶10克　紫菀10克　款冬花10克（6剂）。

三诊：近日因学习劳累，胸痛又较昔日为著，为胸骨正中疼痛，深呼吸时较明显，微咳舌红苔少，脉细滑，再以活血通络，理气解郁。

桃仁10克　红花5克　川芎10克　桂枝5克　路路通

10 克　香附 10 克　丝瓜络 5 克　制乳香、制没药各 1.5 克　广郁金 10 克　元胡索 5 克　金铃子 10 克（6 剂）。

四诊：药后胸痛已止，咳嗽亦平，晨起有痰，舌红，苔根黄，脉细滑，再以理气活血通络。

桑白皮 10 克　杏仁 10 克　桃仁 10 克　红花 5 克　制乳香、制没药各 1.5 克　八月札 10 克　仙鹤草 10 克　功劳叶 15 克　香附 10 克　全瓜蒌 10 克　扁豆 15 克（6 剂）。

按语：本例胸痛因劳伤肺气所得，久咳伤络，虚实夹杂，治以补肺通络。肺气不足，且又壅滞，补肺之品不可壅补，故用仙鹤草、功劳叶补而不壅；再与理肺气之枇杷叶、香附、橘叶相伍，能使肺气得补而不滞；旋覆花、郁金、丝瓜络则可开胸解郁通络。故方虽平淡，但能除沉疴。

胃脘痛

案 1：刘某，男，42 岁。

1977 年 9 月 6 日初诊：胃脘疼痛已有三年，近一个月来疼痛加剧，痛呈阵发，时呕酸液苦水，胀闷不舒，用止痛制酸药稍能缓解，但劳累后容易复发，自觉心中烦热，神疲肢软，睡眠不实，纳差，二便调。舌苔黄腻，脉象弦细。

辨证：肝郁化火，胃失和降。

立法：泄肝和胃，理气化浊。

方药：黄连 2.5 克　吴茱萸 1.5 克　乌贼骨 10 克　苏梗 10 克　陈皮 5 克　竹茹 5 克　清半夏 10 克　枳壳 10 克　金铃子 10 克　大腹皮 10 克　黄芩 10 克（6 剂）。

9 月 12 日二诊：药后胃痛缓解，吐酸亦少，唯觉胃部不舒，仍有胀感，按之仍痛，胃气渐降，脾运尚差。守原方出入。

苏梗 5 克　香附 10 克　陈皮 5 克　砂仁 2.5 克　枳壳 10 克　乌贼骨 10 克　谷麦芽各 12 克　合欢皮 10 克　佛手 5 克　煅瓦楞 10 克　丹参 10 克（6 剂）。

9 月 20 日三诊：胃痛已止，仍感食后胃脘闷胀。原方去瓦楞子加香橼皮，并加重谷麦芽之药量，以消胀助运。

苏梗 5 克　香附 10 克　陈皮 5 克　砂仁 2.5 克　枳壳 10 克　乌贼骨 10 克　谷芽、麦芽各 30 克　合欢皮 10 克　佛手

5克　香橼皮 10 克　丹参 10 克。

服药 20 多剂，饮食起居调理，病情基本控制。

按语： 本例胃脘痛，症见呕苦吞酸为肝郁化火，肝胃不和，湿浊阻滞为本病的主要病机，故治疗时在调肝之中佐以和胃通降化浊之品，使木郁达之，胃气通顺，湿浊自化。方以黄连、吴茱萸、川楝子以调肝解郁；黄芩泄热；苏梗、陈皮、半夏、竹茹和胃降逆化浊止吐；大腹皮、枳壳通降胃气；乌贼骨、煅瓦楞既能制酸，又可化瘀止痛。后因胃痛止，纳食胀，故加重谷麦芽之量，以醒胃助运，又以香橼皮、佛手片、丹参等，以理气血。从而获得速效。

案 2： 唐某，女，46 岁。

1977 年 7 月 9 日初诊：一年前因饮食失节而致胃痛。经钡餐检查：诊断为慢性胃炎，屡经中西药治疗一直未能控制。诊时胃痛较剧，闷胀不舒，拒按，时有嗳气，四肢倦怠，口舌干苦，食欲不振，大便干结，时有矢气，带下多而色黄，小便色黄灼热。舌质红，苔腻，中心稍黑，脉象细滑而数。

辨证： 湿热壅滞脾胃，升降失司。

立法： 清热化湿，理气导滞。

方药： 苏梗 10 克　香附 10 克　陈皮 10 克　黄连 2.5 克黄芩 10 克　大黄 6 克　砂仁 5 克　枳壳 10 克　大腹皮 10 克桑枝 15 克　神曲 10 克（6 剂）。

7 月 16 日二诊：服上方 6 剂，胃痛大减，嗳气亦除，腑气通畅，大便转溏，略思饮食，黑苔尽化，黄带明显减少，守上方去大黄再进。

苏梗 10 克　香附 10 克　陈皮 10 克　黄连 2.5 克　黄芩

10 克　砂仁 5 克　枳壳 10 克　大腹皮 10 克　桑枝 15 克　神曲 10 克（6 剂）。

7月25日三诊：胃脘疼痛基本控制，善饥思食，纳谷较佳，继用五味异功散加鸡内金以善其后，随访一年，痛未发作。

按语：脾胃为人体气机升降运动的枢纽，脾以升则健，胃以降为和，脾升胃降，清浊才能不致相干而为病。本病属湿热积滞中阻，胃失和降为主，从而胃痛脘胀年余不止，且时嗳气，这是矛盾的主要方面。根据我的体会，疏通肠胃气滞以香苏饮最佳，该方不温不燥，不寒不凉，无芳香太过之弊，且具流畅气机之功，气贵流通耳。又因兼湿热积滞，故合大黄黄连黄芩泻心汤，胃以通为补，故重用大黄，加枳壳、腹皮、砂仁和神曲，目的还在于加强理气导滞之作用，桑枝不仅用于疏通经络，而且还能条达肝气。药证相符，故仅二诊而取效，终以调补脾胃而收全功。

案 3：居某，男，42 岁。

1977 年 9 月 8 日初诊：多年以来胃脘疼痛，最近二十多天疼痛加剧，呈阵发性，痛甚反射后背，呕吐酸苦水，空腹痛甚，口渴干苦，纳差，大便结，小便黄，经用中西药治疗两周，疼痛未见缓解，经某医院钡餐检查，诊断为十二指肠球部溃疡。舌边紫，中心苔黄腻，脉弦。

辨证：肝胃不和，气血瘀阻。

立法：疏肝理气，化瘀止痛。

方药：金铃子 10 克　延胡索 5 克　乌贼骨 10 克　黄连 2.5 克　吴茱萸 1.5 克　炒五灵脂 10 克　香附 10 克　煅瓦楞 12 克　枳壳 10 克　青陈皮各 5 克　佛手片 5 克（6 剂）。

9月14日二诊：泛吐酸水已少，药后胃痛略有减轻，但痛甚时仍反射至后背，原方加重化瘀止痛之品再进。

金铃子10克　黄连3克　吴茱萸1.5克　炙刺猬皮5克　九香虫5克　煅瓦楞12克　炒五灵脂10克　香附10克　乌贼骨10克　陈皮5克　三七粉3克（冲）（6剂）。

另用乌贼骨120克、象贝母60克、三七粉15克、炙刺猬皮30克、九香虫30克，共研细末，每次3克，日服3次，开水冲服。

10月16日随访：前方连服18剂，胃痛消失，末药仍在续服，饮食正常，临床治愈。

按语：中医学认为，脾胃正常功能与肝气疏泄有关，土壅木郁或肝气犯胃所致的肝脾不和或肝胃不和是临床常见病变。本案系因肝胃不和、气血瘀阻所致，故方中以左金丸清肝解郁止酸；金铃子散以疏肝理气而止痛；乌贼骨甘温酸涩以通血脉；五灵脂、香附化瘀止痛；瓦楞子味咸走血而软坚散结。从而使疼痛得解，泛酸得止。后以乌贝散加三七活血化瘀；刺猬皮、九香虫行瘀止痛，从而病情很快好转。

案4：明某，男，40岁。

1978年5月30日初诊：上腹部疼痛，反复发作十余年，近来痛又发作，以饭后三四小时为明显，痛而且胀，喜按，大便溏。舌质暗，苔薄白，脉象沉细。经钡餐检查诊断为十二指肠球部溃疡，球部并有变形。

辨证：脾胃虚寒，气虚血瘀。

立法：温中补虚，缓急止痛。

方药：生黄芪30克　桂枝5克　白芍12克　炙甘草6克

良姜6克　红枣5枚　金铃子10克　元胡5克　香橼皮10克
乌贼骨10克　饴糖30克（冲）（3剂）。

6月5日二诊：服药后，痛减轻。宗上方去元胡、金铃子，加佛手、炙刺猬皮。

生黄芪30克　桂枝5克　白芍12克　炙甘草6克　高良姜6克　红枣5枚　香橼皮10克　乌贼骨10克　佛手5克　炙刺猬皮10克　饴糖30克（冲）（6剂）。

6月19日三诊：胃痛已止，大便正常，要求服丸药以善其后。

黄芪90克　桂枝30克　炙甘草45克　高良姜45克　乌贼骨90克　炙刺猬皮45克　香橼皮60克　佛手45克　元胡24克　红枣20枚。

上药共研细末，饴糖90克兑入，炼蜜为丸，每次服10克，日3次。

按语：本案已确诊为十二指肠球部溃疡并变形，据其脉证，病系脾胃虚寒，中气不足，气虚血瘀，治用温中补气之黄芪建中汤，加香橼皮以理气，入金铃子散以行气和血化瘀止痛。再诊时痛已减，故去金铃子散，加入佛手理气运脾，再用炙刺猬皮与乌贼骨相配合，既能祛瘀活血，又能制酸解痉，所以疗效较好。

案5：吕某，女，52岁。

1977年8月19日初诊：三年来胃脘疼痛，有时牵连右胁，曾服过辛开苦降、燥湿等中药不效。最近三个月疼痛加剧，发作频繁，伴恶心呕吐苦水，纳差，神疲肢倦，睡眠不实，大便结，小便黄，面色苍白少华。形体消瘦，腹部膨胀，叩呈鼓音，肝肋下可触及边缘有压痛。肝功能正常，经胆囊造影及钡餐检查均未发现异常。舌质红嫩而光，有瘀斑，脉象沉细而弱。

辨证：胃阴不足，肝气横逆，胃失和降。

立法：养阴益胃，疏肝止痛。

方药：生地黄12克 麦冬10克 石斛10克 白芍12克 甘草6克 丹参12克 香附10克 金铃子10克 柴胡10克 全瓜蒌20克 枳壳10克（6剂）。

8月25日二诊：胃痛轻减，腑气已通。宗原方去瓜蒌、枳壳，加郁金。

石斛10克 生地黄12克 麦冬10克 白芍12克 甘草6克 丹参12克 香附10克 金铃子10克 柴胡10克 郁金10克（6剂）。

9月12日三诊：胃痛消失。仍宗养胃阴之法以善其后。

按语：胃喜润恶燥，肝体阴用阳，今患者久痛不愈，肝郁化火，气火横逆，胃失和降，故脘痛长期不愈，上逆呕恶不止，舌红嫩而光，诸症毕现，治用酸甘凉润，柔养肝胃之阴，阴津得养，胃气自能通降而愈。故方以白芍、生地黄酸甘以养肝阴；石斛、麦冬甘平以养胃阴；瓜蒌、枳壳甘润微苦以降气通腑；配以柴胡、香附、金铃子疏肝理气止痛；丹参活血；甘草和中，气畅胃和，所以收到较好效果。既往用辛开苦降，苦寒燥湿不效，乃是不切病机，反更伤阴之故。

案6：胡某，女，24岁。

1977年8月20日初诊：胃脘疼痛已历三年，经钡餐检查诊断为：十二指肠球部溃疡。最近两个月胃脘疼痛频繁，痛无定时，喜暖喜按，有时头昏，鼻衄，心悸，面色欠华，大便时结时稀。舌质淡红，苔薄白，脉象细弱。

辨证：脾胃虚寒，气血瘀阻，不通则痛。

立法：先以行气散寒，化瘀止痛。

方药：高良姜10克　香附10克　川楝子10克　元胡5克　五灵脂10克　陈皮10克　枳壳10克　全瓜蒌12克　佛手5克　白芍10克　甘草6克（6剂）。

9月1日二诊：药后脘痛好转，鼻衄未见，但畏寒肢冷明显。宗原法，去瓜蒌，加桂枝。

高良姜10克　香附10克　川楝子10克　元胡5克　五灵脂10克　陈皮10克　枳壳10克　佛手5克　白芍10克　甘草6克　桂枝10克（6剂）。

9月14日三诊：疼痛已止，恶寒肢冷未除且心悸乏力，上方去枳壳、五灵脂，加黄芪、当归以补养气血。

高良姜10克　香附10克　川楝子10克　元胡10克　陈皮10克　佛手5克　白芍10克　甘草6克　黄芪12克　当归10克　桂枝10克。

守方共服20余剂，痛止症除病情稳定。

按语：本案胃痛三年，久病由胃及脾，由实转虚，故见腹痛喜暖喜按，大便时结时稀，畏寒肢冷，舌淡脉弱等症，初诊时胃痛频发不止，伴鼻衄、头昏，乃虚中夹实，气血瘀阻，郁火上冲所致。先用良附丸合金铃子散以行气散寒、泄肝化瘀，配合芍药甘草汤以缓急止痛，枳壳、瓜蒌下气通滞；陈皮、佛手以理气和胃。待痛势缓解后，即取黄芪当归建中汤意缓图治本善后调理。

案 7：李某，女，37 岁。

1977 年 4 月 14 日初诊：脘腹胀痛，烧心而不吐酸，自觉腹中冒凉气，大便时干时稀。舌质尖红，苔薄黄，脉象沉细而弦。西医诊断"胃窦炎"。

辨证：脾胃不和，脾弱胃强，肝木相乘，气滞不畅。

立法：调肝理气，和胃运脾。

方药：苏梗 10 克　香附 10 克　金铃子 10 克　香橼皮 10 克　佛手 5 克　大腹皮 10 克　莱菔子 10 克（炒）　砂仁 5 克　白芍 10 克　甘草 6 克（3 剂）。

二诊：服药 3 剂，胃痛减轻，腹中凉气感差，大便通畅，舌尖仍红，苔薄黄，此乃胃中蕴热未清，宗上方加竹茹再进。

苏梗 10 克　香附 10 克　金铃子 10 克　香橼皮 10 克　佛手 5 克　大腹皮 10 克　莱菔子 10 克（炒）　砂仁 5 克　白芍 10 克　甘草 6 克　竹茹 10 克（6 剂）。

三诊：又感腹胀，且腹中冷气复起，亦有困倦嗜卧之感，舌脉如前。知其不仅脾虚，且阳气亦不足，上方出入再进。

桂枝 5 克　高良姜 10 克　苏梗 10 克　香附 10 克　陈皮 10 克　白术 10 克　砂仁 5 克　香橼皮 10 克　白芍 10 克　炙甘草 6 克　焦三仙各 10 克（6 剂）。

四诊：进温脾和中、调肝理气之剂，胃痛已止，腹胀大减，冷气已消，饮食有增，舌尖红，苔微黄，脉细。再以健脾和中收功。

砂仁 5 克　木香 6 克　陈皮 10 克　半夏 10 克　太子参 10 克　大腹皮 10 克　香橼皮 10 克　佛手片 5 克　鸡内金 5 克　焦三仙各 10 克（6 剂）。

按语： 本例西医诊为"胃窦炎"，属中医学"胃痛"范畴。患者胃痛兼胀，是为气滞不行；烧心、舌尖红苔薄黄，是为胃中郁热；然大便干稀不调，胃中自觉冷气窜动，脉见沉细，是其脾虚不运。脾虚胃强，脾胃不和，则土虚木乘，治从温脾和中入手，而照顾阴液，药进 3 剂而痛减，再诊时证有反复之势，深究病情，尚有困倦嗜卧等脾阳不振之象。故治疗除以良附丸、香苏饮化裁外，再加桂枝与白芍相配，取其建中之意，又用炙甘草、白术以理中焦，而使脾气得运，阳气得展，肝气得平，故痛止冷消。最后以香砂六君子增损而收功。

案 8： 张某，女，42 岁。

1982 年 6 月 4 日初诊：胃脘胀痛三年，一个月前受寒复作，以胀为主，连及胁腹，喜暖怕凉，肠鸣辘辘，伴经期提前，经来量少。舌淡，苔薄白，脉沉细而弦。

辨证：肝郁气结，胃失和降。

立法：疏肝理气，和胃止痛。

方药：柴胡 10 克　香附 10 克　香橼皮 10 克　佛手 5 克　金铃子 10 克　元胡 5 克　合欢皮 10 克　白芍 10 克　甘草 3 克　荜澄茄 10 克（6 剂）。

6 月 10 日二诊：服上方 6 剂后，胃脘痛减，但觉右胁部不舒，胸闷，大便干，舌红，苔灰黄，脉细弦，原方加减再进。

柴胡 10 克　香附 10 克　枳壳 10 克　香橼皮 10 克　金铃子 10 克　元胡 5 克　白芍 10 克　荜澄茄 10 克　郁金 10 克　大腹皮 10 克　焦三仙各 10 克（6 剂）。

6 月 17 日三诊：又服上方 6 剂后，胃脘胀痛已止，原方加重调健脾胃之品以善其后。

按语：叶天士曾经指出："犯胃莫如肝，泄肝正救胃。"肝胃之间有着不可分割的生理和病理联系，胃主受纳，肝主疏泄，脾胃功能协调，必赖肝气条达；反之，肝不能正常疏泄，则脾胃升降失司，气机壅阻于中。所以治疗胃脘胀痛，连及胁腹者，应从调理肝脏气机入手，以四逆散加减疏理肝脏气机，使肝气疏畅宣达，脾胃气机自和而顺。

案9：张某，女，43岁。

1984年3月19日初诊：近一周来，情志不畅，脘腹胀满而以胃脘为著，纳谷量减，二便不爽。舌苔白滑，脉细无力。

辨证：肝气失于疏泄，胃气失于和降。

立法：疏肝理气，和胃降逆。

方药：香附9克　紫苏9克　陈皮9克　炙甘草6克　高良姜10克　川楝子9克　大腹皮9克　橘核6克　姜半夏9克　佛手9克　焦三仙各9克（4剂）。

此患者后以他疾就诊时谓：服上药4剂诸症痊愈。

按语：本证最易与脾虚腹胀相混淆，着眼点在于有情志怫郁病史，病程较短，以胃脘胀为主，且纳谷量减，系胃受纳通降功能受损，故辨证为肝胃不和，但脉细无力，显系夹有正虚，治疗上先予调和肝胃，再议补虚。调和肝胃选用了香苏散合良附丸加川楝子、橘核疏肝；大腹皮、佛手理气；姜半夏止呕；焦三仙消导。肝胃同治取得了疗效。

案10：袁某，男，31岁。

1984年11月26日初诊：胃脘发胀，隐隐作痛，胀重于痛，泛酸，口腔溃疡时发，呃逆。舌尖红，苔薄黄，脉细弦。

辨证：肝郁化火，气滞血瘀，气滞为主。

立法：疏肝理气，佐以清火化瘀。

方药：苏梗10克　香附10克　陈皮6克　马尾连6克
吴茱萸1.5克　枳壳10克　大腹皮10克　煅瓦楞子10克
高良姜6克　莱菔子10克　鸡内金6克（6剂）。

2月27日复诊：药后诸症皆愈将近月余，近日饮食不慎，
又致腹胀，纳差。舌红，苔薄黄，脉细弦。再以原意出入。

马尾连6克　黄芩6克　苏梗6克　香橼皮10克　佛手
6克　莱菔子10克　茯苓10克　通草6克　枳壳10克　大
腹皮10克　焦三仙各10克（6剂）。

按语： 胃脘痛除药物治疗外，饮食调养至为重要。本案胃
脘胀痛，气滞而为郁火，初诊用香苏饮合左金丸治愈，后因饮
食不慎，食阻胃脘，气机阻滞而腹胀又作。药用芩、连清郁
火；苏梗、香橼皮、佛手调理气机；枳壳、大腹皮、莱菔子宽
中消胀；再以焦三仙消其积；茯苓通草祛其湿。虽用药物可
愈，究以调养巩固为上。

案11： 邢某，男，51岁。

1984年9月27日初诊：胃脘胀痛，纳食加重，已十余
年，常用胃舒平及颠茄片等维持。今年三月以来持续发作，疼
痛加剧，并伴脐周疼痛，大便带血，其量不多，而色黯红，便
时不爽。舌苔白腻，脉象细弦。

辨证：湿热阻于胃肠，胃气不降日久及血，气血不畅而胀
痛并见。

立法：清化胃肠湿热，调和气血。

方药：藿香10克　清半夏10克　陈皮6克　马尾连6克

茯苓 10 克　酒军 3 克　金铃子 10 克　元胡 5 克　香橼皮 10 克　佛手 5 克　枳壳 10 克（6 剂）。

复诊：药后胃脘饱胀已除，便红亦已消失，腹内舒适，矢气多，大便爽，知饥能食，唯食后一二时许仍隐痛，胃脘脐周按之仍疼，舌苔薄，脉细。乃以原方加减，携方回乡服用以巩固疗效。

黄芩 10 克　马尾连 6 克　酒军 3 克　苏梗 10 克　香附 10 克　陈皮 6 克　香橼皮 10 克　佛手 6 克　金铃子 10 克　元胡 5 克　乌贼骨 10 克（6 剂）。

按语： 本例患者胃脘痛日久，湿热中阻而气滞血瘀，治疗上必须全面兼顾。单纯清化湿热或单纯理气化瘀皆不适宜，因湿热与气血瘀滞，互为因果，互相影响。初诊用泻心汤（芩、连、大黄）清热；藿香、半夏、陈皮祛湿；金铃子散活血止痛；香橼皮、佛手、枳壳、理气消胀。由于湿热与气滞血瘀同治，所以收效良速。

案 12： 陈某，女，29 岁。

1985 年 1 月 7 日初诊：胃脘疼痛 1 年有余，且伴泛酸，恶心欲呕，纳谷不香，偶有便红，素觉少腹发凉。舌淡红，苔薄黄，脉弦细。

辨证：肝郁化热，胃失和降，气滞导致血瘀。

立法：疏肝清热，和胃降逆，理气活血。

方药：马尾连 6 克　吴茱萸 1.5 克　瓦楞子 10 克　乌贼骨 10 克　荜澄茄 10 克　香附 10 克　元胡 5 克（冲）金铃子 10 克　炙刺猬皮 6 克　炒九香虫 6 克　枳壳 10 克（6 剂）。

复诊：药后胃脘痛已止，不再泛酸，呕恶已除，纳谷正常，再未便血，大便偏干，经来腹痛。再以调中理脾，化瘀止痛。

太子参10克　白术6克　砂仁3克（后下）　木香5克　陈皮6克　茯苓10克　清半夏10克　金铃子10克　元胡粉5克（冲）　香橼皮10克　佛手6克　枳壳10克（6剂）。

三诊：胃脘疼痛再未复发，诸症悉除，唯偶感腹中不舒，舌苔微腻。当调中理脾以善其后。

太子参10克　炒白术10克　扁豆10克　砂仁3克（后下）　木香5克　香橼皮10克　佛手6克　功劳叶10克　茯苓10克　枳壳10克　鸡内金5克　清半夏10克（6剂）。

按语：本例三诊，各有重点。初诊以调和肝胃，理气通降，化瘀止痛为主，药用左金丸配乌贼骨、瓦楞子清泻肝经瘀热，和胃制酸；金铃子散伍炙刺猬皮、炒九香虫化瘀止疼；再入香附、枳壳、荜澄茄理气机。复诊时因痛定酸止而以调中理脾为主，佐以金铃子散化瘀理气，使气血通畅而不再复发。药用太子参、白术、茯苓补脾；木香、砂仁调中；陈皮、半夏降逆；香橼皮、佛手、枳壳宽中降气。诸药配合而收调理脾胃之功。末诊则因诸症悉除，唯觉腹中不舒，专以调中理脾，故去金铃子散。

案13：邢某，男，72岁。

1981年1月15日初诊：胃痛四五年，腹胀，饥时及食后均觉不适，大便干结，五六日一行，状如羊屎，偶觉泛酸。舌黯苔黄，脉沉细而弦。西医诊为"幽门口溃疡"。

辨证：年逾古稀，气血失和，胃气不降。

立法：理气活血，和胃通降。

方药：丹参 20 克　金铃子 10 克　元胡 5 克　瓦楞子 12 克　乌贼骨 10 克　麻仁 10 克　酒军 5 克　枳壳 10 克　苏梗 5 克　香附 10 克　荜澄茄 10 克（6 剂）。

二诊：胃痛减轻，大便已通，腹胀亦轻，舌苔黄厚腻质红，脉弦细。湿热中阻，气滞血瘀，再以化湿清热理气。

藿香 10 克　佩兰 10 克　厚朴 6 克　半夏 10 克　陈皮 5 克　炒黑白丑 3 克　麻仁 10 克　枳壳 10 克　槟榔 12 克　金铃子 10 克　元胡 5 克（6 剂）。

三诊：腹胀减轻，大便通畅质软，纳食尚少。再以和中理脾，清化湿热。

槟榔 10 克　枳实 10 克　炒黑白丑 5 克　焦三仙各 10 克　陈皮 5 克　半夏 10 克　莱菔子 10 克　砂仁 3 克　鸡内金 5 克　香橼皮 10 克　佛手片 5 克（6 剂）。

按语：由于气候、饮食、情志等影响，胃病表现往往变化多端，其病机或为寒热错杂，或为夹湿、夹瘀、夹痰，凡此种种，治疗不可拘执于一法一方。此案胃痛已达数年之久，初诊以气滞为主，治以理气通降兼以活血，药用苏梗、枳壳、香附、荜澄茄、金铃子理气，其性平和，理气而不伤正，行气而不温燥；丹参、元胡活血止痛；乌贼骨、瓦楞子化瘀、制酸；酒军降气活血；麻仁润肠通便以助酒军之降。药后即应，胃痛减轻，但见湿热又生，遂以藿香、佩兰、厚朴、半夏、陈皮理气化湿；二丑、火麻仁、枳壳、槟榔润肠通腑；金铃子、元胡调气活血，使腑气通，脾气健而湿热化，诸症悉减。前后两方均以理气通降为主，但前方兼重和血，后方兼重化湿，各得其所。

嘈　杂

唐某，女，48岁。

1977年8月18日初诊：胃脘嘈杂似饥似饿，满闷疼痛已三月余，纳差，有时口渴心烦，近来形体消瘦，神疲乏力，大便不畅。舌质淡红，苔薄黄，脉象沉细而缓。胸透有轻度肺气肿。1974年曾患过"癔病"，1976年曾行"子宫全切除术"。

辨证：胃气壅滞，郁久化热，浊气上逆。

立法：清火除烦，理气和中止痛。

方药：山栀10克　黄连5克　吴茱萸1.5克　石斛10克全瓜蒌12克　枳壳10克　陈皮5克　竹茹5克　大腹子、大腹皮各10克（6剂）。

8月24日二诊：药后嘈杂、烦闷痞满未见减轻，仍用前方再加郁金、佛手二味以加强解郁理气之功。

8月30日三诊：连服上药6剂，嘈杂烦闷、纳食胀痛均见减轻。唯日来腰脊酸痛，带下绵绵，乃因年近半百，肾气亏虚，带脉失固，前法再加益肾固带之品。

黄连2.5克　吴茱萸1.5克　香附10克　苏梗10克　党参10克　陈皮5克　桑寄生12克　杜仲10克　乌贼骨10克砂仁2.5克　茯苓15克（6剂）。

9月6日四诊：嘈杂脘闷续减，腰脊酸痛亦有好转，白带明显减少，有时饮食之后仍有阵发胃痛。仍以疏肝和胃、化瘀止痛为法，上方去党参、砂仁等温补香燥之品，加金铃子、元胡索、丹参以化瘀止痛。

黄连2.5克　吴茱萸1.5克　香附10克　苏梗10克　杜仲10克　乌贼骨10克　金铃子10克　元胡5克　生牡蛎15克　佛手片5克　丹参12克（6剂）。

9月15日五诊：服上药之后，嘈杂、胃痛、腰酸、带下诸症基本消除，食欲逐渐增加，精神体力恢复较快。临床告愈，嘱以饮食调理。

按语：嘈杂大都由于郁火内炽形成，清火和胃乃为嘈杂正治之法。本例初起因肝郁化火犯胃而发生嘈杂，故治以清泻郁火为主，兼以和胃通降，以理其气。药后症情逐渐好转，后因带脉不固，肾气亏虚，嘈杂虽止，腰痛带下突出，故在方中酌加益肾固带之品，并加重化瘀止痛之药，采用标本兼顾之法收到良好效果。

吐 酸

蔡某，女，29岁。

1977年10月9日初诊：泛吐酸水已有四年，每逢秋冬天凉发作尤甚，发时食入即吐，甚则呕吐大量酸苦水，有时胃脘隐隐作痛，近来上症又发，精神疲惫，寐差梦多。面色青暗，舌质红，苔薄黄，脉象细弦。

辨证：肝胃失和，郁火内生，上逆吐酸。

立法：清肝和胃，理气降逆。

方药：马尾连6克 吴茱萸1.5克 香附10克 陈皮5克 竹茹5克 煅瓦楞12克 乌贼骨10克 丁香1.5克 神曲10克 砂仁1.5克 茯神10克。

10月20日二诊：服上药11剂，泛酸好转，胃脘微有隐痛，大便干，舌红如前，宗原意出入。

马尾连6克 吴茱萸1.5克 香附10克 陈皮5克 竹茹5克 枳壳10克 全瓜蒌12克 佛手片5克 香橼皮5克 合欢皮10克（6剂）。

11月4日三诊：药后泛酸已止，适逢经水来潮，少腹不舒，胁下隐隐胀痛。

柴胡5克 香附10克 金铃子10克 甘草6克 白芍10克 合欢皮10克 青皮、陈皮各5克 绿萼梅5克 丹参

12克 炒枣仁5克（6剂）。

11月10日四诊：经水已净，前症基本消失，食纳欠佳，用柴芍六君子汤以善后。

按语:《内经》指出:"诸逆冲上，皆属于火，诸呕吐酸……皆属于热。"患者泛吐酸水四年，此乃肝郁化火，胃失和降。在治疗上，始以左金清肝泻火；竹茹、陈皮清胃热以降逆气；瓦楞、乌贼骨以制酸；入少许丁香、砂仁和胃止吐。二诊而吐酸止，次以疏肝理气之味，使其肝气条达，脘腹胀痛得除，终以舒肝气，调脾胃，用柴芍六君而收功。

湿 阻

叶某，女，54 岁。

1983 年 3 月 3 日初诊：最近几周，纳食不香，胃脘堵闷，口干而臭，气短乏力。舌根痛，苔黄腻，脉濡细。

辨证：湿热中阻。

立法：清热化湿。

方药：芦根 20 克　滑石 10 克　藿香 10 克　马尾连 6 克　黄芩 10 克　酒军 3 克　茯苓 10 克　通草 5 克　生薏苡仁 10 克　桑叶 6 克　菊花 10 克（6 剂）。

二诊：服上药后胃脘堵闷减轻，纳食增加，舌根仍痛，苔黄腻，以原意加减。

黄芩 10 克　滑石 10 克　芦根 20 克　茯苓 10 克　通草 5 克　车前子 10 克（包）　藿香 10 克　香橼皮 10 克　佛手 5 克　大腹皮 10 克　焦三仙各 10 克（6 剂）。

三诊：药后舌根痛消失，纳食如常，苔腻减，仍以化湿清热巩固疗效。

芦根 20 克　滑石 10 克　藿香 10 克　佩兰 10 克　厚朴 5 克　苍术 5 克　蔻仁 3 克　生薏苡仁 15 克　大豆卷 10 克　桑叶 10 克　菊花 10 克（3 剂）。

按语：湿阻是指湿邪阻滞于脾胃，并以纳呆，脘腹闷胀，苔腻为主证的疾病。湿邪化热,又可出现口干而臭的症状,治以化湿清热为主,药用藿香、佩兰、厚朴、苍术、蔻仁芳香化湿;又以黄芩、马尾连清热燥湿;还用茯苓、薏苡仁、大豆卷、滑石的甘淡利湿。湿从热化,伤及胃阴,方中以芦根生津而不留湿,养阴而不敛邪。诸药协同配用,仅服3剂,症状见减,又进6剂,症状痊愈。

积 滞

高某，女，51岁。

1977年8月29日初诊：腹胀小腹坠痛已有年余，经乙状镜检查诊为"乙状结肠炎"。目前少腹胀痛拒按，自觉腹内如有结块，时聚时散，大便时而溏薄，时而干结如球，干稀不调，且伴头昏眼花，不思饮食。查体：形弱消瘦，颜面苍白，腹胀膨隆。舌质红，苔薄白，脉象弦细。

辨证：肠道积滞，气机壅阻。

立法：通利肠道，理气导滞。

方药：熟大黄6克　牡丹皮10克　败酱草15克　制香附10克　当归12克　赤芍15克　木香3克　全瓜蒌15克　莱菔子10克　枳壳6克　甘草6克（3剂）。

9月2日二诊：进通因通用方后，大便日行十多次，肠中积滞虽去，但胃中与腹部隐痛不除，舌苔薄白，脉象沉细，当温运脾阳，收敛止泻。

炮姜5克　苍术10克　山药10克　石榴皮10克　木香6克　扁豆3克　罂粟壳5克　诃子肉5克　制香附10克　砂仁5克（6剂）。

9月12日三诊：大便转稠，他症均已减轻，腹痛隐隐，守上方加白芍再进。

炮姜 15 克　苍术 10 克　山药 10 克　石榴皮 10 克　木香 6 克　扁豆 3 克　罂粟壳 3 克　诃子肉 5 克　香附子 10 克　砂仁 5 克　白芍 15 克。

又服 10 剂，临床治愈。

按语："六腑以通为顺"，肠道积滞，腑行不畅，日久由腑及脏，脾胃升降失常，发为本病，根据胃腑生理病理特点，治疗先以理气导滞通腑，通因通用为法，方中大黄、瓜蒌、莱菔子、枳壳、木香通胃腑以导其滞；香附、败酱草、当归、牡丹皮、赤芍以行气活血、化瘀解毒。待积滞去，六腑通后，即应顾护脾胃之气，故复诊方中用苍术、炮姜温运脾阳；扁豆、山药以养胃阴；香附、木香、砂仁以和胃气；石榴皮、罂粟壳、诃子肉以缓急止痛涩肠。从而收滞去症除的效果。

感冒夹滞

岳某，男，2岁。

1960年3月4日初诊：发烧已有三日，体温39℃左右，恶寒无汗，鼻塞流涕，面红目赤，口唇生疮，干噫食臭，食欲大减，腹胀便秘。舌苔微黄而腻，脉数。

辨证：内有食积，外感风邪。

立法：解表清热，宣中导滞。

方药：防风通圣散加减。防风3克　荆芥3克　桔梗3克　薄荷1.5克　连翘6克　山栀5克　黄芩5克　竹叶3克　大黄3克　芒硝3克　甘草3克。

复诊：服上方2剂，表解得汗热退，里气亦通，大便连泻2次，食滞尽去，感冒诸症近解，舌苔渐化，唯口疮未愈，食欲仍差，嘱服至宝锭（成药）三日善其后。

按语： 小儿感冒是常见病，如有合并症，则病势即重，是以小儿体质柔弱，脏腑未坚，饮食不节，积滞内停，极易受邪。本例即内有食滞，外感风寒，是表里俱实的感冒夹滞症，故以荆芥、防风、桔梗、薄荷疏解表邪；用连翘、山栀、黄芩、竹叶清泄里热；以大黄、芒硝导滞，用甘草调和诸药，药后热退便通，诸症尽解。小儿感冒，多夹有食积内热，故必须解表通里兼施，这样使表邪从外解，内滞自下而清，表里通达，邪去正复，疗效快而巩固。

腹 痛

彭某，女，30岁。

1976年7月8日初诊：半年前开始自感腹胀腹痛，时有泄泻，继则低烧不除，少腹痛胀，白带量多而稠。遂进某院治疗，住院月余，单用西药抗痨、消炎等药物治疗效果不显，低烧不退，腹痛加剧，具有腹水体征，颜面萎黄，神疲肢软，五心烦热，睡眠不宁，口干思饮，饮而不多，夜间盗汗，纳谷无味，小便深黄，大便日1～2次。舌质红，苔黄腻，脉象弦细。生育史：孕四次人工流产1次，正产3胎。月经史：14岁来经，3～4/28～30天。当时妇检：阴道脓性分泌物，宫颈中度糜烂，宫体后倾，稍大，质中活动。病理活体组织检查报告：结核性子宫内膜炎。血沉：23毫米/1小时。腹水培养，腹水化验：结核杆菌生长，黄多混浊液体。李凡他阳性。血白细胞：3000/立方毫米，中性细胞35%，淋巴细胞65%。西医诊断：结核性腹膜炎合并结核性子宫内膜炎。

辨证：肝郁气滞，湿热蕴结。

立法：疏肝清热。

方药：柴胡15克　黄芩10克　百部12克　枳实15克　当归10克　香附10克　酒大黄5克　大腹子、大腹皮各10克　延胡索3克。

二诊：服上方20剂，腹胀明显消退，痛减，纳谷稍增，但低烧未退，守方加地骨皮再进。

柴胡15克　黄芩10克　百部12克　枳实15克　当归10克　香附子10克　酒大黄5克　大腹子、大腹皮各10克　元胡3克　地骨皮10克。

三诊：又服上方20剂，低烧近平，精神较佳，腹水消失，腹胀痛近除，食饮增加。继续守方增减，或以健脾益气，或以养血活血，调治八个月，诸症基本控制，已上班工作。

按语： "腹痛" 一证，涉及范围较广。本例是以腹胀、腹痛、腹水并有潮热为主症。经过西医检查，诊断为结核性腹膜炎合并结核性子宫内膜炎。治用各种抗痨、消炎等药物，未见明显效果，低烧长期退不下来，腹胀、腹痛，非但不减，反而加重。并产生了腹水，病情比较复杂。根据患者长期低烧，我认为责之在肝，长期低烧绵绵能劫伤阴津，肝郁不达，横逆犯胃，又可导致肠胃通降功能失常，使气滞水液停积，而发生以上各症。故用大柴胡汤之意加减治之。方中柴胡、黄芩疏泄肝中郁热以退低烧；大黄、枳实、大腹子、大腹皮通腑攻积、行气逐水；当归、元胡索、配合香附既养血又活血，并能理气止痛；百部抗痨除热。药后腹水逐渐消退，腹胀、腹痛、低烧很快消失与退了下来。由此可见柴胡剂对结核性病变确有良好效果。日本《皇汉医学丛书》中，对大小柴胡汤加减用治肺结核、肠结核、淋巴结核等亦有记载。本例的临床实践，也说明了它的有效性。

蛔 厥

李某，女，23岁。

1971年7月16日初诊：初起上腹疼痛，痛甚则呕吐黄苦水，手足厥冷，现已五天，饮食不进，伴有发烧（体温37.5℃），面部见有虫斑。舌苔白薄腻，脉象弦数。西医诊断为胆道蛔虫症。

辨证：寒热互结，虫积于内，堵塞胆道发为蛔厥。

立法：安蛔驱虫，和中降逆。

方药：乌梅10克　胡黄连10克　吴茱萸3克　生大黄6克　桂枝5克　蜀椒5克　川楝子15克　槟榔15克　姜半夏10克　生姜6克（2剂）。

7月18日二诊：空腹服药后腹中一阵剧痛，先后打下蛔虫20多条，吐止，痛势大减，手足转温，稍进米汤，体温36.8℃。上方去大黄、生姜，减川楝子、槟榔之量再进。

乌梅10克　胡黄连10克　吴茱萸3克　桂枝5克　蜀椒5克　川楝子10克　槟榔10克　姜半夏10克。

服2剂痛止，饮食增进，病愈出院。

按语： 本案以急腹症，从急诊室收入住院，据其脉证进行各种检查诊断为胆道蛔虫症，属于中医"蛔厥"。方用乌梅丸加减，该方出自仲景《伤寒论》，为治厥阴吐蛔的有效方，临床应用颇为广泛，但必须根据症情进行加减，如方中人参、当归、附子等药，在病人未致大虚、四肢厥冷不甚时可以不用。根据药物分析，乌梅酸能安蛔，有驱虫作用，为本方的主药，但必须配合槟榔、大黄等，既可加强杀虫之力，又能使蛔虫从大便而下，这个病人服药 2 剂，即下蛔虫 20 余条，足见乌梅丸加减对胆道蛔虫症有一定疗效。

瘰疬并发癥结

姜某，女，16 岁。

发烧一个月余，每发于午后，发烧前有恶寒感，有时高烧达 40℃，退烧时稍有汗，颈部淋巴结肿大而成串，有压痛，腋下淋巴结稍肿大，头晕，胸闷，胁痛，干恶，食欲减退。查腹平软，肝肋下 1 厘米，脾肋下 3 厘米，有压痛。血常规检查：白细胞 2 ～ 3 万 / 立方毫米，淋巴在 90% 以上，血小板 3 万 / 立方毫米，未找到疟原虫，外观贫血。西医考虑：①淋巴结核；②白血病？经用抗结核、抗生素及输液等效不显。1969 年 11 月 4 日应邀会诊。

诊时症如上述，口苦，小便黄，形体消瘦，面色㿠白少华；舌质红，苔薄黄，脉象弦滑。

辨证：邪热阻于少阳，痰血互结。

立法：和解少阳，活血化瘀散结。

方药：小柴胡汤加减。柴胡 10 克　黄芩 10 克　太子参 10 克　姜半夏 10 克　鳖甲 12 克　穿山甲 10 克　夏枯草 10 克　丹参 12 克　生姜 6 克　炙甘草 5 克（3 剂）。

11 月 8 日二诊：服上药后，寒热已退，复查血象：白细胞 24000/ 立方毫米，淋巴 96%，守上法出入再进。

柴胡 10 克　夏枯草 10 克　当归 10 克　鳖甲 12 克　白

芍 10 克　浙贝母 10 克　生牡蛎 12 克（先煎）　太子参 10 克
生地黄 12 克　青皮、陈皮各 5 克（3 剂）。

11 月 12 日三诊：服药后患者能起床活动，淋巴结缩小，
已无痛感，肝脾略有缩小，已无压痛，血常规复查：白细胞
12000/ 立方毫米，淋巴细胞 68%，他症亦大减，脉象弦细。
宗原意再进。

柴胡 5 克　夏枯草 10 克　当归 10 克　鳖甲 12 克　白芍
10 克　浙贝母 5 克　生牡蛎 12 克（先煎）　太子参 10 克　生
地黄 12 克　玄参 10 克　知母 10 克。

上方连服 12 剂，淋巴结肿尽消，肝肋下可触及边缘，脾可
触 1 厘米，无压痛，唯头昏，他症已除，脉缓，舌苔薄白少津。
血常规复查：白细胞 8000/ 立方毫米，中性细胞 71%，淋巴细
胞 28%，单核细胞 1%，于 11 月 25 日痊愈出院，嘱停药以饮
食调理之。

按语： 本案始起于邪热外受，因病未得及时治疗以致邪热
痰血交结于少阳枢纽之间，进出不能，故其往来寒热，月余不
解，诸症蜂起。少阳经脉循行两胁、颈部等处，邪阻经脉，因
而肝脾肿大，瘰疬丛生，胸闷胁痛；肝胆互为表里，又"邪在
胆，逆在胃"，故邪犯少阳，胆热郁结，因而出现口苦、尿黄、
干恶、纳减等症。治拟小柴胡汤去红枣之腻滞以和解少阳为主，
加鳖甲、穿山甲、夏枯草、丹参活血软坚为佐，故药后而寒热
退，诸症减轻。复诊时去黄芩、半夏、生姜、甘草、穿山甲、
丹参，加贝母、夏枯草、牡蛎散结软坚；当归、生地黄、芍药、
青皮活血行气，因而瘰疬进一步缩小。再诊时更入知母、玄参
滋阴解毒，而使少阳之结痰得解。获得显著近期疗效。

骨痨

吴某，男，22岁，天津市蓟县某乡农民。

1975年2月间，因参加挖河劳动，劳累过度，复感风寒，开始发烧（39.5℃），几经中西医治疗效果不佳，腰椎酸痛，时伴低烧。1975年4月26日来京，就诊于某医院，血沉化验123毫米，骨科诊断为腰椎（第四椎）结核。门诊服药打针1个时期，仍无疗效，遂于6月12日住院。院方建议手术治疗，家长怕有后遗症，仍取保守疗法。住院80余天，未见好转，出院后继续治疗，病情有增无减，血沉时伏（80毫米）时起（110毫米）。1979年6月起腰椎两侧各生一脓疱，既而溃烂，久不收口。

1979年8月27日，由家长陪同来门诊治疗。当时诊见：面黄肌瘦，不能弯腰，腰椎两侧各有一个脓疱，且已溃烂，流脓不止。主诉：腰部疼痛，午后低烧长期不退，饮食欠佳。视其舌，质红，苔薄黄；察其脉，沉而又细。血沉化验60毫米。

辨证：肾亏骨痨。

立法：补肾托里排脓。

方药：地骨皮10克　青蒿10克　鳖甲10克（先煎）　熟地黄15克　百部10克　桑寄生10克　牛膝10克　猪脊髓1

条　杜仲 10 克　功劳叶 15 克　生牡蛎 15 克（先煎）（6 剂）。

9 月 13 日二诊：服上方 6 剂。腰痛大减，低烧亦轻。再以原方出入。

地骨皮 10 克　青蒿 10 克　鳖甲 10 克（先煎）　百部 10 克　功劳叶 15 克　升麻 5 克　当归 5 克　生牡蛎 15 克（先煎）　秦艽 10 克（6 剂）。

9 月 24 日三诊：服二诊方 6 剂后，低烧已清，右侧脓疱流脓已止，左侧仍有脓血溢出。再以原意出入。

地骨皮 10 克　熟地黄 15 克　赤芍 10 克　桑寄生 10 克　牛膝 15 克　杜仲 10 克　黄芪 10 克　玳瑁 10 克　升麻 5 克　功劳叶 15 克　百部 10 克。

10 月 29 日七诊：用三诊方出入连服 20 余剂，两侧流脓均止，开始收口，脸色转红，饮食亦增，脉舌如初。仍以原方加减续进，巩固疗效。

熟地黄 15 克　黄芪 10 克　党参 10 克　杜仲 10 克　牛膝 10 克　桑寄生 10 克　潼沙苑 10 克　银柴胡 6 克　青蒿 10 克　穿山甲 10 克　地骨皮 10 克　川续断 10 克。

11 月 19 日十诊：近因体质增强，走动过多，右侧腰椎复又开口外溢脓血。再以托里排脓为治。

黄芪 15 克　升麻 5 克　生薏仁 15 克　党参 10 克　牛膝 15 克　金狗脊 10 克　白芷 10 克　百部 10 克　功劳叶 10 克　地骨皮 10 克　枸杞子 10 克。

11 月 26 日十一诊：服上方 6 剂，流脓已止，但觉腰部仍觉疼痛。舌红，苔薄黄，脉沉细。再以补肾托里为治：

熟地黄 10 克　黄芪 15 克　升麻 5 克　党参 10 克　白

芷 10 克　百部 10 克　牛膝 10 克　川续断 10 克　茯苓 15 克
牡丹皮 10 克　地骨皮 10 克。

12 月 3 日十二诊：右侧流脓已止，正在封口，饮食渐增，
脸色红润，舌质红，苔薄黄，脉细稍有力。再以前方出入续进。

生地黄、熟地黄各 10 克　山药 10 克　五味子 5 克　百
部 10 克　黄芪 10 克　党参 10 克　茯苓 10 克　牡丹皮 10 克
牛膝 15 克　地骨皮 10 克。

1980 年 1 月 3 日十五诊：近因劳累过度，又见脓血流
出，伴有胸闷、气短。舌红苔黄，脉沉细。再以 11 月 26 日方
出入。

生地黄、熟地黄各 10 克　山萸肉 6 克　山药 10 克　黄
芪 10 克　升麻 5 克　生薏仁 15 克　百部 10 克　川续断 10 克
牛膝 10 克　白芷 5 克　茯苓 10 克。

2 月 4 日十八诊：上方出入连服 10 余剂，流脓已止，伤
口亦愈，食欲增加，体质增强，体重与去年八月相比，增加十
几斤。症情稳定，骨结核基本好转。再以原方出入巩固之。

穿山甲 10 克　桑寄生 10 克　赤芍、白芍各 5 克　川续
断 10 克　牛膝 10 克　百部 10 克　夏枯草 10 克　黄芪 10 克
生地黄 10 克　白芷 15 克。

按语：骨痨西医称为骨结核，为临床常见的疑难病之一。
本案患者已见脓血外溃，更为棘手，临床常用内外科合治方
法。患者几年来服用大量雷米封，注射链霉素无效。我根据肾
藏精主骨的原理，抓住肾虚这个本进行调治，始终以补肾托里
排脓为治，所以虽然病程较长，但服药 200 余剂，终于病愈恢
复了健康。

消　渴

案 1： 李某，男，30 岁。

1977 年 6 月 11 日初诊：两个月来口渴引饮，每日约饮水 9 磅许，消谷善饥，多食亦觉不饱，尿频量多，色白不清，身软无力，心悸，日益消瘦，体重在两个月内由 55 公斤降至 46 公斤。舌质略淡，苔薄白，脉象浮滑数。在某院查空腹血糖 232 毫克％，尿糖（+++），查基础代谢率 +50％，甲状腺稍大，皮肤无抓痕，心率 100 次 / 分，律齐。西医诊断为糖尿病。经用 D860 及降糖灵效不明显。

辨证：肺胃蕴热，气阴两伤。

立法：益气、滋阴、清热。

方药：山药 30 克　黄芪 15 克　生地黄 10 克　生石膏 30 克（先煎）　知母 10 克　玄参 10 克　天花粉 15 克　麦冬 10 克　怀牛膝 10 克　菟丝子 12 克　茯苓 10 克　泽泻 10 克。

同时嘱其节制饮食。

上药共服 15 剂，症状稍有改善，查尿糖（+++），心率 90 次 / 分，皮肤有散在小疮疖，舌质红少津，苔薄黄，脉象滑数。虚热尚炽，毒火浸淫肌肤。守上方去茯苓、泽泻之渗利，加黄连、连翘、金樱子解毒益肾。

山药 30 克　黄芪 15 克　生地黄 10 克　生石膏 30 克

（先煎） 知母 10 克　玄参 10 克　天花粉 10 克　麦冬 10 克
怀牛膝 10 克　菟丝子 12 克　金樱子 10 克　黄连粉 1.5 克
（冲）　连翘 10 克（6 剂）。

三诊：口干饮水减少，日饮水约 5 磅许，饥饿感亦减，疮
疖渐消，心悸消失，查尿糖（＋），守上法出入。

山药 30 克　黄芪 30 克　生地黄 10 克　生石膏 30 克　玄
参 10 克　天花粉 10 克　黄连粉 1.5 克（冲）　连翘 10 克　肉
桂 1.5 克　山萸肉 12 克　桔梗 3 克　升麻 3 克　柴胡 3 克
（10 剂）。

四诊：上药连服 10 剂，口渴、善饥已可控制，大便稍
频，夜尿一两次，疮疖基本消退，查尿糖（－），尿常规（－），
血糖 105 毫克％。舌质红，苔薄白，脉象弦细数，症情缓和，
继守上法化裁，同时撤去西药，又观察一周，症情平稳，查尿
糖阴性，血糖正常，以上方为主，配制丸药以巩固疗效。

案 2：岳某，女，21 岁。

1977 年 6 月 21 日初诊：口渴引饮，已有三年，日饮水
约 10 磅，多食易饥，每日进食一斤半仍无饱感，小便频数，
夜尿多，消瘦，全身无力，夏天皮肤常生小疖毒，脉象沉细
数。舌质微红少津，苔薄黄。近查空腹血糖 384 毫克％，尿糖
（＋＋＋＋）。西医诊断为糖尿病，长期服用 D860 及降糖灵，效不
明显。

辨证：肺胃燥热，气阴两伤。

立法：泻火清热，兼顾气阴。

方药：生石膏 30 克（先煎）　知母 10 克　玄参 10 克　麦
冬 10 克　黄柏 10 克　生地黄 12 克　怀牛膝 6 克　黄芪 10 克

山药 30 克　五味子 6 克　桂枝 3 克。

嘱其节制饮食，多进食些黄豆、豆腐、瘦肉等品。

二诊：服上药 6 剂，症状消退不明显，心悸不安，查尿糖（+++），血糖 310 毫克%，脉舌如上，守上方加味。

生石膏 30 克（先煎）　知母 10 克　麦冬 10 克　生地黄 12 克　怀牛膝 6 克　黄芪 15 克　玄参 10 克　黄柏 10 克　山药 30 克　五味子 6 克　肉桂 3 克　熟地黄 10 克　黄芩 10 克　苍术、白术各 10 克　山萸肉 30 克。

三诊：上方服 9 剂，口渴稍好转，心悸已缓解，查尿糖（+++），觉有口苦，脉舌如前，仿前法出入。

生石膏 30 克（先煎）　黄芩 10 克　天花粉 20 克　玄参 10 克　生地黄、熟地黄各 15 克　黄芪 30 克　山药 30 克　陈皮 6 克　升麻 6 克　玉竹 10 克　怀牛膝 6 克　山萸肉 30 克。

四诊：上方连服 15 剂，口苦已除，口渴、多食明显好转，尿亦减少，每日喝水约 3 磅，汗稍多，查尿糖（－），血糖 103 毫克%，心率 90 次 / 分，律齐。舌质红，苔薄黄，脉象弦细数，复以上法加减，并撤去西药，又观察两周，诸症缓解，血糖尿糖稳定，再配丸药巩固疗效。

黄芪 30 克　山药 30 克　生地黄 12 克　山萸肉 15 克　牡丹皮 6 克　知母 10 克　天花粉 15 克　玄参 10 克　黄柏 10 克　肉桂 1.5 克　枸杞子 12 克　沙参 30 克　麦冬 12 克　五味子 6 克。

以上药用 4 倍量，共研为细末，炼蜜为丸，每次服 10 克，1 日 2 ～ 3 次。

按语：糖尿病，属中医消渴（消瘅、消中）范畴。对消渴的病因病机，前人认为，大多与饮食不节（如醇酒厚味），损伤脾胃；五志过极，郁而化火；恣情纵欲，肾虚精耗等有关。本病有上、中、下三消之分，但《临证指南》指出："三消一证，虽有上、中、下之分，其实不越阴亏阳亢，津涸热淫而已。"在论治上有肺热、胃热、肾虚之别，故程钟龄认为："治上消者，宜润其肺，兼清其胃；治中消者，宜清其胃，兼滋其肾；治下消者，宜滋其肾，兼补其肺。"在临床中，上、中、下三消的症状往往同时兼见，仅在程度上有轻重的不同，因此，在治疗上就必须三者兼顾。案1患者有口渴、易饥、尿多等三消症状，据其脉证属肺胃有热，气阴两虚，故药用山药、生地黄、黄芪、天花粉、菟丝子、怀牛膝、泽泻等滋阴益气，调补肺肾；石膏、知母、玄参清肺胃之热。复诊时于原方去淡渗之品而加金樱子、山萸肉滋补肝肾，入黄连、连翘苦寒解毒而消疮疖。后期于滋阴清热之剂中加入少量肉桂温补肾阳，取其少火生气，使阴阳协调，水火相济。案2亦是采取同样治法，虽病史三年，亦同样取得满意的效果。两例患者在后期均以脾肾双调之药配制丸药服用，从根本着手，以巩固疗效。张子和曾经指出："不减滋味，不戒嗜欲，不节喜怒，病已而复作。"因此，在用药的同时，并嘱患者节制饮食，注意生活规律，所以，两例患者在治疗过程中，病情均未反复。

吐 泻

李某，女，55岁。

1984年5月17日初诊：吃冰棍引起腹泻已有六天，泻呈水样，肠鸣不已，曾服药治疗，得药则吐，现觉胸闷，咽痛，喜凉，纳差，舌尖下溃疡。舌红，苔薄黄，脉弦细。

辨证：内有郁热，寒热交错，肠胃不和。

立法：辛开苦降。

方药：炮姜炭5克　半夏10克　木香6克　神曲10克（包）　茯苓10克　黄连3克　黄芩10克　车前子10克　炙甘草5克　大腹皮10克　扁豆15克（5剂）。

5月31日二诊：腹泻已瘥，胸闷亦减，舌尖溃疡已愈。唯鼻衄口臭，舌尖仍红，苔薄白，脉弦细。当以养阴清泄为法。

竹叶6克　生石膏15克（先煎）　半夏10克　麦冬10克天花粉10克　连翘10克　焦山栀10克　车前子10克　扁豆15克　牡丹皮10克　滑石20克（6剂）。

6月11日三诊：大便稀，日2次，腹中肠鸣，口干，舌红，苔薄黄，脉沉细弦。再以和中理脾清肠。

葛根10克　黄芩6克　马尾连6克　扁豆10克　山药10克　滑石10克　车前子10克　神曲6克　荷叶6克　白

芍 10 克　生甘草 3 克（6 剂）。

6 月 18 日四诊：药后纳增，精神好转，自我感觉良好，小便黄多，牙龈出血，口苦口臭，舌红，苔薄黄，脉细弦数。再以清热和中。

马尾连 6 克　连翘 10 克　木通 3 克　车前子 10 克　炒牡丹皮 6 克　黄芩 10 克　灯心草 1.5 克　生甘草 3 克　滑石 10 克　青黛 15 克　生石膏 15 克（先煎）（6 剂）。

6 月 23 日五诊：药后口苦口臭好转，龈血已止，余均正常。原方又服 3 剂，症状平复。

按语：本例夏季吐泻，系上热下寒，寒热交错所致。故治以辛开苦降。舌红舌尖溃疡、咽痛系由上焦郁火，药用半夏、黄连、炮姜为主，辛开苦降；车前子、茯苓、甘草同用，乃为郁火寻找去路，既能利小便又可以实大便。二诊又见鼻衄口臭，故当养阴清泄，去其胃火，仿用竹叶石膏汤加味。三诊又见湿热泻，清肠化湿，和中理脾当为上乘之法，故用葛根芩连汤加味，随手取效。

暑湿泄泻

案1：周某，女，1岁。

1977年8月17日初诊：本月初患儿因高热泄泻而住院，经治热势减轻，泄泻次数减少，好转出院。近一周来大便泄泻次数又增，黄水样便，日十多次。大便检查：黄稀未消化物（++）。血常规检查：白细胞10500/立方毫米，中性细胞75%，淋巴细胞23%，杆状细胞1%，酸性细胞1%。体温正常，发育营养一般，面色萎黄，心肺（－），腹胀，叩呈鼓音，肠鸣音亢进。西医诊断：单纯性消化不良。症见烦躁易啼，舌质淡，苔黄腻，指纹红紫达气关。

辨证：暑湿夹滞，胃肠不和。

立法：芳香化浊，和胃止泄。

方药：藿香5克　佩兰5克　炮姜5克　苍术5克　葛根5克　神曲6克　茯苓6克　荷叶5克　扁豆6克　山药6克。

8月19日二诊：进药2剂，大便减少，日行2～3次，便呈糊状，低烧已退，仍有烦躁，舌质淡红，苔黄腻渐化，指纹渐淡。宗原方出入。

藿香5克　佩兰5克　大腹皮6克　薏苡仁10克　木香3克　黄芩5克　苍术5克　炮姜3克　茯苓10克　陈皮3克　午时茶5克（2剂）。

8月22日三诊：便稠每日一次，偶伴不消化物，纳谷渐旺，精神已振，当健运脾胃以善其后。

炒白术 5 克　扁豆 12 克　木香 3 克　茯苓 6 克　陈皮 3 克　山药 10 克　荷叶 3 克（3 剂）。

后随访痊愈。

按语： 小儿泄泻，暑令最为常见。本例患儿因暑湿外犯，食滞中阻，以致肠胃不和，升清降浊失职，故治以藿香、佩兰芳香化浊；葛根、荷叶升清祛暑；扁豆、山药、茯苓健脾除湿；神曲化滞；炮姜、苍术健运脾阳，使清升浊降，故药仅数剂而病告痊愈。

案 2： 徐某，女，38 岁。

1983 年 8 月 8 日初诊：近日来因饮食不当，大便日行 10 余次，脘腹胀痛，痛则泄泻，中有黏液，里急后重，泻而不爽。苔黄腻，脉濡细。

辨证：暑湿夹滞，胃肠不和。

立法：清暑化湿，和中理脾。

方药：葛根 15 克　黄芩 10 克　黄连 3 克　白头翁 15 克　木香 5 克　焦槟榔 10 克　荷叶 10 克　扁豆 15 克　炮姜炭 3 克　白芍 10 克　甘草 3 克。

8月11日二诊：服上方 3 剂后，泻止痛除，再以芳化健脾以善其后。

木香 5 克　佩兰 10 克　砂仁 3 克　藿香 10 克　焦三仙各 10 克　茯苓 10 克　扁豆 10 克　山药 10 克　荷叶 10 克　白芍 10 克　甘草 3 克（3 剂）。

按语： 暑湿外犯，食滞中阻，以致肠胃不和，升清降浊失职，传化失常而发生泄泻，脘腹胀痛，湿热互结，则泻而不爽。故用黄芩、黄连、白头翁苦寒清热燥湿；葛根升清止泻；木香、焦槟榔消食导滞；白芍、甘草缓急止痛；扁豆健脾和中；炮姜炭既能健运脾阳，又能收敛止泻，使清升浊降，故药仅数剂而病速痊愈。

寒湿泄泻

陈某，女，26 岁。

1960 年 8 月 10 日初诊：恣食生冷，脐腹疼痛，泄泻肠鸣已有三天，日 3～4 次，水样无黏液便，得泻痛势稍减，胸闷口渴喜饮，舌苔白腻，脉象沉细。

辨证：寒湿困脾，健运失职。

立法：健脾利湿。

方药：平胃散加味。苍术 10 克　厚朴 5 克　茯苓 10 克　陈皮 5 克　肉桂 5 克　枳壳 6 克　车前子 10 克（包）　六一散 15 克（包）　荷叶 3 克（3 剂）。

8 月 14 日二诊：药后腹痛泄泻均止，饮食正常，腻苔亦化，用六君子加消导药以善后。

按语： 脾主运化，喜燥恶湿，湿邪伤脾，脾气下陷则泄泻，经云："湿胜则濡泄。" 本例即因伤食受湿，脾阳失运，升降失司。清气下陷则泄；水气相击则肠鸣；寒凝气滞则腹痛；泄泻伤液及清气不升，故口渴思饮。用苍术、厚朴、陈皮健脾燥湿；以茯苓、车前、六一散淡渗利小便，取其分利水湿；配合枳壳消积导滞，肉桂温运脾阳，这样使脾健则运化功能正常，湿有去路而泄泻自止。

寒热夹杂泄泻

方某，男，33 岁。

1960 年 8 月 5 日初诊：素有胃病及消化不良史，先患痢疾，腹痛后重，日十数次，经服合霉素三天痢疾好转，不久泄泻清水，日 7 ~ 8 次，已六天不愈，伴腹痛肠鸣，烧心，不欲饮食，四肢无力，腰胫酸软。舌尖红，苔灰黑而厚腻，脉象沉细。

辨证：脾胃不和，上热下寒。

立法：健脾燥湿和胃。

方药：黄连汤加减。黄连 2.5 克　干姜 5 克　党参 10 克　半夏 10 克　桂枝 3 克　炒苍术 10 克　厚朴 5 克。

二诊：服上方 3 剂，泄泻减少，日行 3 次，腹痛肠鸣暂缓，自觉呼出热气，口渴思饮，烧心吐酸，纳谷不香，苔薄黄而腻，脉仍沉细。此乃湿热将化，胃热尚炽，原方去苍术、厚朴、桂枝，加车前子、神曲、木香。

黄连 2.5 克　干姜 5 克　党参 10 克　半夏 3 克　车前子 10 克　神曲 10 克　木香 3 克。

三诊：服上药 3 剂，泄泻已止，腹痛亦除，苔转薄白，唯胃满作胀，食饮尚差，再以胃苓丸、香砂六君子丸调理而愈。

按语：本案痢止转泻，病势本应渐趋缓解，但水泻六天不止，乃因患者素来脾虚胃弱，运化不健，又遭湿困，寒热夹杂所致，故采用运脾燥湿和胃，寒温并用，宗黄连汤之意化裁，黄连苦寒清火，燥湿止泻；参、姜、桂、夏、术温运脾阳，化湿止泻。最后以清湿热、健脾胃兼顾而愈。

脾虚泄泻

案 1： 万某，男，9 个月。

1977 年 8 月 18 日初诊：一个月前因发烧吐泻而住院，经治疗好转出院。但低热不退，每日腹泻三至五次，伴不消化物，经用抗生素等药效不显。诊见形体消瘦，面色欠华，睡卧露睛，易惊醒，手足凉，体温 38℃。唇干，舌苔薄黄，指纹青紫。

辨证：湿热泄泻，日久而致脾虚。

立法：健脾温中。

方药：附子理中汤加减。党参 10 克　炒白术 3 克　炮附子 3 克　龙齿 10 克　木香 1.5 克　干姜 3 克　茯苓 10 克　青蒿 10 克　藿香 3 克　佩兰 3 克　砂仁 1 克　荷叶 3 克（3 剂）。

8 月 27 日二诊：药后烧退，大便减少，日行 2 次，仍有黏液，食纳尚差，舌苔薄白，指纹淡紫。拟进健脾理气之味。

木香 3 克　胡黄连 6 克　当归 5 克　白芍 5 克　槟榔 5 克　山楂 6 克　炒白术 5 克　扁豆 10 克。。

又服 3 剂痊愈。

按语： 腹泻日久，脾阳虚衰，以致泄泻不止而完谷不化，健脾温中属对症之治。方以附子理中汤健运脾阳；加龙齿、制附子燥烈而能镇静；入藿香、佩兰以芳香化湿；木香、砂仁以和胃：青蒿、荷叶气味芳香祛暑清热；茯苓健脾利湿。故药后烧退泻止，后以理气健脾导滞和中善后，以免泄泻复作。

案 2：韩某，男，37 岁。

1977 年 11 月 2 日初诊：腹泻年半，日 3～4 次，时带黏液，腹胀不适，有时肠鸣，近来夜间亦拉稀便，在某医院乙状结肠镜检查：肠黏膜充血、水肿，未见溃疡及息肉。便检为不消化物，培养未找到致病菌。舌质暗少苔，脉象细而略滑。

辨证：脾胃虚寒，气滞湿阻。

立法：健脾渗湿，理气和胃。

方药：党参 10 克　白术 10 克　山药 10 克　莲子肉 10 克木香 6 克　砂仁 5 克　炮姜 2.5 克　车前子 10 克（包）茯苓 12 克　石榴皮 10 克（3 剂）。

11 月 6 日二诊：服上药 3 剂，腹泻已止，仍觉腹胀、肠鸣，以原法去石榴皮之酸敛，加陈皮、枳壳理气以除胀。

扁豆 12 克　山药 10 克　党参 10 克　炒白术 10 克　莲子肉 10 克　大腹皮 10 克　枳壳 10 克　茯苓 10 克　砂仁 5 克木香 3 克　陈皮 10 克（6 剂）。

11 月 13 日三诊：药后腹泻止，腹鸣亦大减，拟保和丸、人参健脾丸交替服用半月，以巩固疗效。

按语：患者脾胃虚寒，运纳不健，脾气下陷，水谷不化，久泄不愈。寒湿内阻，升降失调，故腹胀隐痛而肠鸣，治以温补脾胃为主，药用参、术、炮姜、山药补脾胃，益中气；配合石榴皮酸涩收敛；莲子肉健脾固肠；木香、砂仁醒脾理气除湿；茯苓、车前子淡渗利湿。服药 3 剂，泄泻基本控制。后见腹胀肠鸣不减，故去石榴皮，防其酸敛滞气，加陈皮、枳壳、大腹皮以理气宽中，这样补中有通，符合脾胃的生理特点，因而疗效甚佳。

案3：马某，女，42岁。

反复腹泻四年有余，病起于1973年过食油腻，当时治愈缓解，1974年旧病重犯，并伴腹痛、腹胀、多气，大便日行二三次，时泻水样便或带少量黏液与脓血。大便常规检查（－），培养（－）。乙状镜检查：结肠充血。腹部平片透视检查诊断为：慢性结肠炎。曾服多种消炎止泻西药，也用过温补肾阳、酸敛收涩等中药，腹泻腹胀反复发作不止。

1977年8月17日初诊：颜面苍黄，消瘦神疲，腹部膨胀，矢气则舒，大便溏薄，日二三次，纳差口干，肝脾未触及，心肺无异常发现。舌质淡，苔薄黄，脉象沉细而迟。

辨证：久泄伤脾，脾虚肝乘，胃失和降。

立法：健脾和胃，佐以疏肝。

方药：炒白术10克　枳壳10克　扁豆12克　大腹皮10克　神曲10克　砂仁2.5克　柴胡5克　白芍10克　木香6克　陈皮5克　藿香10克（6剂）。

8月25日二诊：药后腹胀减轻，胸胁通畅。宗原方去柴胡、藿香，加党参、山药。

炒白术10克　枳壳10克　扁豆12克　大腹皮10克　神曲10克　砂仁2.5克　白芍10克　木香6克　陈皮5克　党参10克　山药10克（6剂）。

8月31日三诊：便仍稀薄，但次数已少，日一次，口干亦差，腹胀纳呆倦怠如旧，脾虚胃弱尚未根本转机，宗原意健脾益胃，佐以消导开胃。

党参10克　炒白术5克　扁豆12克　山药10克　木香

5 克　神曲 10 克　炒山楂 10 克　陈皮 10 克　炒枳壳 10 克　大腹皮 10 克　莲子肉 6 克（6 剂）。

9 月 6 日四诊：大便初结后溏，日行 1 次，睡眠不实。宗上方去山楂、枳壳、莲子肉，加砂仁、薏苡仁、茯苓。

党参 10 克　炒白术 5 克　扁豆 12 克　山药 10 克　木香 5 克　神曲 10 克　陈皮 10 克　大腹皮 10 克　砂仁 2.5 克　薏苡仁 12 克　茯苓 10 克（8 剂）。

9 月 15 日五诊：腹胀已减，大便成形，食纳增加，精神体力好转，仍宗上法，并嘱注意饮食调理以巩固疗效。

按语：慢性结肠炎疾患，多在中医学"慢性腹泻""痢疾""脾虚泄泻"等证范围内讨论，脾恶湿，湿困脾，湿胜则濡泻，所以，本病发生多以脾胃虚弱、运化失司为首要病机，有脾虚湿热郁结大肠者，有脾失健运、湿浊中阻者，有久泄由脾及肾、脾肾阳虚者，病机不同，治法各异。本例患者并非脾肾阳虚、固摄无权，故前医温补肾阳，酸敛收涩等法效果不显。后抓住脾胃升降失司，清浊相干，伴脾虚肝郁的病机，在健脾和胃基础上佐以疏肝，待横逆之肝气得平后，又着重健脾而稍佐消导，使饮食水谷得化，积滞得清，肠道通畅，故本案自始至终抓住"脾胃虚弱"这一主要病机，用药恰当，调理适中，疗效较好。

案 4：娄某，女，51 岁。

1985 年 3 月 7 日初诊：腹泻一年余，大便日行三四次，夹黏冻脓液，大便常规白细胞满视野。舌黯红，根部黄，脉沉细。西医诊为"结肠炎"。

辨证：久病伤脾，脾阳受戕。

立法：健脾和中，温阳升清。

方药：白扁豆 15 克　山药 10 克　炮姜 3 克　马尾连 6 克　白芍 10 克　砂仁 3 克（后下）　木香 5 克　胡芦巴 10 克　茯苓 10 克　干荷叶 6 克　焦神曲 6 克（包）（6 剂）。

3 月 14 日二诊：药后泻次减少，日行一两次，纳增，苔薄黄，脉细少力。中阳不足，肠腑湿热未净。原法加减再进。

胡芦巴 10 克　苍术 6 克　炮姜 3 克　茯苓 10 克　砂仁 3 克　木香 5 克　马尾连 6 克　白头翁 10 克　干荷叶 6 克　白芍 10 克　焦三仙各 10 克（6 剂）。

3 月 21 日三诊：药后大便转为正常，已成形，日 1 次，纳食可。大便常规偶有少量白细胞，腹胀肠鸣。苔薄脉细，此仍脾胃运化不力，气机不畅之征。原法增损再进。

党参 10 克　炒白术 6 克　茯苓 10 克　木香 5 克　砂仁 3 克（后下）　陈皮 6 克　枳壳 10 克　香橼皮 10 克　佛手 5 克　山楂 10 克　鸡内金 5 克（6 剂）。

4 月 4 日四诊：自服中药以来，大便次数已减为每日 1 次，便已成形，饮食增加，即使饮食稍有不适，便次也未见增多。大便化验有时有少量白细胞。在原方基础上加减，调治月余，病情稳定，疗效巩固，未见发病。

按语：结肠炎属中医泄泻、痢疾、腹痛范畴，病情顽固，易于反复。本例久病伤脾，脾阳受戕，故用胡芦巴、炮姜温脾；脾阳虚必兼脾气虚，故用白扁豆、山药平补脾气；黄连与炮姜苦辛同用，久痢久泻必用之品；木香、砂仁、白芍调气和血，加白头翁加重清化肠腑湿热。症状消除后，以香砂六君子汤加减调理巩固。

痢　疾

案 1：侯某，女，54 岁。

1960 年 7 月 9 日开始腹痛泄泻，继而便脓血，日行三四次，于本单位医务室服合霉素两天病情好转即停药。7 月 16 日又开始腹泻便脓血，腹痛里急后重，恶寒发热，故于 7 月 18 日住某医院治疗。查体：营养欠佳，消瘦，神清，两眼凹陷，腹软无压痛，血压 80/60mmHg。大便化验：脓血便，红细胞（++++），白细胞（++）。西医诊断：急性菌痢。予以合霉素、四环素及输液等，效果不显。7 月 23 日应邀会诊。

诊见：腹痛、里急后重、大便脓血，日三四次，肛门有下坠感，左下腹部压痛。舌质光滑而红，且有裂纹无苔，脉细无力。

辨证：热痢缠绵不止，阴津耗伤。

立法：清热解毒，化滞止痢。

方药：葛根芩连汤加减。煨葛根 10 克　黄芩 6 克　香连丸 6 克（包煎）　金银花炭 10 克　白头翁 10 克　白芍 10 克　陈皮 5 克　荷叶 1 角　神曲 10 克（3 剂）。

二诊：药后大便脓血明显减少，里急后重、腹痛等症也减轻，精神食欲均有好转，口干思饮，肢体倦怠，舌上布薄白苔，质仍红，脉细数。邪有退化，但阴液未复。宗原方加减。

香连丸 5 克（包煎）　白芍 10 克　当归 10 克　生地黄炭 10 克　金银花 10 克　石斛 10 克　天花粉 10 克　黄芩 5 克 扁豆衣 10 克　荷叶 1 角　神曲 10 克（3 剂）。

服上药后诸恙均退，大便常规化验正常。临床治愈出院。

按语：葛根芩连汤，原治伤寒表证未解，医反误下，邪陷阳明致成协热下痢的方剂。我在临床上以此方加味治热痢，常取得较好效果。本例西医诊断为急性菌痢，从其具体症状来分析，中医属于暑热夹湿，侵犯肠道而致的热痢，因其病时迁延，热久伤阴，故下痢赤白的同时，兼见舌红无苔等症，治疗首用葛根芩连汤加味清解肠道热毒，兼化暑湿，再诊时增入养阴生津之味，是以热毒得解，阴液得复而病愈出院。

案 2：魏某，女，24 岁。

1977 年 8 月 20 日初诊：泄痢一个月有余，初起腹痛绕脐，里急后重，大便溏薄，日三五次，有黏液，不发热，泛恶纳呆，神疲消瘦。舌质红，苔薄黄，脉象濡滑。大便化验：糊状便，白细胞 0～2，红细胞 2～4，反复用消炎止痢药对症处理未获效果。

辨证：湿热交阻，肠有积滞。

立法：清热解毒，理气导滞。

方药：葛根芩连汤加减。葛根 10 克　黄芩 10 克　黄连 2.5 克　木香 10 克　神曲 10 克　山楂 10 克　金银花炭 10 克 藿香 10 克　佩兰 10 克　扁豆 12 克　荷叶 10 克（3 剂）。

8 月 23 日二诊：药后大便黏液减少，里急后重亦轻，大便化验（-），舌尖红苔薄黄，脉细滑。上方去藿香、佩兰、扁豆、荷叶，加茯苓、苦参、白芍、甘草再进。

葛根 10 克　黄芩 10 克　黄连 2.5 克　木香 10 克　神曲 10 克　山楂 10 克　金银花炭 10 克　茯苓 10 克　苦参 10 克　白芍 12 克　甘草 5 克（6 剂）。

8 月 29 日三诊：上药服 6 剂，里急后重已除，大便成形，日一两次，有时嗳气，不反酸。舌苔薄黄，脉细滑。当和胃理气，清除余热。

苏梗 10 克　香附 10 克　陈皮 10 克　木香 10 克　黄连叶 10 克　黄芩 10 克　白芍 12 克　甘草 3 克　莱菔子 10 克（炒）（5 剂）。

9 月 3 日四诊：嗳气已止，大便正常，上方加健脾养胃之品。

苏梗 10 克　香附 10 克　陈皮 10 克　木香 10 克　黄连叶 10 克　黄芩 10 克　白芍 12 克　甘草 3 克　莱菔子 10 克（炒）　扁豆 10 克　山药 10 克　薏苡仁 12 克（3 剂）。

又进 3 剂痊愈。

按语：夏令泄痢，多为湿热交阻，积滞不清所致。湿为阴邪，其性黏滞，与食热交阻，常缠绵难治。本案病程已月余，但湿热积滞不清，故采用葛根黄芩黄连汤加减，药以葛根解肌清热，黄芩、黄连苦寒燥湿，清热止痢；加金银花、扁豆、荷叶以清热祛暑；藿香、佩兰化浊以去湿；山楂、神曲以导滞，使湿热得以分消，待湿热积滞清除后，再以健脾和胃之剂收功。本例之所以迁延月余不愈，就是因过早误用止涩闭门留寇所致。

案 3：侯某，女，38 岁。

1960 年 7 月 2 日初诊：昨晚开始腹痛下痢，红白相杂，夜间痢下三四次，阵阵腹痛，里急后重，痛则欲便，头痛形寒，身重不适，胸闷，纳呆。舌苔薄腻，脉象濡数。

辨证：湿热内阻，风寒外袭。

立法：疏表化湿，清热止痢。

方药：荆芥6克　藿香10克　厚朴5克　苏叶10克　木香6克　槟榔6克　金银花炭10克　炒白芍6克　焦山楂10克。

服上方3剂，表解痢止，诸症消失。

按语： 初夏热甚，贪食生冷，湿热积滞互阻肠道，故见腹痛下痢，夜露当风，风寒袭表，故头痛、身重、畏寒，法以疏表化滞，表里同治而收功。

案4： 黄某，男，9个月。

其母代述：患儿下痢发热十余天不退，泄痢日十几次，并伴呕吐，嗜睡，于8月31日入某医院治疗。入院大便检查：脓细胞（++），诊为菌痢，经用庆大霉素等药而大便次数减少，但高烧不退（稽留在38℃左右），晚间尤剧，9月7日应邀会诊。诊见患儿消瘦，痛苦面容，啼哭多泪，腹胀，口不干，尿黄。舌质红苔黄厚腻，指纹浮滞。大便化验检查：脓球（+）。血常规检查：白细胞15000/立方毫米，中性细胞76%，淋巴细胞20%，单核细胞2%，杆状细胞2%。胸透（-）。

辨证：肠胃湿热，阻滞不解。

立法：清热解毒，芳化和中。

方药：金银花10克　连翘10克　藿香6克　佩兰6克　神曲6克　滑石10克　黄芩5克　荷叶5克（3剂）。

9月14日二诊：药后热退，便成糊状，腹胀未消，查大便脓球（+）。原方加槟榔行气导滞。

金银花10克　连翘10克　藿香6克　佩兰6克　神曲6克　滑石10克　黄芩5克　荷叶5克　槟榔5克。

又服2剂，大便基本正常，消化好，大便复查（－），精神佳，出院嘱以饮食调理。

按语：痢疾之证，古云：滞下，多为暑湿夹积所致。本病热在气分，湿热结阻肠胃，用从治之法，清热解毒，芳香化湿，行气导致而收效。

案5：陈某，男，46岁。

1960年7月14日初诊：下痢九天，便夹脓血，形似腐肉，便前腹痛，便后痛减，里急后重，日十数次，饮食尚佳。舌质红，苔腻，脉象弦滑。

辨证：湿热蕴于肠道，伤及血络。

立法：行气和血，清热解毒。

方药：芍药汤加减。白芍10克　黄芩10克　黄连3克肉桂2.5克　槟榔10克　马齿苋30克（3剂）。

复诊：药后脓血便止，腹痛明显减轻，惟觉口渴。此胃津受伤，以原法出入。

白芍10克　石斛10克　藿梗5克　甘草1.5克　黄芩6克　荷梗10克。

又服3剂痊愈。

案6：柳某，男，19岁。

突然发烧，阵发腹痛，大便脓血，色暗量少，次数不多，于1960年8月20日住某医院。查体：体温39.6℃，大便常规有脓球。血常规检查：白细胞9500/立方毫米。血压60/50mmHg。初步诊断：中毒性痢疾？曾用合霉素、输液等疗效不显，近日症状加重。于8月25日应邀会诊。

诊见：高烧（体温39℃），神昏谵语，烦躁不安，大便脓血，赤多白少，腹痛拒按，面赤目红，小便短赤，舌光绛无津，脉数。

辨证：热毒蕴结，邪入营血。

立法：清营解毒，益气生津。

方药：犀角地黄汤加味。犀角2.5克（研冲）　生地黄30克　牡丹皮10克　石斛30克　金银花炭10克　赤芍、白芍各6克　西洋参5克　荷叶10克　青蒿10克　连翘10克芦根30克。

8月30日二诊：服上方3剂并配合输液抗休克等措施，身热已退至37.3℃，神志亦清，唯仍烦渴喜凉饮，大便呈咖啡色血样便，舌质由绛转红。血压130/70mmHg，津液已生，病势已入坦途，效不更法，在养阴清热生津的同时，加强凉血止血。

生地黄炭15克　金银花炭10克　牡丹皮炭10克　当归炭10克　茜草炭10克　竹叶10克　生石膏15克（先煎）生白芍10克　石斛12克　天花粉10克　白头翁30克。

另用西洋参6克，煎汤代水，时时饮之。

上方服3剂，热清渴解，血痢亦止，脉舌转平，经中西结合治疗，临床治愈出院。

按语：夏秋交际，湿热熏蒸，若外受湿热疫毒之气，内伤饮食生冷，损伤脾胃肠道，每易发为痢疾。丹溪云："时疫作痢，一方一家之内，上下传染相似。"所以，本病常为夏秋季节流行病之一。案5赤痢九天，腹痛里急后重，日10数次，舌红苔腻，邪气盛无疑，患者饮食佳，脉弦滑，表明正气实，虽然病程近十天，但邪正俱实，故仍采用芍药汤加减，以清热化湿，行气和血而获效。案6因为暑热疫毒充斥内外，而呈现表里俱热，在外而见高热面赤目红；热入营血，故见神昏谵语，烦躁不安；热胜伤津，而见舌绛无津，尿短而赤；热毒内陷肠道，故见便脓血而腹痛。治以犀角地黄汤清血热而解疫毒，加金银花、荷叶、青蒿、连翘、芦根而增清热解毒透表之功，加石斛滋养胃阴，更入洋参固正气而复津液，经中西药治疗症状减轻，但血痢未除，后以活血凉血炭剂于生津清热药中，再诊而病愈出院。案5、6均为热毒痢，但证情有所不同，治法也迥然有别，因而收效均较满意。

石 淋

案 1：刘某，女，40 岁。

1983 年 3 月 21 日初诊：素有胸痹，最近一周来左下腹酸痛，反复发作四次，痛则难忍汗出，拍片发现左侧输尿管结石，大便干结不下，纳少，口干，苔薄黄而干，脉细弦。

辨证：湿热下注，尿液煎熬成石。

立法：清热利湿，通淋排石。

方药：金钱草 20 克　海金沙 20 克（包）　萆薢 10 克　晚蚕砂 10 克（包）　鸡内金 5 克　广郁金 10 克　酒军 3 克　枳实 10 克　车前子 10 克（包）　生地黄 10 克　瞿麦 10 克（6剂）。

3 月 27 日二诊：少腹疼痛减轻，仍有隐痛，大便尚干，纳谷不香，苔黄，脉细弦。原意出入再进。

旋覆花 10 克（包）　代赭石 10 克（先煎）　广郁金 10 克焦三仙各 10 克　枳壳 10 克　大腹皮 10 克　酒军 5 克　金钱草 20 克　块滑石 10 克　丹参 10 克　炒枣仁 10 克（6剂）。

4 月 4 日三诊：药后大便通畅，小便时排出两块绿豆大结石，纳食增加，胃脘满闷减轻，再以原意出入。

半夏 10 克　瓜蒌 10 克　枳壳 10 克　陈皮 6 克　竹茹 6克　茯苓 10 克　通草 5 克　焦三仙各 10 克　甘草梢 3 克　车

前子 10 克（包） 块滑石 10 克（6 剂）。

药后诸症消失。

按语：本例素有胸痹，又患湿热蕴结成石，药用金钱草、海金沙、草薢、晚蚕砂、块滑石、鸡内金、车前子、瞿麦清热利湿通淋；滑石、酒军、枳实、大腹皮，通便导滞下行。故药后结石排出，速取良效。

案 2：孟某，男，36 岁。

1983 年 1 月 3 日初诊：素患多囊肾已十八年，去年 10 月有 3 次肉眼血尿，经治疗排出结石 4 块，今又腰痛难忍，小便艰涩，尿中带血。舌红，苔黄脉细。

辨证：湿热蕴结下焦，积久成石。

立法：清利湿热，化石消结通淋。

方药：金钱草 30 克 块滑石 10 克 芦根 20 克 鸡内金 5 克 草薢 10 克 晚蚕砂 10 克（包） 生地黄 10 克 玄参 10 克 焦三仙各 10 克 车前子 10 克（包） 制何首乌 15 克（7 剂）。

2 月 10 日二诊：服上药 7 剂，排出结石 3 块，大如米粒，腰痛减轻，脉细弦，继原意出入。

金钱草 15 克 海金沙 10 克（包） 车前子 10 克（包） 滑石 10 克 鸡内金 5 克 草薢 10 克 晚蚕砂 10 克（包） 桑寄生 10 克 牛膝 10 克 生薏苡仁 10 克 泽泻 10 克。

上药服 10 剂后，又排较大结石 2 块，色黄，腰痛也消失，舌红苔黄，脉沉细无力，继以补肾清热消石调治，而病愈。

按语：本例素患多囊肾，又湿热蕴结下焦，积久成石，药用泽泻、滑石、萆薢、海金沙、鸡内金等消坚排石；桑寄生、牛膝补肾以助气化，取得满意疗效。

案 3：徐某，男，40 岁。

1976 年 10 月 15 日初诊：肾结石病已有十年，经常腰痛，时轻时重，曾经某军区总医院拍片证实为肾结石。

近来腰痛剧烈，不能转侧弯腰，少腹胀满，溲赤不畅，刺痛难忍，痛剧则头冒汗，不能步行，用哌替啶镇痛药才可暂缓一时，随后腰痛腹胀尿憋又作。舌质紫暗，苔厚腻，脉象沉细。尿常规化验：红细胞 10～20 个。

辨证：湿热蕴结下焦，积久成石。

立法：清利湿热，消石通淋。

方药：金钱草 60 克　鸡内金 5 克　车前子 12 克（包）木通 5 克　泽泻 10 克　萆薢 12 克　甘草梢 12 克　酒大黄 5 克　火麻仁 12 克　赤芍、白芍各 10 克　乌药 5 克　牡丹皮 10 克。

10 月 28 日二诊：上方服 13 剂后，尿时排出米粒大小结石 5 个，随即腰痛、腹胀、尿道刺痛均明显减轻，舌苔转薄，继以原方加桑寄生、杜仲、川续断补肾以助气化，调理巩固。

金钱草 60 克　鸡内金 5 克　木通 5 克　泽泻 10 克　萆薢 12 克　车前子 12 克（包）甘草梢 10 克　酒大黄 5 克　火麻仁 12 克　赤芍、白芍各 10 克　乌药 5 克　牡丹皮 10 克　桑寄生 15 克　杜仲 10 克　川续断 10 克。

1977 年 4 月 28 日再诊：继续服用上方加减数十剂，后又排出结石一次。1977 年 4 月 8 日所排石鉴定：含 Ca＞10，A10.03～0.01，Fe0.01～0.03，Mg1～3，Si0.001～0.003。

观察半年，症情平稳，腰腹剧痛未作，溲畅便调，临床治愈。

按语： 本例检查确诊为肾结石，据其临床症状，属于中医之石淋。《金匮要略》云："淋之为病，小便如粟状，小腹弦急，痛引脐中。"即指石淋之证。其病因病机，为湿热蕴积下焦日久，煎熬尿液而成，治时药用金钱草、鸡内金、木通、泽泻、萆薢、车前以清利湿热，消石通淋；再佐以芍药、乌药、牡丹皮之活血理气；兼用酒军、麻仁导滞下行之味，故药后结石得下，症状明显减轻。久病多虚，因此，在复诊用药时，于前方中加入了桑寄生、川续断、杜仲之补肾以助气化，结石得到进一步清除，诸症也随之而愈。

气 淋

吴某，男，34岁。

1977年8月15日初诊：原患血吸虫病而引起肝脾肿大，近用水蛭、虻虫等破血攻瘀及益气壮阳等药治疗，但药后三天来小腹时有剧痛，且伴尿频尿痛，无寒热往来。面色苍黄，舌质紫暗，苔薄黄而腻，脉象细弱。心肺检查无异常。尿常规检查：白细胞（＋），红细胞2～4，上皮细胞（＋）。

辨证：逐瘀太过，损及膀胱，水道不利。

立法：通利膀胱，调理气机。

方药：茯苓12克　猪苓10克　桂枝5克　泽泻10克白术10克　萆薢12克　车前子10克（包）　陈皮5克　乌药5克　甘草5克　牡丹皮5克（3剂）。

8月19日再诊：药后尿频尿痛已愈，小腹转畅，尿检正常，再以活血软坚之味，调治肝脾肿大之宿疾。

按语：本例由于攻伐损及膀胱，以致气化不利，湿阻不行。经云："膀胱者，州都之官，津液藏焉，气化则能出矣。"因此，选用五苓散以化气利水，入陈皮、乌药以增理气之功；萆薢、车前渗利水湿；牡丹皮、甘草活血解毒。药后淋证很快得解。后以活血软坚之剂，缓治肝脾宿疾。

热　淋

案 1：赵某，女，50 岁。

1972 年 6 月 26 日初诊：素有高血压史，时常头晕目眩，近来尿频又急而痛，量少而色深黄。舌质红、苔厚微黄，脉象滑数。尿常规检查：蛋白微量，白细胞（++++），红细胞 1～3。血压 168/100mmHg。西医诊断为急性泌尿系感染。

辨证：湿热下注，膀胱失于通利。

立法：清热泻火，利湿通淋。

方药：瞿麦 15 克　萹蓄 15 克　滑石 24 克　车前子 15 克（包）　石韦 15 克　黄柏 10 克　旱莲草 15 克（3 剂）。

6 月 29 日二诊：服药后尿量增多，尿频、急、痛现象均消失，尿常规检查：白细胞偶见，其他（－），血压 160/90mmHg。守方再进。

瞿麦 15 克　萹蓄 15 克　滑石 24 克　车前子 15 克（包）石韦 15 克　黄柏 10 克　旱莲草 15 克（3 剂）。

上方又服 3 剂，稍有头昏，其他症状消失，尿检正常，血压 148/90mmHg。再以滋养肝肾药物疗理旧疾。

案 2：乐某，女，56 岁。

1971 年 7 月 22 日初诊：发烧 10 天，时高时低，曾服治感冒药症未愈，现体温 39℃，头昏痛，身楚不适，喉痒，伴有尿频尿急尿痛，尿赤短。舌质红，苔黄，脉象细数。尿常规检查：蛋白微量，红细胞（＋），白细胞（＋）。西医诊为泌尿系感染。

辨证：暑湿袭表，缠绵不解，湿热蕴结膀胱。

立法：清热解毒，利湿通淋。

方药：金银花12克　连翘10克　菊花10克　蒲黄炭10克　萆薢12克　车前子10克（包）　山栀仁10克　生地黄12克（3剂）。

7月25日二诊：药后热退至37.5℃，他症亦减，暑热渐解，以原方加滑石、甘草、晚蚕砂加强利湿之功。

金银花12克　连翘10克　菊花10克　蒲黄炭10克　萆薢12克　车前子10克（包）　山栀仁10克　滑石12克　晚蚕砂10克（包）　甘草3克　生地黄12克（5剂）。

连服5剂，体温正常，尿畅，尿道刺激症状均消失，尿常规检查正常。

按语： 以上二例根据患者脉证，均系中医之淋病范畴，因其热邪偏盛故诊为热淋。案1患者素有肝肾阴虚，因而见有头晕目眩；湿热下注，膀胱失利，故见尿黄短频且痛；舌红苔黄、脉象滑数亦为热象。故药用瞿麦、萹蓄、滑石、车前、石韦清湿热而利膀胱；旱莲草、黄柏入肝肾以滋阴降火。案2见有发烧、头昏痛、喉痒、小便频急短赤等暑热湿邪为患的症状，故药用金银花、连翘、菊花、生地黄清热解毒以去暑邪；车前、蒲黄、萆薢、山栀清利膀胱而除湿热，因此药后症减，复诊时增六一散及晚蚕砂，而使病邪得清。二例药味虽然不同，治疗法则无异，收效均速。

风　水

郭某，女，15岁。

1976年1月22日初诊：感冒以后面部浮肿，继而四肢浮肿已有一周，小溲短赤，恶寒不热，咽痛，咳嗽，微汗，饮食大便如常。舌尖红，苔白腻，脉象沉细而数。

查体：颜面、下肢浮肿明显，咽红，扁桃体Ⅰ度肿大，有脓点。血压154/94mmHg。尿常规化验：蛋白（＋），红细胞1～5，白细胞0～1。西医诊断：急性肾小球肾炎。

辨证：风邪外闭，肺失宣降。

立法：宣肺透表，清利湿热。

方药：麻黄6克　生石膏30克（先煎）　苏叶10克　杏仁10克　苍术12克　茯苓12克　陈皮10克　茅根15克大蓟、小蓟各15克　甘草6克。

1月29日二诊：服上药6剂后，恶寒已除，咽痛减轻，尿量增多，浮肿渐消，大便稀薄，日行二次，食欲尚可。血压降低至124/90mmHg。小便化验：蛋白（－），红细胞1～8，白细胞1～3。舌尖红，脉沉细而数。肺气虽开，湿热未清，再以清利为治。

大蓟、小蓟各15克　蒲黄10克　茅根30克　生地黄10克　木通5克　竹叶10克　车前子10克（包）　茯苓10克白术 10 克　陈皮 10 克　牛膝 10 克　甘草 3 克。

2 月 9 日三诊：服药 6 剂，浮肿尽消，咽痛已除，饮食二便转常，尿化验：蛋白（＋），红白细胞消失。血压 120/90mmHg，舌质平苔薄白根稍腻，脉弦细。病势已缓，从本治疗，补益脾肾为主，以图根治。

党参 10 克　茯苓 15 克　白术 10 克　陈皮 10 克　大蓟、小蓟各 15 克　泽泻 10 克　甘草 3 克（6 剂）。

另服肾气丸，每日 2 次，每次服 1 丸。

3 月 1 日四诊：上方 6 剂服完后，一直服用金匮肾气丸，病情稳定，尿化验两次均正常。中间虽然感冒一次，但病情没有波动，风水痊愈。嘱避免劳累，预防感冒。

按语： 西医的急性肾炎浮肿，属于中医学的水肿病范畴，与肺脾肾关系密切。本患者西医诊断为急性肾炎，起病较急，一周之内自颜面波及四肢周身皮肤悉肿，故属于水肿病之风水证。风遏水阻，肺失宣通，水湿内停，流溢肌肤而发为身肿；邪束肌表，故见恶寒表证；风水犯肺则咳嗽、咽痛而红肿，舌红脉数是风水兼热。肺为水之上源，又主一身之气，且有通调水道，下输膀胱的作用，治以越婢加术汤化裁。方中麻黄、石膏宣肺清热；苏叶、杏仁、陈皮宣肺化痰止咳；苍术、茯苓健脾利水。全方重在使肺气通调，水气得下。故药用 6 剂而浮肿渐消，尿量增多，恶寒已除，咽痛亦减，此时肺气已宣，但湿热毒邪未解，故变用解毒利湿为主，药用大小蓟、生地黄、茅根、竹叶、木通、车前子、牛膝、甘草解毒凉血，清利小便；白术、陈皮、茯苓健脾以去湿邪。又服 6 剂而肿尽消，咽痛除，他症亦减，病势缓解，转入脾肾双调，治以异功散补脾，肾气丸益肾，症状得以稳定。最后以补肾之金匮肾气丸而收全功。

浮　肿

陈某，女，40 岁。

1977 年 8 月 31 日初诊：患慢性肾盂肾炎二年余，屡经医治时好时发，近 1 个月来又感腰痛绵绵，尿频急有灼热感，颜面及全身均见轻度浮肿，伴有手足心灼热，口苦纳呆，神疲体倦，时恶心泛吐。舌质暗紫，苔黄厚腻，脉象细滑。尿常规化验：蛋白（＋＋），白细胞（＋），红细胞 1～2，上皮细胞（＋）。

辨证：湿热蓄积，膀胱气化不利。

立法：清利湿热。

方药：猪苓 12 克　滑石 15 克　通草 10 克　生地黄 12 克　知母 10 克　苍术 10 克　黄柏 10 克　赤芍 10 克　厚朴 10 克　大腹子皮各 10 克　砂仁 5 克（6 剂）。

9 月 6 日二诊：药后腰痛浮肿明显好转，小便通畅，尿常规化验：蛋白（±），白细胞 1～2，上皮细胞（＋＋）。入暮手心灼热，腰酸乏力，食欲尚可，舌质暗紫，苔白根腻，脉细滑，守原方减利气药加滋肾之味。

猪苓 12 克　滑石 15 克　泽泻 12 克　车前子 12 克（包）生地黄 12 克　川芎 10 克　丹参 15 克　苍术 10 克　黄柏 10 克　川续断 10 克　怀牛膝 12 克（6 剂）。

9 月 12 日三诊：诸症减轻，后守方继服药 30 剂巩固疗效，尿检正常，浮肿消失，病得临床治愈。

按语：湿热蕴积下焦，膀胱气化失司，以致小便频急灼热；水湿停聚，泛溢肌肤，阻滞气机以致全身浮肿；湿热遏阻中焦则纳呆泛恶，苔根黄腻不化；湿热郁蒸伤阴则五心烦热，腰痛绵绵。方以二妙散（苍术、黄柏）清利下焦湿热；猪苓、滑石、通草淡渗利湿；厚朴、大腹子皮、砂仁理气和胃化湿；知母、生地黄清热凉血以滋肾阴，以免肾阴更竭；赤芍和血。从而药后浮肿减轻，小便通畅。复诊时虽腰痛浮肿已见大减，但手心仍感灼热，腰酸乏力，故于上方中去厚朴、大腹子皮、砂仁之苦温香燥之品；因久病入络，故赤芍改为川芎、丹参而增强活血的功效，并加入益肾之川续断、怀牛膝。全方在清利湿热之中佐固肾之品，使清利而不伤正，并加强活血，以促进气血运行，从而取得满意疗效。

泄泻、浮肿

任某，男，66岁。

1984年9月3日初诊：腹泻四个月，日行6次，无脓血，无里急后重，泻时腹痛，肛门灼热，下肢浮肿，压之如泥。舌红，苔灰黄，脉濡细。

辨证：湿蕴化热，阻滞气机，气不流津。

立法：化湿清热、通畅气机。

方药：藿香10克　佩兰10克　扁豆15克　苏梗10克　砂仁3克（后下）　木香6克　葛根10克　苍术10克　茯苓15克　荷叶10克　白芍10克　甘草3克（6剂）。

复诊：药后大便日解一次，仍稀溏，但腹已不痛，肛门热感已除，下肢浮肿明显减轻，瘪不实。舌红转淡，灰苔变黄，脉濡细。湿热已化，气机得以流通，津随气行而浮肿消。高年体虚泄泻耗伤正气，当以甘淡调养脾胃，佐以清化消导，以善其后。

扁豆15克　山药10克　生薏苡仁15克　茯苓10克　荷叶10克　藿香10克　佩兰10克　苍术10克　合欢皮10克　焦三仙各10克（6剂）。

按语： 泄泻、浮肿表现不一，但皆与脾气虚弱，健运无力有关。但补脾健运之法亦非只有四君子汤、六君子汤而已，因脾虚湿阻，宜先芳化醒脾，再进补剂，否则参芪术草，徒增壅滞。

本例患者湿蕴化热阻滞气机，故初诊治以化湿清热，通畅气机。方用藿香、佩兰芳香化湿醒脾；苏梗、木香、砂仁通畅气机；苍术燥湿健脾；扁豆、茯苓健脾祛湿；芍药、甘草缓急止痛；葛根、荷叶升发清气配扁豆善治脾虚泄泻。诸药配合，湿热化气机调，所以疗效甚好。二诊时由于湿热已化脾胃虚弱为主，应予补脾健胃，但不能峻补以防壅滞，方中扁豆、山药、薏苡仁、茯苓乃属甘淡之品，可平补脾胃，补而不滞，并佐以消导之焦三仙，再用苍术、藿香、佩兰祛未尽之湿，荷叶升清，脾气升则健运；合欢皮甘平，据本草记载可调和心脾安五脏和血止痛，用于本证，可调理脏腑，使之平衡，脏腑气机功能平衡即可恢复健康。

湿热流注下焦

杨某，女，16岁。

1985 年 1 月 3 日初诊：近三日来，腹泻如水，日泻五六次，无明显里急后重感，但腹痛，经某医治疗腹泻次数减少，但发热，体温 38.5℃，小便急而痛，腹痛以脐周及少腹为著，外阴部肿胀疼痛。舌红，苔黄腻，脉濡细。曾查血象高，化验大小便均有脓球（数值不详），注射青、链霉素等药均无显效。

辨证：湿热流注下焦，气血受阻不通。

立法：清利下焦湿热，佐以理气活血。

方药：银柴胡 6 克　黄芪 10 克　葛根 10 克　萆薢 10 克　晚蚕砂 10 克（包）　车前子 10 克（包）　金银花 10 克　连翘 10 克　赤芍 6 克　香附 6 克　滑石 10 克（4 剂）。

复诊：热稍退（体温在 38℃以下），便仍频，小便痛，余症同前，舌红已稍淡，苔黄腻化，薄脉细小数，再以清利。

金银花 10 克　连翘 10 克　生甘草梢 3 克　车前子 10 克（包）　芦根 20 克　土茯苓 15 克　全瓜蒌 15 克　生薏苡仁 10 克　块滑石 10 克　黄芪 10 克　萆薢 10 克（3 剂）。

三诊：热势继续下降，腹痛及外阴部肿痛减轻，大便有脓血，余症脉舌同前。正邪相持，仍宗原法出入。

葛根 10 克　黄芪 10 克　白头翁 10 克　土茯苓 15 克　金银花 10 克　连翘 10 克　生甘草 5 克　车前子 10 克（包）赤芍 10 克　橘皮 6 克　芦根 15 克（4 剂）。

四诊：发热虽退，但午后体温仍 37.3℃，大便脓血已除，但质仍稀尚未成形，日行一次，腹痛及外阴部肿痛均瘥，小便频数已减，唯量少、色黄，小便终了仍感疼痛，舌略红，苔黄而中间剥脱，脉细数。此乃膀胱湿热未清，阴有所伤。当清化湿热，利尿通淋以善其后，至于阴分不足，饮食调养可逐渐恢复。

草薢 10 克　晚蚕砂 10 克（包）金铃子 10 克　车前子 10 克（包）青蒿 10 克　地骨皮 10 克　牡丹皮 6 克　赤芍 10 克　瞿麦 10 克　萹蓄 10 克　芦根 20 克　块滑石 10 克（4 剂）。

按语： 本例患者泄泻、淋证，外阴部肿胀则下焦湿热病可知，在治疗上既要注重其湿热流注下焦，亦要注意湿热阻滞气血流通，故初诊以草薢、蚕砂、车前子、滑石利其湿；金银花、连翘、黄芪清其热；柴胡、葛根透邪散热，加赤芍、香附流通气血。前后四诊紧紧抓住湿热，反复清化，从使病情日趋改善。

失　精

金某，男，21 岁。

1984 年 7 月 2 日初诊：15 岁起遗精，头晕，未予治疗，两年后遗精加重，每于早晨四五时许梦遗。腰冷，小腹胀，纳谷不香，睡眠不实，疲乏无力。望其面色㿠白不华，舌质黯而舌根黄苔，切其脉细尺弱。

辨证：失精引起脾肾交亏，脾肾交亏又致阳不摄精。

立法：补肾健脾，温阳摄精。

方药：黄芪 10 克　党参 10 克　白术 6 克　桑寄生 10 克　川续断 10 克　牛膝 10 克　菟丝子 10 克　狗脊 10 克　黄精 15 克　肉桂 3 克　焦三仙各 10 克（6 剂）。

复诊：药后六日来遗精 1 次，精神转佳，余症及脉舌同前，再以原意出入。

黄芪 10 克　党参 10 克　肉桂 3 克　乌药 5 克　小茴香 15 克　白芍 10 克　柴胡 6 克　桑寄生 10 克　川续断 10 克　金樱子 10 克　焦三仙各 10 克（6 剂）。

以后以此方为主加减服用三个月，遗精已止，仍怕冷，少腹胀痛拘急，面色虽有光泽但仍未红润，舌苔薄黄，脉沉细，尺脉较前有力。《金匮要略》指出："失精家少腹弦急，阴头寒，目眩，发落，脉极虚芤迟，为清谷，亡血，失精。脉得诸芤动微紧，男子失精，女子梦交。桂枝龙骨牡蛎汤主之。"又谓："虚劳里急诸不足黄芪建中汤主之。"正与此患者病情相合，乃综合二方温补阳气以巩固疗效。

黄芪 15 克　桂枝 9 克　白芍 10 克　炙甘草 5 克　生姜 2 片　大枣 3 枚（切开）　饴糖 30 克　煅龙骨 15 克（先煎）　煅牡蛎 15 克（先煎）　金樱子 10 克　党参 10 克　（6 剂）。

随访：药后半年来，梦遗失精再未复发，唯少腹仍有不适，继用中药调理。

按语：梦遗失精过甚必致脾胃交亏，而脾肾不足则不能温摄精液，造成恶性循环。治疗上以补脾肾与涩精气并举而初见成效，其后有怕冷及少腹拘急胀痛表现，与《金匮》原意相符，乃宗桂枝龙牡汤合黄芪建中汤意。方用参、芪、炙甘草、饴糖甘温扶中；煅龙骨、煅牡蛎、金樱子固精止遗；桂枝配甘草辛甘化阳；桂枝配白芍，生姜配大枣皆燮理阴阳缓挛急而调和中州。诸药配合则收温阳摄精之效。

遗 尿

案 1： 吴某，男，7 岁。

1977 年 8 月 25 日初诊：常年尿床，轻则二三夜一次，甚则一晚两次，尿频而多，面色苍黄，腰膝酸软，寐不安，精神差，饮食后常恶心，大便如常。舌质淡，苔薄白，脉象细沉。

辨证：脾肾交虚，气化功能失调，又兼胃失和降。

立法：补益脾肾，佐以和胃安神。

方药：桑螵蛸 10 克　金樱子 10 克　菟丝子 10 克　仙茅 10 克　鸡内金 5 克　黄芪 10 克　合欢皮 10 克　清半夏 6 克（3 剂）。

9 月 8 日二诊：服药 3 剂，尿床明显减少，二周来只尿床一次，精神亦较前振奋，夜寐得安，恶心已止，守前方去鸡内金、桑螵蛸，加覆盆子、乌药。

金樱子 10 克　菟丝子 10 克　仙茅 10 克　覆盆子 10 克　黄芪 10 克　清半夏 6 克　合欢皮 10 克　乌药 6 克（6 剂）。

9 月 29 日往诊：近月来尿床未再出现，他症亦除，近期告愈。

按语： 遗尿症多与脾、肾、膀胱功能失调有关。肾主固藏，脾主升运，脾肾气虚影响膀胱气化功能则见本病，治疗应以补脾益肾之法。本例患者，在脾肾交虚的基础上，兼见胃失和降，心神不安，故方中以桑螵蛸、菟丝子、仙茅温补肾阳；以金樱子、鸡内金固涩止遗溺；黄芪以益脾气（中气）；半夏和胃降逆；合欢皮以安神。复诊时尿床症状大为好转，他症亦见减轻，故于前方去鸡内金、桑螵蛸，加覆盆子以温肾缩尿；乌药以温膀胱，从而使遗溺止，他症亦除。治疗遗尿，一般常用温肾固涩之法，本例的治疗，注意在调补脾肾的同时，兼以和胃，使其升降机能恢复，故收效较好。

案 2：言某，男，12岁。

1984 年 4 月 9 日初诊：遗尿频作，面色萎黄，形体瘦弱。舌淡，苔薄，脉象细数。

辨证：少年肾气未充，脾运不力，膀胱失固。

立法：健脾益肾，固脬止遗。

方药：炙黄芪 10 克　熟地黄 10 克　怀山药 10 克　砂仁 2 克（后下）　陈皮 6 克　桑螵蛸 10 克　益智仁 10 克　补骨脂 10 克　茯苓 10 克　莲子肉 6 克　鸡内金 3 克　焦三仙各 10 克（6 剂）。

复诊：上方加减 50 余剂，纳香量增，面色渐华，形体渐丰，遗尿次数显著减少，但仍有时发生，舌苔薄，脉细，此乃脾运渐强而肾气未充。再以益肾固脬。

桑螵蛸 10 克　乌药 5 克　煅龙骨 10 克　益智仁 6 克　熟地黄 6 克　桑寄生 10 克　核桃隔 5 个　补骨脂 10 克（6 剂）。

以后以此方为主加减变化或用核桃隔或用核桃肉，又连续服药 20 剂，遗尿已止，纳谷增加。面色红润，形体渐壮。

按语：本证患者脾肾两虚，健脾益肾为其正治，缩泉丸亦为常用之方。所选用核桃配补骨脂者，《本草从新》曾经指出：核桃属木，补骨脂属火，有木火相生之妙，一木一火，大补下焦。根据我多年临床实践的体会核桃隔善治遗尿，核桃肉善补肾命，根据不同病情而选用，可每获良效。

子痫、子肿

赵某，女，20岁。

1971年8月2日初诊：怀孕八个月，全身浮肿已一个月余，昨天开始头痛，今晨六时许突然抽搐，抽次频繁，继而昏迷入某医院。入院查体：脉搏100次/分，呼吸20次/分，血压190/110mmHg，人事不清，眼球震颤，瞳孔等大等圆，呼吸音清晰，心界左侧扩大，心尖部可闻及收缩期二级杂音，全身浮肿，胎心音好，尿黄而少。舌质红，苔薄白，脉象弦数。

辨证：脾虚湿阻，血虚风动。

立法：养血平肝息风，佐以利水消肿。

方药：天仙藤30克　白芍12克　菊花10克　当归10克　珍珠母30克（先煎）　钩藤10克　茯苓15克　僵蚕10克　泽泻12克　薏苡仁20克（3剂）。

西药给予利尿、降压剂。

8月4日二诊：经中西药治疗，神志已清，抽搐亦定，饮食稍进，浮肿渐消，因肝风得以平息，故于上方去珍珠母、僵蚕，加冬瓜皮以加强利水消肿作用。

白芍12克　菊花10克　当归10克　天仙藤30克　钩藤10克　茯苓15克　薏苡仁20克　泽泻12克　冬瓜皮30克。

连服6剂，尿畅，浮肿基本消退，血压正常，临床治愈出院。

按语： 子肿的产生，主要是脾肾阳虚所致，妊娠期间，阴血聚以养胎，有碍肾阳温和、脾阳健运，以致水湿不行，泛溢为肿，亦有因气机不畅，滞而为肿的，治法当以健脾渗湿，温肾扶阳为主，有气滞者，可佐调气之品。子痫之发，主要由肾阴素虚，肝阳上亢所致，孕后血养胎元，阴血愈亏，虚火愈炽，阴虚阳亢，以致精不养神，血不养筋，发生神志昏眩，人事不清，手足抽搐，治以育阴潜阳，养血息风为主。本例子肿、子痫并发，患者先由脾虚失运水湿渍留，外溢肌肤之间，以致全身浮肿，因为土受湿困，气机郁滞，木失条达，肝阳上亢，发为抽搐昏迷。故在治疗时，用茯苓、薏苡仁、泽泻健脾以利水湿；天仙藤调气滞而疗子肿；当归、白芍、珍珠母、菊花、僵蚕、钩藤养血平肝而息风。药后神清抽止，故在复诊时去珍珠母之重镇，僵蚕之息风不用，加冬瓜皮以增利水之功，是以肝阴得养，脾阳得健，病愈出院。

月经不调

刘某，女，37岁。

1983 年 6 月 30 日初诊：月经先行七八天，量多，色鲜红伴有小腹胀，脘腹胀满，食后尤甚，肠鸣，便溏，心慌，气短，周身乏力。舌质黯，苔薄，脉沉细少力。

辨证：心脾两虚，脾气下陷。

立法：补益心脾。

方药：黄芪 10 克　党参 5 克　白术 10 克　炙甘草 5 克龙眼肉 10 克　扁豆 10 克　山药 10 克　功劳叶 10 克　仙鹤草 10 克　焦三仙各 10 克　陈皮炭 6 克（6 剂）。

7 月 25 日二诊：服上药后月经量较前减少，色正，腹胀大减，体力增强，苔薄黄，脉沉细，宗原意出入。

功劳叶 10 克　仙鹤草 10 克　黄芪 10 克　党参 10 克　白术 6 克　龙眼肉 10 克　山药 10 克　扁豆 10 克　茯苓 10 克陈皮 6 克　炙甘草 3 克（6 剂）。

9 月 1 日三诊：药后两月，月经接近正常，仍感腹胀，心慌，头晕，面色不华。近两天咽部不利，舌红，苔根黄。再以标本兼顾。

党参 10 克　炙甘草 5 克　功劳叶 10 克　仙鹤草 10 克芦根 10 克　石斛 10 克　柴胡 5 克　升麻 3 克　枳壳 10 克

鸡内金 5 克　香橼皮 10 克（6 剂）。

9 月 8 日四诊：服上药 6 剂，诸症均已消失，近来因用脑过度，头痛，经前两乳发胀，舌质黯红，脉细弦。

山栀 10 克　黄芩 10 克　柴胡 6 克　川芎 6 克　菊花 10克　八月札 10 克　绿萼梅 10 克　当归 10 克　木贼草 6 克钩藤 10 克　焦三仙各 10 克（6 剂）。

上药进 6 剂病愈。

按语： 本例属心脾两虚而致月经不调，主要临床表现是月经量过多，月经先行。治疗以补气摄血，升阳举陷。药用黄芪、党参、白术、山药、扁豆、功劳叶、仙鹤草补脾益气；当归、龙眼肉养血和营；八月札、绿萼梅舒肝调经。疗效颇佳。

行经感邪

赵某，女，22 岁。

1984 年 12 月 31 日初诊：素患痛经，三周一行，经行 6 天，内有血块，色黯，白带甚多。正值行经骤然发热，咳嗽，嗓子且疼，吐泻频作，腹痛难忍，纳食甚差，唯月经仍行。舌尖红，苔薄黄，脉象弦细。

辨证：行经感邪，外郁肺卫，内犯中州，所幸尚无热入血室之征。

立法：和中解表，预防热入血室。

方药：香附 10 克　苏梗 6 克　清半夏 10 克　杏仁 6 克（炒）　焦神曲 9 克（包）　蔻仁 2 克　吴茱萸 1.5 克　马尾连 5 克　炮姜 2 克　陈皮 6 克　佛手 5 克（3 剂）。

复诊：服上药三剂后，发热已退，吐泻皆止，嗓子不疼，咳嗽见好，腹痛减轻，可以进食，唯仍恶心欲呕，经期虽过而白带仍多，苔薄，脉细弦，再以和胃理气降逆。

清半夏 10 克　陈皮 6 克　吴茱萸 1.5 克　马尾连 3 克　蔻仁 2 克　焦三仙各 10 克　通草 5 克　茯苓 10 克　香橼皮 10 克　佛手 5 克　枳壳 10 克（6 剂）。

三诊：呕恶均愈，大便调和，纳食渐香，唯腰酸疼，腹部不舒而仍有白带，舌红苔少，脉细弦，时邪已去，肝气不舒，冲任不和，当以疏理肝气，调和冲任。

桑寄生 10 克　川续断 10 克　香附 10 克　茺蔚子 6 克
金铃子 10 克　元胡 5 克　白芍 10 克　当归 6 克　绿萼梅 6 克
广郁金 10 克　香橼皮 10 克（6 剂）。

按语： 行经感邪，最易热入血室，王孟英在《温热经纬·卷三》中说："温邪热入血室有三证：如经水适来，因热邪陷入而搏结不行者，此宜破其血结；若经水适断，而邪乃乘血舍之空虚以袭之者，宜养营以清热；其邪热传营，逼血妄行，致经未当期而至者，宜清热以安营。"本证则与王氏所论有所不同，虽发热腹痛而经水仍行，以其无往来之寒热及入暮谵语之表现而辨识其"热邪尚未入血室"，但对于一位素来痛经的患者来说，热入血室的可能是存在的，因此，速解其邪，才能有效地防止"热入血室"的发生，故首以和中解表为治，方用加味香苏饮主之，药用香附理气止痛；苏梗疏散解表，温中行气；陈皮理气畅中，燥湿和胃；半夏燥湿化痰，降逆止呕；杏仁止咳化痰，宣肺平喘；蔻仁芳香化湿，行气止痛，止呕；佛手行气止痛，宽胸祛痰。诸药互用，使时邪外解不致内陷，从而避免了"热入血室"的发生。

经行乳胀

常某，女，27 岁。

1977 年 10 月 21 日初诊：14 岁起月经初潮，经常错后，有时七八个月一次，行经时乳房作胀，后用黄体酮等药月经可来，但量甚少，不用药则又是几月一次。前几年左乳房长一小结块，如弹子大，疑为肿瘤而切除，经病理活检为乳腺增生，过数月右乳又生一小结块，但未手术。近年来并有小腹发凉感，每次行经则乳房作胀，小腹胀痛，经量少色暗，现经闭四十余天未至。舌质红，苔薄白，脉象细而弦。

辨证：肝郁气滞，宫寒血阻。

立法：疏肝理气，化瘀祛寒。

方药：酒当归 10 克　赤芍、白芍各 5 克　红花 5 克　桃仁 10 克　香附 10 克　橘皮、橘叶各 5 克　泽兰 10 克　绿萼梅 5 克　桂枝 5 克　柴胡 10 克　白蒺藜 10 克（3 剂）。

10 月 24 日二诊：服药后小腹发凉已减，乳房仍作胀，再以原法出入。

酒当归 10 克　肉桂 3 克　红花 5 克　艾叶 5 克　香附 10 克　绿萼梅 5 克　赤芍、白芍各 5 克　泽兰 10 克　茺蔚子 10 克　白蒺藜 10 克　橘皮、橘叶各 5 克（3 剂）。

10 月 28 日三诊：服上方第一剂月经即来，小腹痛比已往大减，乳房胀痛已除，现经量色红。守上方加减。

艾叶 5 克　香附 5 克　当归 10 克　白芍 10 克　苏梗 10 克　青皮、陈皮各 5 克　生地黄 10 克　佛手 5 克　绿萼梅 5 克　川楝子 10 克（3 剂）。

11 月 2 日四诊：经水已净，因要回外地工作，复开 10 月 21 日之方，嘱其每月临经之前服药数剂以疏达肝气、调理月经。半年后追访，月经基本正常，乳房小腹已无胀痛，乳中结块消散。

按语：本例起于肝气郁结，冲任虚寒，故见经期错后，经行乳房作胀，因其气郁寒凝，经久未解，而致气血凝聚，出现乳中结块，小腹发凉胀痛，经量少而色暗等症，治以疏肝解郁，理气活血，温通经脉等药，使其肝郁得舒，寒凝得解，故而经水得下，经量增多，胀痛得除，他症亦渐消失，取得较好效果。

崩　漏

王某，女，55 岁。

1977 年 8 月 17 日初诊：两年以前月经即断续不准，去年以来，月经经常淋漓不止，经中西药治疗效不显。经色黯红有时夹小块，白带不多，常感头昏心悸，口渴心烦，溲赤，面色萎黄少华，妇科防癌检查未见异常。舌质淡，苔薄白，脉象细缓。

辨证：脾肾两虚，血有瘀热，统摄失司。

立法：补益脾肾，凉血止血。

方药：党参 10 克　白术 5 克　生地黄 12 克　当归炭 10 克　乌贼骨 10 克　桑寄生 12 克　川续断 10 克　陈棕榈炭 10 克　煅龙骨、煅牡蛎各 12 克（先煎）　仙鹤草 10 克　血余炭 5 克（6 剂）。

8 月 23 日二诊：药后月经量大见减少，口渴心烦亦有好转，尿色转淡，精神觉佳，但头昏心悸未除，上方加贯仲炭 12 克，6 剂。

9 月 14 日三诊：上方连进 6 剂，经血已止，面色萎黄渐呈微红，心烦、口渴等症亦除，唯心悸尚未控制。效不更方，续进以巩固其疗效。

10 月 20 日随诊，上症愈后未复发。又服 5 剂，症情逐有改善，心悸亦愈。要求服丸药回家调治：开成药归脾丸 50 丸，日 2 丸，开水送服。

按语： 崩漏，是妇人不规则的阴道大量出血或持续不断下血，《诸病源候论》指出："忽然崩，谓之崩中""血作时而下，淋漓不断，而成漏下"。崩与漏，在病势上虽有轻重缓急之分，但在发病过程中，二者又可相互转化，如久崩不止，气血耗竭，必致成漏；久漏不止，病势日进，亦能致崩。《济生方》说："崩漏之病，本乎一证，轻者谓之漏下，甚者谓之崩中。"由于出血量时多时少常无固定，因此，崩与漏不易截然划分，所以，临床上常统称为崩漏。其主要病因病机，由于冲任损伤，不能固摄所致，导致冲任损伤的原因，多由血热、气虚、脾虚、肾虚、气郁、血瘀等等。在临床上，可用虚证、实证两大类以概括之，但由于个体的差异，致病因素的兼夹，因此，不少病人的临床证候表现为错综复杂，虚实互见，治时"须详审其因而细细辨之。虚者补之，瘀者消之，热者清之。治之得法，自无不愈"(《医宗金鉴·妇科心法要诀》)。本患者平素郁火内盛，更兼脾肾两虚，年老精血衰虚，以致漏下不止。故方中以党参、白术补脾摄血；当归炭、陈棕炭、血余炭、乌贼骨、仙鹤草祛瘀生新，行血止血以塞其流；生地黄、桑寄生、川续断补肾以固摄冲任，少佐龙牡以收敛固下。是以脾得气助，心得血养，故药后即见明显效果。再诊时加贯仲以清热而止崩漏，前后三诊而病得全除。方中始终未用兜涩，而是补中兼行，和中兼止，清中兼温，体现了"气以通为补，血以和为补"之旨。

带 下

胡某，女，39 岁。

1977 年 8 月 30 日初诊：白带量多已历两年，色白质稀，有时黄白相兼而伴有阴痒，腰酸楚胀痛，下肢浮肿，神疲乏力，心悸，夜寐甚差，食纳欠佳，二便调，三月间曾吐蛔虫数条，舌质红，苔薄黄，脉象沉滑。

辨证：湿蕴化热，阻滞气机，湿热下注，而成带下。

立法：清利湿热，兼以杀虫。

方药：黄柏 10 克　苍术 10 克　茯苓 15 克　山药 12 克泽泻 12 克　乌梅 6 克　胡黄连 6 克　使君子 12 克　樗根皮 10 克　制刺猬皮 6 克　川椒 5 克（6 剂）。

9 月 6 日二诊：药后白带减少。阴痒减轻，腰酸痛未除，下肢仍浮肿，继当清利湿热为主。

黄柏 10 克　苍术 5 克　萆薢 15 克　蚕砂 15 克　胡黄连 10 克　滑石 10 克　樗根皮 10 克　桑寄生 12 克　菊花 10 克金银花 10 克（6 剂）。

连服 6 剂，前症均除。

按语：带下之证，主要原因在于脾虚肝郁，湿热下注，或感受湿毒，肾气亏损等所致，治法以健脾、除湿为主，佐以疏肝固肾。就临床所见，则以脾气虚弱，湿热下注者为多。本案患者，系湿热所致，故以清利湿热为主，兼以杀虫之品，方用二妙散加茯苓、泽泻以清利湿热；川椒、乌梅、使君子以杀虫；山药健脾；加胡连、樗根皮、刺猬皮清热利湿，行瘀活血。药后，带下减少，但他症未除，故在复诊时药用二妙加萆薢、蚕砂、樗根皮、滑石清利湿热；胡连、金银花、菊花解毒利湿；佐桑寄生以补肝肾而祛风湿。后方着重于清除湿邪，以使湿去脾健，诸症得解。本案的特点在于，脾受湿困，湿久郁而生热，湿热生虫的病理机制，故治疗时在清利湿热之中佐以杀虫，不必拘泥于一法而专治带下。

湿　疹

案 1: 程某,男,21 岁。

1977 年 4 月 21 日初诊:从 1975 年开始,每年春季发湿疹,缠绵不愈,近一周遍体肌肤又发红疹,经用消炎、脱敏等西药未效,此起彼伏,有的呈水疱,瘙痒难忍,抓破则流黄水,小溲赤少,大便干结,无寒热。舌尖红质黯,苔薄黄,脉象弦滑。

辨证:湿热化燥,复感风邪,发于肌肤。

立法:清热燥湿,凉血解毒。

方药:金银花 10 克　苦参 30 克　萆薢 12 克　蚕砂 10 克　马尾连 6 克　酒大黄 5 克　赤芍 12 克　生地黄 30 克　地肤子 10 克　白鲜皮 12 克　车前子 12 克　甘草 6 克(3 剂)。

4 月 25 日二诊:药后溲畅便通,四肢红疹明显减少,瘙痒减轻,疹破尚有红肿流黄水,舌苔转白,再用原法加强凉血解毒之品。

苦参 30 克　金银花 12 克　连翘 10 克　萆薢 12 克　蚕砂 10 克　马尾连 6 克　牡丹皮 10 克　赤芍 10 克　甘草 6 克　地肤子 12 克　白鲜皮 12 克　车前子 10 克(3 剂)。

4 月 28 日三诊:服上药后,湿疹基本消退,新疹未现,皮肤已无痒感。仅下肢抓破流水处未尽愈。嘱继服前方 6 剂巩固疗效。

按语：湿疹在中医学里的名称很多，如浸淫周身皮肤渗水极多者名"浸淫疮"；遍体起红斑或丘疹，瘙痒难忍，抓之出血者名"血风疮"；起水疱而红灼不甚者名"湿气疮"，也有把局限性湿疹总称为"湿毒疮"的，耳边湿疹称为"旋耳疮"者等等。病因多为湿热蕴结，复感风邪，浸淫肌肤所致。本例从症状特点来看，系属于湿热兼风，浸淫肌肤的"湿毒疮"，治用酒军、金银花、赤芍、生地黄、甘草凉血热而解毒；用苦参、萆薢、蚕砂、地肤子、白鲜皮、车前子清利湿热，药后症减。复诊时将酒军、生地黄易连翘、牡丹皮以加强解毒之功，故二诊而获显效。方中苦参性味苦寒，清火燥湿，能治湿热疮毒，疥癣麻风，《神农本草经》记载，可"除痈肿"，萆薢性味苦平，能分利湿热，对湿热疮毒有效；《神农本草经》记载，主"恶疮不瘳，热气"，蚕砂性味辛甘微温，可除风湿，治风疹瘙痒；《本草纲目》记载，单味蚕砂，可治风疹瘙痒。三药配合，清热燥湿解毒颇效。所以我于临床凡见到湿热疮毒一类疾患，常以此三药加味施治，每每获得显效。

案2：王某，男，50岁。

1978年6月5日初诊：周身湿疹一个月有余，经用激素等西药未效。初见头颈、两手及胸背等处湿疹满布，瘙痒，抓之流黄水，大便稍结，小便色黄。舌质红，苔薄黄腻，脉象细滑。

辨证：湿热化燥，外透肌肤。

立法：解毒清热，凉血利湿。

方药：苦参30克　金银花12克　甘草6克　牡丹皮10

克　萆薢 12 克　晚蚕砂 10 克　赤芍 10 克　白鲜皮 15 克　地肤子 15 克　黄柏 10 克　酒大黄 5 克（6 剂）。

6 月 22 日二诊：服上方后周身湿疹渐消，大便拉稀数次，宗前方去金银花，加青黛、车前子、滑石。

苦参 30 克　甘草 6 克　牡丹皮 10 克　赤芍 10 克　萆薢 12 克　晚蚕砂 10 克　白鲜皮 15 克　地肤子 15 克　黄柏 10 克　酒大黄 5 克　青黛 3 克　车前子 12 克　滑石 12 克（6 剂）。

6 月 29 日三诊：湿疹已愈，原湿疹处表皮结痂脱落，已无痒感，舌苔薄白，脉细，宗上法去青黛、酒大黄、苦参，加黄芩、陈皮以期巩固。

甘草 6 克　牡丹皮 10 克　赤芍 10 克　萆薢 12 克　蚕砂 10 克　白鲜皮 5 克　地肤子 15 克　黄柏 10 克　车前子 12 克　滑石 12 克　黄芩 10 克　陈皮 10 克（3 剂）。

按语： 本案西医诊为湿疹，就中医学的观点来看，证属湿热内蕴，郁久化燥，毒热透于肌肤之"湿毒疮"一类，治解毒清热，凉血利湿，药用金银花、甘草解毒；牡丹皮、赤芍凉血活血；苦参、黄柏、萆薢、晚蚕砂、地肤子解毒利湿；大黄泻火解毒。药后大便已通，湿疹渐消。复诊时入滑石、车前子利水祛湿，用以与大黄相伍，以达釜底抽薪之功，使其湿热速去，毒火速清。再诊时湿疹全消，毒热已缓，故去大黄、苦参防其过于苦寒伤胃，加入陈皮化湿和中，以达到清余邪、防复发的目的。

案 3： 陈某，女，37 岁。

1984 年 4 月 12 日初诊：两手皮肤起疱疹，瘙痒难忍，流水脱皮，伴发低烧，经事提前。舌苔薄黄，脉濡细。

辨证：湿毒内蕴血分，外发手足。

立法：祛风化湿，凉血解毒。

方药：牡丹皮 10 克　赤芍 10 克　荆芥 5 克　防风 5 克 萆薢 10 克　晚蚕砂 10 克（包）　白鲜皮 10 克　地肤子 10 克 苦参 10 克　酒军 3 克　金银花 10 克　生甘草 3 克（6 剂）。

4 月 26 日二诊：上方连服 12 剂，患处瘙痒已明显减轻，仍偶有小发。苔薄黄，脉濡细，再当清热利湿解毒止痒。

牡丹皮 10 克　赤芍 10 克　金银花 10 克　连翘 10 克　地肤子 10 克　白鲜皮 10 克　苦参 10 克　萆薢 10 克　晚蚕砂 10 克（包）　土茯苓 15 克　生甘草 5 克（6 剂）。

上药煎服后，药渣煎水外洗患部。

5 月 3 日三诊：湿疹明显好转，除稍痒外，余无异常。舌红，苔薄黄，脉沉细，仍当化湿止痒，加强清热凉血之力。

蒲公英 10 克　紫花地丁 10 克　牡丹皮 10 克　赤芍 10 克 生地黄 10 克　玄参 10 克　土茯苓 15 克　白鲜皮 10 克　地肤子 10 克　金银花 10 克　全瓜蒌 15 克。

另用黄连粉 10 克，调麻油外涂。

继用上述治法稍作加减，又服药 10 余剂，局部皮损痊愈，瘙痒未作。

按语：湿疹除注意其"湿"外，还要注意"热""毒""风"，并分析其热毒或湿毒蕴于气分还是血分。本例初诊，除湿疹外，伴有低烧，经事提前，可知湿毒蕴于血分，故用牡丹皮、赤芍、金银花、酒军清其血分蕴毒；以荆芥、防风祛风；用萆薢、晚蚕砂、白鲜皮、地肤子、苦参、土茯苓除湿止痒。当湿疹明显好转后，则着重清热凉血，清其血分余毒，这样有助于巩固疗效而收全功。

案 4：夏某，男，12 岁。

1985 年 3 月 11 日初诊：最近四五天来，全身泛发红疹，瘙痒难忍，抓搔后红肿成片，口干鼻燥，咽喉疼痛。舌红苔黄，脉细数。

辨证：风毒入于血分，郁而化热。

立法：散风清热，凉血解毒。

方药：荆芥 5 克　防风 5 克　地肤子 10 克　白鲜皮 10 克牡丹皮 5 克　赤芍 5 克　生地黄 10 克　僵蚕 6 克　酒军 3 克金银花 6 克　连翘 6 克（6 剂）。

复诊：药后肌肤瘙痒、口干、咽疼均瘥，唯偶感脘腹胀而略痛，舌淡红，苔薄黄，脉细数。再予调理之方。

按语：本案属于风毒入于血分，郁而化热引起的红疹，故治以散风、清热、凉血、解毒为法，药用生地黄、牡丹皮、赤芍、凉血活血解毒，取"血行风自灭"之义；金银花、连翘解毒清热；荆、防、地肤子、白鲜皮散风止痒；酒军通血络、行壅滞。诸药配合可使血中风热毒邪解散而痒止疹退。

缠腰蛇丹

刘某，女，73岁。

1985年1月13日初诊：患带状疱疹二十余天，左胸胁灼痛、瘙痒，不敢呼吸、活动，夜不成寐，十分痛苦，皮损处充血糜烂，局部有疱疹，沿左胸胁呈带状分布，食少神情不安，有高血压及冠心病史。舌红，苔黄厚，脉象弦数。

辨证：湿毒内蕴，血络不和。

立法：清热化湿，解毒通络。

方药：金银花10克　连翘10克　生甘草3克　车前子10克（包）　萆薢10克　晚蚕砂10克（包）　紫花地丁10克　蒲公英10克　丹参10克　炒枣仁10克　瓦楞子10克（6剂）。

1月28日二诊：药后胸胁灼痛及瘙痒逐渐减轻，局部渗出减少，次夜起即能安寐，纳谷、精神转旺。患者自己又按此方续服6剂，带状疱疹已痊，局部微感瘙痒不适，唯感乏力身倦，尿微黄，胃脘隐痛，大便偏干，苔腻已化，脉弦。湿毒化而未净，腑气不畅。转从清热利湿通腑法调治。

山栀10克　黄芩10克　瓦楞子10克　马尾连6克　全瓜蒌15克　枳壳10克　茯苓皮15克　赤小豆20克　功劳叶10克　仙鹤草10克　焦三仙各10克（6剂）。

按语：缠腰蛇丹即西医所称带状疱疹，沿胸肋神经分布，多在一侧，痛而又痒，根据皮损表现如起疱、渗出、周围充血等症，多属湿毒外发，内蕴血分。治疗则清热化湿解毒，佐以凉血通络，本例以金银花、连翘、蒲公英、紫花地丁、生甘草清热解毒；以萆薢、晚蚕砂、车前子清利湿热。两者配合，湿去热除，神不被扰，故药后皮损明显好转，夜能成寐。收效显著。

脓疱疮

李某，男，49 岁。

1978 年 5 月 25 日初诊：几天前发烧，经治已退，烧退后而口唇周围及眼睑生疮，红肿弥漫，稍痒，目赤，小便黄，大便结。舌体胖且有齿印，舌质暗，苔黄腻，脉象细数。

辨证：湿邪内伏，风热外闭，热毒炽盛成疮。

立法：透表、解毒、祛湿。

方药：桑叶 6 克　菊花 10 克　金银花 10 克　连翘 10 克牡丹皮 10 克　赤芍 10 克　生甘草 6 克　黄连粉 5 克（冲）黄芩 10 克　酒大黄 3 克　板蓝根 15 克（3 剂）。

6 月 1 日复诊：服上药后，疮毒渐消，红肿消退，腑气已通，舌苔渐退，宗上法出入。

金银花 12 克　连翘 10 克　甘草 6 克　黄芩 10 克　青黛 3 克　滑石 12 克　车前子 10 克（包）　竹叶 5 克　藿香 10 克佩兰 10 克　珍珠母 30 克（先煎）（6 剂）。

服 6 剂，上症痊愈。

按语：脓疱疮大多由脾胃蕴湿，外受风热之邪而成。本例患者，据其脉证，系脾胃素有伏湿，加之外受风热之邪，经治后热虽解而内伏之邪外越，眼睑、口唇均为脾之所主，故疮毒皆发于是处。治以桑叶、菊花、金银花、连翘辛透外达，使毒邪从其肌表而出；三黄苦寒燥湿而解毒泻火；牡丹皮、赤芍、板蓝根凉血解毒；甘草解毒而调和诸药，故药后见效。再诊时去桑叶、菊花，加竹叶、青黛解毒清热；去黄连、大黄之苦寒，而加入藿香、佩兰之芳香化湿；更用滑石、车前子之渗利湿热，使其湿热去而毒火解。因其药证适宜，是以二诊而病愈。

脓疱疮、麻疹

张某，男，10个月。

患儿于1960年3月3日全身出现脓疱疮，经治不愈。3月27日又见发烧，咳嗽流涕，次日头部出现皮疹，大便拉稀，日三至四次，并有呼吸困难而住某医院。体检：体温39℃，卡他性症状严重，柯氏斑（+），咽红肿，扁桃体Ⅱ度大，心率142次/分，律齐，两肺呼吸音粗，腹部平坦，肝脾均未触及，四肢神经反射正常，皮肤散在性结痂脓疱很多，头部尤甚，并可见到麻疹样皮疹。血常规检查：血色素9.29%，红细胞307万/立方毫米，白细胞9600/立方毫米，中性细胞54%，淋巴细胞35%，单核细胞2%。西医诊断：麻疹、脓疱疮。经用合霉素、毛地黄、葡萄糖盐水等治疗无显效。4月5日应邀会诊。

初诊症见：发热（39℃），烦躁不安，呼吸喘促，痰鸣，两眼多眵，不易睁开，头面部及周身脓疱很多，麻疹隐而不显，大便溏泄，日3～4次，色黄气臭，舌苔薄黄，脉数。

辨证：时温湿毒，蕴闭肺胃，邪热无外透之机，移热大肠成泻。

立法：宣肺透疹，清热解毒。

方药：麻黄1.5克　杏仁6克　生石膏10克　甘草1.5克

葛根 3 克　黄芩 3 克　金银花 10 克　钩藤 10 克　桑叶 5 克。

二诊：服前方 2 剂后，麻疹外透，热势下降（退至37.1℃），气喘亦平，皮肤头面脓痂渐收，两眼浑浊不清，烦急而啼，大便仍溏薄，小溲赤少，舌苔薄黄尖红，脉小数。肺气得宣，肠热未清，以原法加减。

葛根 5 克　黄芩 3 克　荷叶 6 克　金银花 6 克　连翘 3 克桑叶 3 克　甘草 1.5 克　赤芍 1.5 克　木通 1.5 克。

继服 3 剂，热退疹消泻止，虽脓痂尚未尽除，但热毒已平息，临床治愈出院。

按语：本例患儿，先有遍体脓疱疮，经治一直未愈，第四周后又见发热，咳嗽流涕，并发麻疹。此系蕴毒湿热内盛，又感时温疫毒所致。综观其高热，烦躁，喘促痰鸣，面赤，咽红，脉数，麻疹隐而不显，乃是时温热毒内闭肺胃，肺气不宣引起，肺移热于大肠而见大便溏薄。故治以麻杏石甘合葛根芩连法，用麻黄、杏仁、葛根宣肺透表，使其疹得外达；以石膏、金银花、黄芩、甘草清解热毒；钩藤、桑叶清热平肝以防风动。用药 2 剂后热退，疹透，喘平，肺卫宣畅，上热得清。后以原法去麻杏、石膏之清透，着重除余热，清心火，利肠道，药后热平，疹消，泻止而愈。

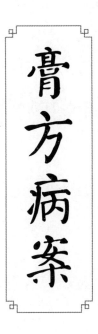

膏方病案

陳世兄　石浦鎮

稟賦素虧今秋病後氣分更見衰弱腹痛
便血納食作脹難均差減面色㿠然未復
不耐勞頓神羸健忘腰理不固易於感受
風寒咳嗆時作㑇形細絃少力時正童齡
萋青俟闢擬調補之品修合膏滋以代煎
劑徐～圖功

太子參三錢　蒸黃肉三錢　象貝三錢
潞黨參三錢　製熟地三錢　淮山藥三錢　製茋附子五分
炙於术三錢　砂仁末一錢　側柏炭三錢　廣木香五分
製首烏三錢　綿茋三錢　料豆衣三錢　店光杏仁三錢
厚杜仲三錢　鶴蝨一錢　金陵衣三錢　白芍三錢
冬青子三錢　丹皮三錢　功勞葉三錢　扁豆衣三錢
旋復梗三錢　杭白芍三錢　清阿膠三錢　棗枝膏三錢
黑旱蓮三錢　湘蓮三錢　魚膠三兩　腰三兩　冰糖八兩
紅棗八兩

颂福明先生　　小西门

平時經營勞神用腦过度腦力欠赡心
血耗傷易忘心慌腰脊痠楚忘象斑々
可舉近又感冒咳嗆寒走而淩肺氣亦
見不足畏寒肢冷纳食尚覺馨志淅形
細絃少帅当今冬令對藏极益肾充腦
補血养心薰培脾之象

制熟地三　濰山药三炒　川断三绵芪三
炒党参三　归身三厚杜仲三觀眼肉三
炒於术三　杭白芍三甘枸杞三期桃肉三
蒸黄肉梓三製首烏三凌苑弄三炙草三
遠志肉丹澎貝必三福澤泻三炒茯苓三陳阿膠三
冬青子三白杏仁三新會皮三䰇版膠三
箅蓮艸三冬不子三眠砂仁三末牛电
湖丹皮三䰇冬桂枝三花志曲三東枝膏三

冰糖为丸

李仰新先生　　北门

吉林人参另煎冲入　另煎名沽丽另　千年健

製熟地　明天麻　新会佛手

砂仁末　全烛生夕　製首乌　嫩钩乙　利多

炒当归　大贝　为鹿角胶

巴戟肉　北银泽泻　陈阿胶

肉苁蓉　川丹皮　姓云冬

萸肉　製雅雯冬

杭白芍　光杏仁　栗裕膏

萬萸肉　雅枸杞子　桑椹子

灵绵芪　厚杜仲　冰糖

俞佐臣先生　南门

经营伤神腿力欠赡肾阴不足腰脊时常
痠楚盖腰为肾之府脊乃肾之路精下溢
刘膨泉兄所以健忘眩晕目花而糊等症
频见平时嗜酒湿重而色姜黄脉象缓软
少力再令仁庭方籁国密抄调补肝肾理
气化温

淡苁蓉子　甘枸杞三钱　制首乌
孟於术　芡实肉　钞余昌　湘莲子
制熟地　桑椹子　白茯苓　红枣
砂仁全楼妙　灸绵茂　妙以新　燕黄芪
乾菖花　燕蓇夏
怀牛夕　仙露夏　清阿胶　龟鹿二仙胶
潼白蒺利　巨膝子　施复檀
妙紫胡　福泽泻　广玉金　龟鹿二仙胶
妙白芍　生甯芥子　妙丹店　水揽
白菊花　娥狗屯　妙丹店
里旱莲　冬青子

張君太

今秋瘰後脾氣受傷腹脹食入更甚為時
已久肝腎不足腰脊痠楚遍體節絡牽掣
不舒蓋肝主筋血虛則筋失嗓養也形拈
苔薄夕華珠脈細絃而軟當冬令進補之際
万籟固窯拟補脾氣益脾腎氣血胺充可

蕤蕊秀
潞黨參
當歸身
杭白芍
炒白术
女貞子
黑旱蓮
淮山藥
漬白尤利

製熟地
夛合松
桑葚子
怀牛夕
川桂枝

妙川新
清阿膠
龟板膠
桑枝膠

幼句竹
嫩谷芽
福澤湾
徐秋絡
新合皮
串東棗

冰糖

妙似雹夏
製首烏
苁蓉尤曲
妙丹皮

湘蓮尤
妙菟肉

吴太。　小动门

年高善养久柏阳气不能敷布肤腠润泽失常
遍体瘙痒如赤豆晬之作热多痒得泄滑之品
涂搨则痒殷俗道有时痰喘气分不畅湿热
流注气络不利脉形细络缓今矣全计藏形养
血诃肝和络化湿

当归身　去林芯渍　　淮山药　　鸣血屯
生白芍　　製首乌　　鲜姜草
旋復梗　　夕生地　　湖丹皮　　雲茯苓　净白芍
嫩鉤屯　　砂仁拌　　冬青子　　川草薢　甘枸杞
宋木衣　　　　　　　黑豆衣　　益蒄肉
福橘皮　　海橘泻　　妙牛夕　　絲瓜络　妙川斛
讠黄芩　　湘莲子　　　　　　　威灵仙　大红枣
生熟苡　　新会石　　　　　　　清玎跱　麂角膵
煎黄芪　　　　　　　　　　　　桑枝青膺小糠

張大小姐　　　大通橋

往年大病而後元氣大傷又絡產育血不歸經肝木
易亢易怒暈目乾澀忘心悸神疲乏力蓋肝為
藏血之臟脾乃統血之帥營虛則肝火不能平衡則
虛家遠見當今冬令進補有機利西補氣血以上
來年康健

潞黨參

炙於術　　　　　製熟地

白芍　　　　　　潼刕

綠萼梅　　　　　川斷肉

金鈴皮　　　　　黃玉金

砂仁末　　　　　白菊花

甘杞子　　　　　製香附

幼丹皮　　　　　女貞子
　　　　　　　　旱蓮草
　　　　　　　　福澤瀉
　　　　　　　　大角棗
　　　　　　　　陳阿膠
　　　　　　　　龜板膠
　　　　　　　　桑椹膏

冰糖

宗桃舜先生　　此门

平素嗜酒湿重叉困脾胃心胃两亏水火失

嚴阿嫂　　蔣墩口

癰瘓……受傷脾運不力納食腹
脹足痛平時農務……勞力……
少見睡乳之汁不勻勻而新當
此參令萬固膏修合膏除方擬
補脾養胃……

……黨參……淮山藥……
……白朮……新會皮……砂仁……
……歸身……仙露霽……薑炒……
……炒生地…………佛手……
……製香附……厚朴……仲……
……仙鶴草……川……月……
……製艾附……薄古……花……
陳阿膠……母鴨……子……膏……

徐大嫂　吴家湾

肝肾不足，衝任失调，臀後带下绵绵，肝木犯胃，土不和，脘腹作痛，馆雜尝，经晰四颤，為盖季大傷珍，如外溢竹，弱也，还今形家塘剂，操细结少，方參，已屈调经之後，進膏滋，當可事半功倍

生白药　西茋　潞党參　怀山药　杜仲　附子
砂仁　木香　断肉　
女贞子　雅連　阿胶珠
榖根皮　更糾枝　佛多柑
桑寄生　九香虫　青皮　玫瑰花　夜交藤　莲房
海螵蛸　益母草　梅皮
郫红参肉　寶意　竜板胶　水糖

徐夫人　　　　　象安街

经来每多腹痛或时寒热骨楚头晕胁疼
奉挈杉麻欠安厥气不和衡任失调营阴
亏虚脉象细数少力值今冬膏宜养血调
肝益气培脾膏滋代煎苦右收效方

妙婦孕手製于乌　　製甘杞地　清阿胶
抗白术　　黄绢　　砂仁末　色鹿二仙胶
潞党参　　黑旱莲　　云茯苓　新会皮
焦白术　　滁白芍　　妙合皮　水糖
甘枸杞　　老苏梗　徐蔡梅林
福泽泻　　妙延胡　炙乌药
製香附　　妙丹皮　　黄芪
　　　　八月札　川桂枝
小茴香　腳　　　　泻血
黄玉金　　生甘草
旋復梗

李照其　朱湘洺

农稼苦力劳则伤骨伤气，气不足则脾运失职，食入多腹胀，脾主骨，骨不健则不耐劳倦，形倦不适，舌薄少苔，脉家结，拟冬令方筑固，宏亚宜补骨益气以健骨益气以培脾籍滋养功。

制熟地　浅党参　金毛狗脊　五大白术　灸绵芪　川断肉　甘枸花　妙怀牛　制首乌　淮山药　桑椹　盐莫因　妙泽泻　仙鹤草　水　砂仁末　云茯苓　冬参散　妙桑寄生　早莲草　妙丹皮　新会皮　炒怀山药　灸内金　扁豆　仙露　夏

蒲士达 先生

安临海

今积湿温大病而後，气分大见衰弱，形瘦神疲，纳
食尚佳，或时胸闷脘痛，泛吐酸水，肝木犯胃，胃
气不和，克薄少单，按脉细缓无力，值此冬令宜
颜舒藏，亟亟补养，益阴而调肝胃，俾令膏滋
以冀滋後康健

别直参 又 川石斛 另煎

西洋参 又 云茯苓 又

大有茂 又 製首乌 又　　　潼沙苑 又 陈皮 肝 又

甜冬术 又 益更肉 又　　　淮山药 又 毛鹿二仙胶 另

仙露麦 麦冬 又 黑旱莲 又 製熟地 又　　　桑椹青 另

炒泽泻 又 买獝皮 又 砂仁拌木 又 水塘 另

川雅莲 又 龙眼肉 又 花益田 又

浅奚黄 另 丹皮 又 佛手片 又

饮良姜 又 绿萼梅 又 广玉金 又 雏俊搜 又

製香附 艰 仙鹤草 又 火麻仁 又

妙柏杞 另 香元皮 另　　　　　　　　　安临海

浦百达君　安案浜

肾阴不足，腰脊酸楚，逢节更甚，盖腰为肾之府，
脊乃肾之路也，不耐劳顿，脑力欠聪，形瘦神萎，
滋以代煎剂，更为事半功倍，方拟补肝肾之阴，
兼益气机。

制熟地　四川断肉　兔丝子　鹿角胶　枸杞子
金毛狗脊　甘枸杞　色桃　潼党参　泽泻　秦枝膏
制首乌　野术　原杜仲　仙鹤草　水糖
潼蒺藜　仙鹤草　桑寄生
柏子仁　川桂枝　妙丹皮
威灵仙　酒炒黄柏　妙白芍　砂仁末　仙半夏　芒志曲
白茯苓　缩便　绪脊髓

黄玉金

浦老太々

安案存

年高血虚肝旺头风时发々　别头痛如裂肾

气亦亏腰脊酸楚纳食精神尚佳舌薄少

华质红脉象细结少力方拟养血益肾以涵

肝木法育滋蓄滋当可收效於来年也

金石斛　大熟地　　世贞子　陈阿胶

杭白芍　枸杞子　川断肉　　霞天胶

粉菊花　杜仲　　蓝黄肉　　冰糖

白菊花　明天麻

炒潞党参　石菖蒲　青防风

炒於术　浙丹皮　旱莲草

新会皮　脉白　枸杞　

怀牛夕　女智丘秋　酸枣仁

桑寄生　福泽泻　脉细　苓丹

桑叶　苦丁茶　脉　香薷本

夏枯草　花志　制首乌

浦永先君　　　　　　安案滇

疝胀偏左苦勤瘕瘕眩晕腰脊痠痛梦遗
数数遗力不馁时来已久胃阴不足相火内亢精
关不固也肝气厥逆下注则睪丸睡眠作痛络
云任脉为病男子内结七疝是也值令冬藏拟
填精补肾理气舒肝

潞党参　制熟地　　头绵芪　东陈防黨
挂冬术　砂仁末　　菟丝子　　电招腥尖
白茯苓　甘枸杞　　金樱子　　水糖头
韭合皮　煅白果利　　首乌炙
菜黄肉　珍泽泻　川黄柏
淮山药　冬青子　　补骨脂
蝦能肾弓　早莲草　　幼丹皮
媖牡蛎　　黑大豆　　製香附
荔枝核　　金铃皮
象牙屑　　麻花
孩桥络　　公丁香　　醒杠仲
　　　　　　　　前颍
　　　　　　　　建可

蒲姓々

前年曾患穿骨流痰而愈　右足行動不利尔

今未復肩臂亦为牵掣不時　經束每多趄

前便中見血垯下綿々腰脊作酸脈象細頻

肝脾之傷氣血交虧宜為補以希逐步康復

安案頃

吉林參另煎冲入　大熟地另冲膠

甜冬朮　川斷肉　杭白芍　鹿角膠另烊

潞党參　懷牛夕　甘枸杞　雞血藤膏另烊

炙綿芪　何首烏　淮山藥少炒　清炙脾

嫩狗脊　川桂枝　製龜板另烊

金狗脊另　北五味　炒澤瀉

仙鶴草　焦冬朮　妙丹皮

徐長卿　橘皮絡　炒黃柏

炙甘草　椿根皮　炒廣陳皮

免絲子　海螵蛸另　川續斷另

天仙藤另　紫貝齒生另　湘蓮子另

膏方病案 435

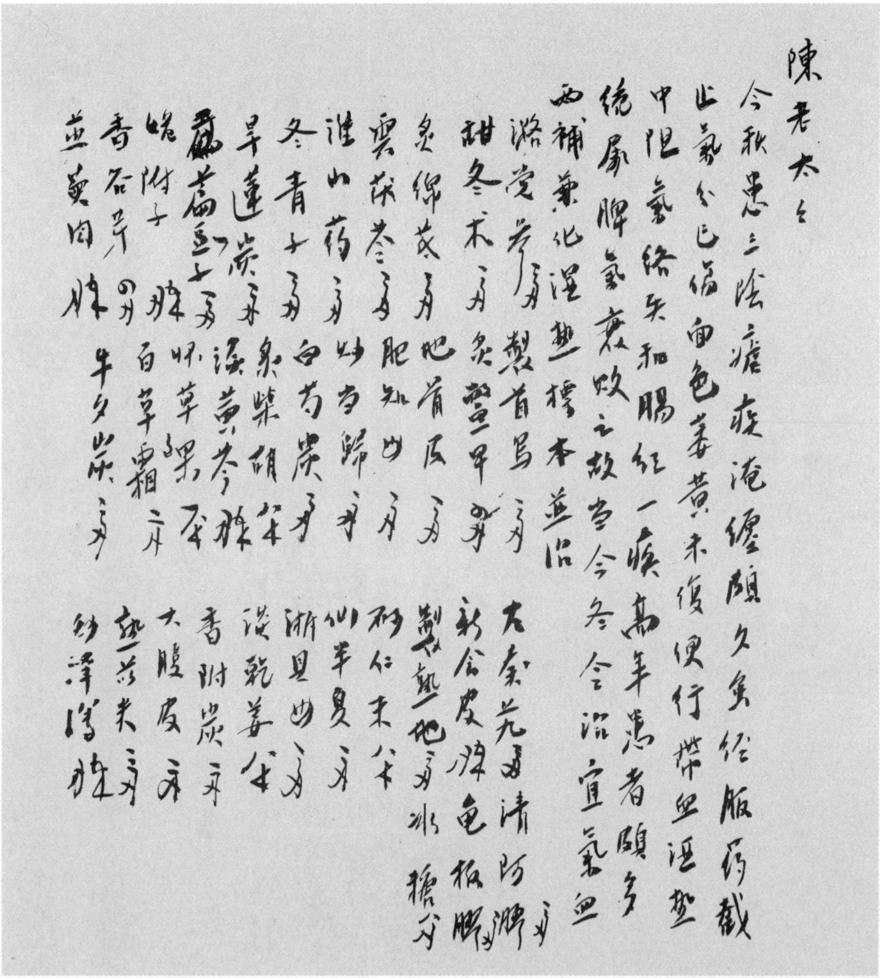

陈老太太

今秋患之阴疟痰淹缠绵日久久始服药载
此气匕已偏面色萎黄未复便行带血证整
中但气络矢和肠红一候高年患者颇多
统属脾气衰收之故当今冬治宜益气血
西补兼化湿热拟本益怡

潞党参一方　　制首乌一方
甜冬术一方　　炙鳖甲一方
炙绵芪一方　　新会皮一方
云茯苓一方　　制熟地一方水拌炒
淮山药一方　　砂仁末拌
冬青子一方　　炒半夏一方
旱莲炭一方　　浙贝母一方
茜草炭一方　　淡干姜一方
阿胶珠一方　　香附炭一方
蛤壳一方　　　大腹皮一方
香谷芽一方　　热苡米一方
炙附子一方　　百草霜一方
蓝黄肉一方　　牛夕炭一方

炒泽泻一方

陸星橋 先生

昔年大病而後身體尚爾今不復胃納不馨胸膺脹郁有時隱痛耳鳴頭暈腸力欠豐四肢不和筋時作午暮嗜酒濕感脅肝又出不足夜臥不安水火不能既濟也脈象細促少神子姪冬令膏滋當治其本其法致方扶兩補肝腎

兼化濕熱也

川連炒黃芩又金毛狗脊嫩肉苁蓉旋覆花旋復代赭玄武金石斛竹節為肢身大熟地炒生地青黃肉苁蓉陳皮肝身懷山藥絲瓜絡龜板肝身白茯神炒杜仲肉為熟東仁川斷肉為熟白芍杞甘枸杞子川雅蓮子黑旱蓮子川斷肉為炒棗仁韭菜仁為熟眼肉為熟首烏菊花為澤瀉砂仁水糖并

熟懷山藥絲瓜絡藕為福澤滋補為編臣子為於橘子為福澤滋補

萧夫人　　　　　　　　　　　　　梁安衔

春夏之交，新产而后，血分内瘀，肝肾不足，
荣脉矢固，霄肾虚蛰，素下绵々腰
力欠骸，纳食欠馨，乳汁不多，藏外郛肺
绫而滑际，此冬令宜养血补肾益豪
化浊标本兼顾之

吉林参　　　绵杜仲　　大熟首乌
鲜冬术　　　兔丝子　　海螵蛸
白归身　　　赤川断肉　炒蒐苑
杭白芍　　　焦牛膝　　大贝母
吴绞苁　　　新会皮　　甘枸杞
冬术子　　　云茯苓　　光杏仁
墨旱莲　　　炙款冬　　紫菀
福泽泻　　　　　　　　志曲
　　　　　　　　　　　似露灰味

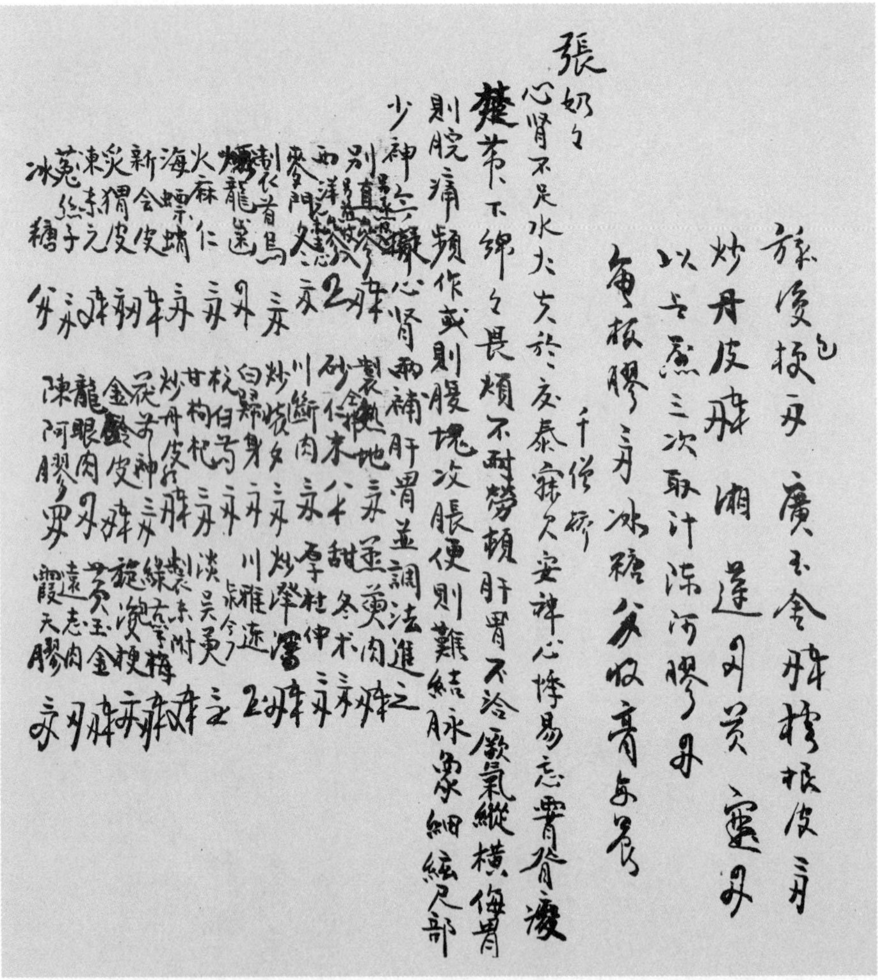

張奶奶

心肾不足水火支於度泰寧寧心悸易忘胃脊疲
則脘痛頻作或晨煩不耐勞頓肝胃不洽歐氣縱横侮胃
少神多慮擾心肾兩補肝胃益調法進之
千伴研

萆薢下绵々長煩作或晨便難結脈象細缓尺部

旅優按口夹 廣玉金 舛棱根皮三两
炒丹皮雅 湘 蓮母芡 蜜母
以七煎三次取汁陈阿膠母
龟板膠三两 冰糖多收膏乐盒

（左侧小字药材名，自右向左）
别直参
西洋参久煎
麦門冬
炒枣仁

製熟地三两
炙龟板三两
川断肉三两
白术二两
砂仁
製白术
炒白芍三两
甘枸杞三两
白归身三两
川柏二两
炒枣仁三两
孕杜仲三两
甜冬术肉三两
淡吴茱萸今母
雅遠志

冰菟丝子三两
東炙獭会蟾
新会皮三两
海螵蛸三两
火蝎龍骨三两
烘麻仁三两
製龍牡三两
炙乌

陳龍眼肉三两
金蟾蜍三两
炒丹皮三两
炙神夌
製玉金三两
雅遠志
遠志肉
霞天膠三两
膠阿膠
金樱
梗梅

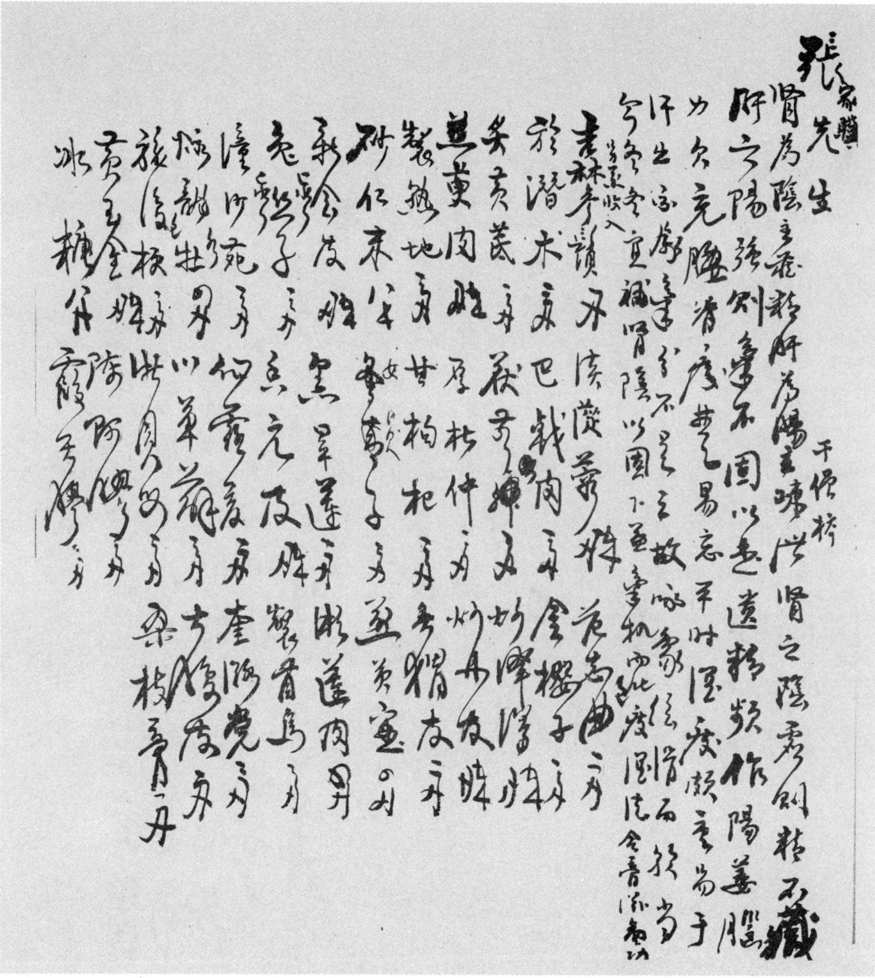

先生

腎為陰主藏精肝為陽主疏泄腎之陰虧則精不藏
肝之陽弱則筆不固以致遺精頻作陽萎�‌膇
力久不克臨症宜養肝腎以固下焦為當
汗出心悸亦宜調補腎陰以固下焦……
氣血……入

　　　　　　干懷牛膝

麥冬　讀　不清懐？ 燕為曲三
於潛朮　巴戟肉　　　　金櫻子
砂仁末　　　甘枸杞子　　益智仁……
製熟地　　　妙淮……
巨黄芪　茯神　妙懐山藥
老菟子　女兵元及雄　　　　懐蓮肉用
蓮沙苑　　　　　雲……黨……為
煅龍牡　　　以章薢……方……
旋覆……杭……此肉……方
高麗……阿�……膏
冰糖……荷葉龍……膏丹

張太太　三元街

今秋痢疾愈後腸胃之氣受傷，時常便溏，脘腹部隱痛時作，心煩易怒，脉弦大，病已久，前後雖投營陰形耗而腎虛，勁此脾腎少虛，擬擬一接鹹細飲漿此冬氣，巍固寬血舟，補脾舒，以健脾胃，善營陰石克化腎。

潞黨參三錢　淮山藥三錢黃蓍四錢

雄白朮二錢　熟地四錢

柔綿漿四錢　白朮身三錢砂仁米二錢

壬茯苓二錢　杭白芍三錢熟益智三錢

樓朮虫半二錢　以斷角身

上官桂一錢　陳連二錢厚朴朮二錢

桅美棗不偏三子身　李子子身

製朮附枳熟枣仁胜　草蓮朮四

炳桃莲舉荒曲身　別身海螵蛸身

勃眼肉宛半則身莪　梗阿膠身雪花青身

陶阿膠身蜜犀石蜜屏　雲枝青身

陆荣华　　　安寧浜

二八之年时而发育而色萎黄不耐劳扰气机不利

或时腹痛今感外邪肺金清肃失令咳呛频剧

衄血内热舌质红咮形佃镜而滑气分不足

劳伤可虑也冬令封藏宜调肺脾养益肝肾

潞党参另製　熟地炙熟黄浮麩

南沙参另炒　山药另炒　断肉另

甜冬　白术另製草乌另加　杜仲另

炙绵茋另煎　远志肉另潼蒺藜另

冬青子另炒虚　红枣

旱莲草　款冬另炙杏仁另半夏麯另

云茯苓　贝母另十　枳壳另

川斛　枇杷叶去毛麦冬另

清炙紫苑　曲志另麦门冬另

兔丝子　枇杷叶去毛　芽另

撒钓之二味另　真黄肉金另

陈阿胶甲魚板胶三两冰糖八两

張先生　　三元橋

經云脾為生痰之源肺為貯痰之器氣分不足則濁痰
主化咳嗽痰多由來也胃陰不足則木失涵養陽
為上元眩暈頭作心悸便則艱跟肢痿神疲之
少脈象細絃尺部少神宜冬藏擬氣陰兩補
佐以化痰之法

別直參三錢首烏三錢柏子仁三錢
西洋參二錢仙靈脾三錢炙綿芪三錢
野於术三錢炒祁朮三錢製熟地三錢
淮山藥三錢令福梅子三錢砂仁末八分
炒川斷三錢軸乾梅子三錢澤刊三錢
怀牛夕三錢毎黑果蓮三錢都蔲三錢
新會皮三錢炒貝母三錢遠志肉三錢
炒澤瀉三錢克壳仁三錢舟皮三錢
大麻仁三錢炙奇三錢白金鈴狗脊三錢
遂頁皮三錢甘草子北仲三錢胡桃肉四錢
大腹皮三錢甘杞子三錢
陳阿膠三錢龜板膠三錢蟹枝膏二錢
冰糖八分

王奶奶

陰虛肝旺之質氣火易于偏亢咳間或時乾疼牙齦浮
脹易怒健忘思慮頗多心悸氣機欠利咳嗽胸悶欠暢
衝任不調經來每每超前舌絳少華脈形細弦際此冬
今封藏彻養陰柔肝補氣為和衝任合修膏滋桔番
功効別直參年

西洋參年金
灸綿芪　新會皮　杭川斷肉
甜冬朮　白歸身　炒懷膝
福澤瀉　杭白芍　川雅連2
桑葚膏　原金斛　吳萸之
製有烏　茯神　生地　半夏　杭枸杞子
淮山藥　砂仁末　貝母
煆石決　龍齒　蓮子
明天麻　緣　大黑棗
宗之冬　鹽皮膠　龜板　冰糖

甲申年膏方

錢先生

肺脾气弱肾陰亦虧衛不固則易感
咳喰脾運失健則剋化無權食進作
脹神疲不耐勞頓苔膩少華脈弦尺
部乏神時屆冬令姑顧封藏擬補肺
脾之气学而養肝肾之陰修合膏滋
卜来年康泰也

別直参　太子参　孩儿参
西洋参　白薇实　炒六曲
　　　淮山药　湘蓮子
　　　砂仁　遠志肉
制熟地　製於术　大枣肉
製首烏　福澤渴　陈阿胶
烏梅　左牡蛎　龟鹿二仙胶
蒸黄民肉　甘杞子　桑椹膏
姜半夏　淡苁蓉　冰糖
佩蘭叶　淡芡苑　
北豆根　川貝母　
廣橘紅　雲茯苓　
炙内金　乾姜　
大腹皮　製附衣丸

黄太～

老甲之年血亏久枯肝肾亦为不足腰脊瘘
楚便行白色如米计筋骨牵掣乏力引軍
耳鸣两眼迎风流泪夜寐欠宁平时溲亦又
重便行不畅音謇黄脉象细尺部更形软
弱君豪踬～届令冬令拟养血补肾柔肝之
中参以流湿热

白归身三钱　伸筋州三钱　泽泻胖　潼白利三钱
杭白芍三钱　合歡皮三钱　桑寄生三钱　左秦先三钱
潞党参三钱　煅黄实另　新会皮三钱　煨石决明三钱
大白术方　甘枸杞三钱　冬瓜子三钱　明天麻三钱
炙黄氏三钱　白菊花三钱　黑旱蓮三钱　炒川芎五年
砂仁末本厚　杜仲三钱　湘蓮三钱　云茯苓三钱
生熟地方　炒川断三钱　坎气一条　熟枣仁三钱
生熟苡仁三钱　炒甘杞　兔丝子三钱　嫩钩尖胖
范志曲　炒　陈阿胶三钱　桑枝膏　鸡血阿胶三钱

張奶奶

斷乳而後經事未通，營陰久虧，木失濡養，肝火易亢，易怒不寐多迤，且背部時常覺麻，亦血君風生之象也。腰脊痠楚，常下綿綿，蓋腰乃腎之府，脊為腎之路也。衝氣不和，列脉失固，按脉細絃少力。時反冬至萬類封藏，擬兩補氣血益腎而固帶脉。

潞党参三钱　白归身三钱　甘枸杞三钱
甜冬术三钱　杭白芍三钱　厚杜仲三钱
炙绵芪三钱　制熟地三钱　炒川断三钱
怀山药三钱　菟丝子三钱　广陈皮一钱半
茺蔚子三钱　砂仁拌　　　制首乌三钱
潼沙苑三钱　　　　　　　制丹皮三钱
燕窝屑三钱　金狗脊三钱　生牡蛎
制东附片　　福泽泻　　　红枣
海螵蛸三钱　云茯苓三钱　大贝母三钱
左金丸二钱　大南枣　　　龙眼肉三钱
陈阿胶三钱　龟版胶三钱　鹿角胶三钱

浦士龍君

勞力太過氣分受傷食後每覺作脹且疼三陰瘧不
時舉發㽮㽮則先寒繼熱口乾頻飲面色不華肢飲之
力溲行色赤正當邪居膜原營衛乖違脈形細絃尺
部更窒際此冬令封密宜補肺脾之氣而滋肝腎
之陰正充則邪自去矣

炒潞黨參三錢　制首烏四錢　炒川斷三錢
野白朮三錢　肥知母三錢　懷牛夕三錢
炙黃芪三錢　川石斛三錢　炙杜仲三錢
淮山藥三錢　炙升麻八分　青蒿柴胡各八分
炮附子八分　制冬地四錢　青陳皮各三錢
冬青子三錢　鶴虱五分
淡乾姜八分　
黑旱蓮三錢　
福澤瀉三錢　大腹皮三錢
功勞叶三錢　湘蓮子三錢　杭白芍三錢
雲茯苓三錢　紅棗五枚
陳阿膠四錢　龜鹿二仙膠四錢

章绍曾先生

肾主骨肝主筋肝肾亏虚则筋骨为病气血循序失
常右手足不能行动风寒袭入筋络或时痠痛虽
屡经针灸得能逐渐佳但手举依然难能气又
时觉偏急际此冬令亟为肝肾两补并调气血徐图
功效

潞党参四钱　　怀牛膝二钱(酒炒)　川桂枝一钱半
象绵茋四钱(甘)　枸杞子二钱　　　大白芍二钱
甜冬术二钱(厚)　杜仲二钱　　　　白归身二钱
川续断二钱(酒)　独活二钱　　　　左秦艽二钱
制熟地四钱　　伸筋草三钱　　　桑寄生二钱
砂仁末一钱　　兔丝子二钱　　　白茯苓二钱
虎胫骨二钱　　乾荷叶二钱　　　海枫藤二钱
天仙茋二钱　　胡桃肉二钱　　　汉防己二钱
补骨脂二钱　　仙露茋二钱　　　桑枝二钱
陈广陈皮二钱　陈阿胶二钱　　　金狗脊二钱

曹夢周君

今夏胃病泛噁迭經調治得能特愈然氣分已經大
傷厥木橫梗胸膺隱痛逢節尤甚腎竅烈耳鳴頻
作或時心悸頭暈脈象細飲苔滑少華及今冬令
封藏宜氣陰兩補調肝餘中標本兼施修合膏滋以代
煎劑

潞黨參三兩　淮山藥三兩　菟絲子三兩
野白术三兩　熟地黄三兩　太子參三兩
炙有晨三兩　砂仁一錢拌年扁豆子三兩
雲茯苓三兩　漳州仙術苑三兩　仙露麥二兩
福澤瀉三兩　鉈釵蓯蓉三兩　炒川斷三兩
廣陳皮三兩　川石斛三兩　懷牛夕三兩
旋後三兩　八月扎三兩　仙鶴州三兩
范黃緯曲三兩　大丹陵三兩　功勞葉三兩
左金三兩　炙元皮二兩　金鈴皮三兩
製矢附身三兩　大腹皮三兩　片良姜一兩
陳阿膠三兩　龜版膠三兩　桑椹膏一兩引

章绍曾先生

肾主骨肾虚……刺心神并伤水火不能既济夜寐欠安精神
疲惫肾阴不足腰脊疲软肺气亦弱卫分失固易
感咳嗽按咏细弦尺部更见不力际此冬令封藏亟
宜培补心肺肾三经俾肺气克而卫外有权心肾交
而坎离既济绽云阴平阳秘精神乃治也

吉林人参　西洋参　厚杜仲　煅煨黄　制熟地
柏子仁　远志肉　枸杞子
淮山药　制首乌
福泽　款冬　黑旱莲
大麦冬　象贝母　白归身　光杏仁
冬术　沙苑　制川断
茯苓　甜绵芪
炼蜜　大白芍　潇湘妃
广陈皮　龙眼肉
陈范志曲　阿胶　龟鹿二仙胶　桑椹膏

張祖德先生 腎

腎陰不足腰痠楚腦力不健易忘精神疲乏
肢節作疼眩暈便秘不爽平時煩勞太过
心血未免耗傷時屆冬令當以滋陰補血益氣
化濁標本兼施之

潞黨參三兩　厚杜仲三兩　雲茯苓三兩
大白术三兩以續斷三兩　象貝母三兩
製狗脊　地　廣陳皮　燕窩肉
砂仁末　淮山藥三兩　嫩牛　三兩
女貞子三兩　遠志肉三兩　生米仁三兩
旱蓮叭　潼沙苑三兩　江只兒
白歸身　福澤瀉　仙鶴草三兩
杭白芍三兩　大麻仁　功勞葉三兩
象　桂枝　菟絲子　廣玉金
范志曲　澱粳　炒月歧
前芡實　湘蓮子　魚
陳阿膠　桑枝膏
冰糖

章绍曾先生

今年春夏之交病後尩羸耳鳴心悸腰脊痠
楚腹塊雖除納食不馨易於感冒面色不華
脈象細絃時屆冬令蒙類封藏亟爲調補
益氣而健脾肺膏滋備功

潞党参　製首烏　廣陳皮
甜冬术　炒川斷　砂仁末
炙黄芪　懷牛夕　黄肉
製熟地　甘枸杞　鷄金
原杜仲　扁豆衣　麦芽
雲茯苓　范志曲　只壳
熟枣仁　仙鶴草　潼蒺藜
佛手片　功劳叶　胡桃肉
菌陳　　大腹皮　川萆薢
金铃子　白夕利　川草薢
益智仁　龟版胖　桑枝膏
陳阿膠

杏生叔

綿纏勞心勞陰久戮形瘦易感肺氣□六為嬌
弱今春吞黃善消善道城脉弦消而飲時及冬令
盃宜兩補氣血而活血中之滯赤栗本具頤膏
滋膏功

潞黨參　象貝　黃芪　川草薢

甜冬术　川斷肉　廣陳皮

赤白芍　原杜仲　砂仁末

白歸身　懷牛夕　生熟地

淮山藥　旱蓮艸　炒苡米

製首烏　稀薟叶　大貝母　福澤瀉

梧桐花　龍眼肉

熟苡仁　白杏仁　晚蚕沙

料荳衣　淮小麥　遠志肉

陳阿膠　龜板膠　冰糖

章绍曾先生

肾阴不足腰脊酸楚今春肠胃病後气
分六伤脾运失职或时肢疼心悸善忘少
华蜕象绘细时屆冬令筹额封藏法当
填补肾阴益气培中参血并茂以卜来年
康泰也

吉林人参　三钱　　燕窝肉　三钱　　扁豆子　三钱
大党参　三钱　　首乌丸　三钱　　厚杜仲　三钱
於潜术　三钱　　熟地黄　三钱　　广陈皮　三钱
云茯苓　三钱　　砂仁末　三钱　　淮山药　三钱
炒蒺藜　三钱　　大白芍　三钱　　炒杞子　三钱
乾菟蓉　三钱　　金铃子　三钱　　湖丹皮　三钱
怀牛夕　三钱　　福泽泻　三钱　　元武板　三钱
川断　三钱　　仙露　　　　　　佛手作引
燕肉　　　　焦只实　三钱　　莲分
怀志肉　三钱　　款冬　三钱　　湘
远志决作引　　象　　　　　　
烁石决作引　　原金斛　三钱　　
大麻身　　霞大膝身红　　枣身
驢眼皮膠身

嚴阿嫂

三陰瘧疾談之已久現雖強心面色萎黃神疲乏力
經事愆期腰脊痠腹痛心跳多陰兩傷脾運欠
健背膩脈細絃衬及冬令亟為氣陰兩補而和
營衛標本兼顧之

潞黨參　象黃芪　
野白术　軟柴胡　升麻
白歸身　象鱉甲　首烏丸
杭白芍　肥知母　青蒿梗
炒川斷　厚杜仲　雲茯苓
懷牛夕　藏紅花　象桂枝
劃熟地　桃仁泥　福澤瀉
砂仁末　柔枳椰　淮山藥
潼沙苑　柔芫蔚子　鯰魚頭
於麦芽　煨姜炭　焦查炭
范志曲　大紅棗　湘蓮子
陳阿膠　龜板膠　桑枝青

霍幼

潞党参三钱　製首乌三钱　福泽泻三钱
甜冬术三钱　太子参四钱　炒丹皮三钱
大有芪四钱　炒川断四钱　上猺桂五分
廣陈皮三钱　怀牛夕三钱　淡乾姜四分
製熟地四钱　云茯苓三钱　金铃子三钱
砂仁末四分　厚杜仲三钱　仙鹤草四钱
花志曲三钱　功劳叶三钱　大红枣四枚
阿膠四钱　桑枝膏四两

夏星觀

昔年瘋病而後難遑經醫治得能行動如常但

氣血依然鬱塞平時不耐勞瘁逆來嘔嗆頻作

幸胃納脾運均佳普時少藥脈象細弦際此冬

令封藏拟調補氣血而益肝腎膏膏滋徐圖功

効

奎黨參 白歸身 川牛夕
製冬首烏 象綿芪 厚杜仲 酒㕥
金狗脊 野白朮 淮山藥
杭白芍 川續斷 燕黃間
安炙玄子 羌獨活 左秦艽
黑芝木衣 大丹參 生姜黃
廣陳皮 潼沙苑 製䃃仁全㕥末
酒澤瀉 砂化炒 製無地
福丹皮 雅知母 雲茯苓
炒只克 雅桃向
伸筋艸 川烏 雅大南棗
陳阿膠 龜底二仙膠 桑枝膏

李達明

肾阴久亏形瘦神萎腰脊痠楚阳萎膝力
不赡易志讧晕寐欠安神近固威冒寒去反作
肺气虚弱卫外失固苦威脉象细弦少力时际
冬令亚宜助命门之火而填精益髓补肺气剑卫

别直参
党参
冬术
黄芪
象甜
鹿茸
茯神
熟地黄
砂仁末
冬参
黑旱莲子
大腹皮
陈阿胶

乾燕蓉
潼沙苑
杜仲
川断
福泽渴
炒淮山药
龙眼肉
制首乌
广陈皮
炒丹皮
远志
猪脊髓
南枣
龟鹿二仙胶

李夫人

產育頻多，血分耗傷，時常膏癥，帶下，經事或
前或後，迭經調治，諸症逐漸就佳，惟納食作脹
依然，此乃脾運失職故也。當今冬令進補，立法也。擬
養血益氣，補肝腎而固衝攝，膏滋代煎，卜未年
之康泰。

白歸身　　杭白芍　　妙川芎
　　　　　菟絲子　　妙川斷
黨參　　　扁豆子　　煨益間
旱蓮炭　　廣橘皮　　制烏葯
於潛朮　　制沒藥　　金鈴子
大有芫　　象內金　　左金丸
海螵蛸　　大腹皮　　制香附
桑寄生　　雞血藤
雲茯苓　　龜版膠　　活阿膠

陆学基

烦劳太过，心阴两亏，易感咳嗽，肺气不足，卫外
失固也。腰脊酸软或时洪，精肾阴之亏可知。按
脉细弦尺部更现软弱，平时便行艰难，言根赋时
屈冬令丞宜补肺滋肾膏滋以蒙功

奎潞党 三钱　淮山药 三钱　怀牛夕 三钱
南沙参 三钱　莲须 三钱　野白术 三钱
首乌 三钱　象贝 三钱　黄茋 三钱
制陈地 三钱　川续断 三钱　厚杜仲 三钱
白菊花 三钱　莲须子 三钱　鹤虱 三钱
广陈皮 三钱　泽泻 三钱　功劳叶 三钱
大麦仁 三钱　丹皮 三钱　炒龙骨 三钱
大圆 三钱　猪脊髓 三钱　柏子仁 三钱
雪茯苓 三钱　光杏肉 三钱　远志肉 三钱
元武板 三钱　金狗脊 三钱　湘莲 三钱
料豆衣 三钱　黄实 三钱
陈阿胶 三钱　鱼底二仙胶 三钱　桑枝膏 三钱

俞祖成

三陰瘧每勞於輒發屢屢則在夜寒熱交作形瘦神萎
辛胃納脾運均健平素嗜酒溼重腎陰亦虧耳鳴易
忘苔黃脈象窄弦時屆冬令當以調補法
宜滋補腎陰益氣培脾參入化溼之品膏滋修合奏
功

奎黨參　製首烏　懷牛夕
甜冬朮　肥知母　淮山藥
製熟地　綿茋　煨果
砂仁　生熟苡仁　酒黃芩　酒白芍
潼沙苑　廣陳皮　雲茯苓
枳椇子　福澤瀉　象銀杏
象升麻　大十參
參鱉甲　大貝母　大棗
黑旱蓮子　桂元肉　燕窩肉
製川朴　湘蓮子　丹皮
陳阿膠　魚鹿二仙膠

浦邦達

肝腎不足腰脊痠楚向有疝氣偏右作脹每勞
輒發脇肋牽引作痛玅暈畏寒苔薄膩少華
脈象絃軟尺部少力際今冬令進補良機法以調
肝腎之陰而益氣機修令膏滋以代煎劑徐圖功効

奎黨參　兩　厚杜仲　錢　製熟地　兩
燕窩肉　錢　炒川斷　錢　製首烏末　兩
蒸於术　錢　懷牛夕　錢　砂仁末　分
大有芪（炙）錢　蘇枝核　錢　製…仁　末
青蒿（炒）錢　白芍（炒）錢　金鈴子　錢
潼白利　錢　雲茯苓　錢
太子參　兩　延胡（炒）錢　淮山藥　兩　澤瀉　錢
八月札　錢　福…枸杞　錢
黑豆衣　錢　天麻　錢　甘草（梗）錢
旱蓮子　錢　製芪附　錢　荑玉金　錢
小茴香　分　湘蓮子　兩　大棗　分
陳阿膠　兩　霞天膠　兩　桑枝青　分

營陰久虧肝失所養腹塊攻脹氣火橫梗侮胃

刻洽噯作腹部時覺㿏冷胸宇窒悶經事趄

前案下綿々連年進膏合機宜今屆冬令封藏下

当補腎肝而養血液肺脾氣弱調中州宜滋以畜功

俞奶々

白歸身 三两

杭白芍 三两　炒延胡索

大奎黨　首烏　金鈴子

炙黃茋　潼利衣　生熟地　蔲仁子

廣陳皮　料豆衣　制熟地　砂仁末

左金丸　上猺桂　海螵蛸

製香附　雲茯苓　炒懷夕

花粉　八月札　炒川斷

黃玉金　綿萆薢　福澤瀉

桑寄生　蓮肉　大棗肉

陳阿膠　霞天膠　桑椹膏

陆维椿

肾阴不足，腰脊痠楚，诉晕眩，蓋腰為腎之府，脊乃腎之路也，停素肉柬渥重，目糊苔黃，腹痛不時，姑藿腳象細絃，时屆冬令，封藏進補良機之法，填補腎陰益氣培脾，參入潛熱化瘀之品，標本兼砭。

吉林参（另煎兑收）　制首烏　潼沙苑
西洋参　生熟地　燕黃肉
燕於术　砂仁末　淮山药
象藕荒　甘枸杞　厚杜仲
炒丹陵　懷牛夕　炒川斷
廬蘇子　白蓮蕊鬚　新會皮
早蓮草　猪脊髓
嫩鉤尖　旋覆梗　料豆衣
東米芽　制衣附
生熟苡仁
漱宽参　湘蓮子　芡實
陳阿膠　龟底　仙膠　桑椹膏

陳太

年高氣液皆虧，木失涵養，氣火橫逆，每發春令肝木用事，心神失寧，夜寐不安，舌光液枯便艱，納食欠馨，逢節骨楚，微咳痰中帶紅，心臟弍微蚸弦象細察數際此，今冬令封藏法宜養陰擬熬益氣法肺修合膏滋以代煎劑徐圖功効耳

別直參 另煎收膏　雅象貝
西洋參 另煎收入　車前子　厚麥冬
綠毛燕斗 另燕入膏　生熟地　別母
燕於术 　　　　砂仁末拌　知母
蒸黃肉 　　　　白歸身　料豆衣
淮山藥 　　　　青蒿梗　熟附片
廣陳皮 　　　　旱蓮叶　靈磁石
炒川斷 　　　　懷牛夕　湖丹皮
福澤瀉 　　　　熟棗仁　黛蛤散
雲茯苓 　　　　首烏　遠志肉
桂圓肉 　　　　元武板　甘枸杞
陳阿膠 　　　　鹿角膠　桑椹膏

汪作賓

今秋大病而後元氣大傷腎陰不足腰脊痠
楚內熱潮重夜寐時常作癢苔薄少舌迎
感外邪畧有咳嗽肺氣虚弱易於感冒也按
脈細弦而滑時屆冬令填補腎陰培益肺脾之
氣当為急務

別直參　熟地
西洋參　大有茋　生地　生熟地各
潞党參　燕黄閌　砂仁末拌
於潛术　淮山藥　炒川斷
淡蓯蓉　製首烏　懐牛夕
廣陳皮　湖丹皮　女貞子
金狗脊　福澤瀉　黑旱蓮
豨薟艸　厚杜仲　雲茯苓
生苡仁　大光杏仁　潼沙苑
大貝母　湘蓮子　金砂仁
陳阿膠　兔鹿二仙膠　桑椹膏
棗棋膏

高福泉

肾阴素亏，腰膝间结核经久难已消弭，每每劳辄滋讯，晕神疲，又加事务繁地，神经颇形衰弱，忆力不健，不耐劳，郁营少华，便行艰涩，按脉细缓，尺部乏神。此冬令万籁封藏，法宜益气培中，填补肝肾之阴，修令膏滋，徐图功劲。

別直参　　潞党参
西洋参　　蒸黄精　炒川断
於潜术　　製首烏　厚杜仲　淮山药
鹿角霜　　十大功勞叶　炒白芍
潼蒺藜　　仙鹤草　炒枯州　白归身
莲子　　　煨天麻　广陈皮
旱莲州　　法泉州　建泽泻
甘枸杞　　炒丹皮　製熟地
天仙元　　製熟地　砂仁末
云茯苓　　淡苁蓉　大黑枣
桂圆肉　　湘莲
陈阿胶　　鱼鹿二仙胶
桑椹膏

乙酉年膏方

吴宝祥君　白郎

早年溲血肾阴久伤腰脊酸软头晕易忘
盖腰为肾之府脊乃肾之路也水亏於下阴
津不能上佈则肺气肃降无权咳嗽气急不
時举发而尤以秋冬为劇近则寒热而浚面
色不華形瘦苔薄少液脉细弦无神適值冬
令亟宜填補肾阴益气以建中州

潞党参　川断肉　製熟地
蒸於术　製首乌　砂仁末　川朴
炙绵芪　清炙草　霍牛夕　杜仲
製黄肉　白归身　甘會　沙苑　枸杞
雲茯苓　炒白芍　新
大貝母　玉竹子　他露蜂房
白杏仁　炙款冬肉　福仙鶴卅　圆潼肉
黑脊髓　早莲子　远志肉　桂
陈阿膠　龟鹿二仙膏　桑枝膏

徐純軒先生

經云肝主筋腎主骨肝腎並虧則氣血未有不傷以是風寒濕邪乘而變為痹病者頻多今左足痿軟或時作疼行動欠利每以天之晴靄為加減此寒濕流走乃為痹病之一種秋又五更泄瀉腸胃之氣更傷適值冬令亟當填補肝腎之陰並建中州之氣正光則邪不能留也

潞黨參
大有芪
製首烏
製蒼朮
漢防己
仙靈脾
川黃柏
雲茯苓
仙半夏
福澤瀉
湖丹皮
陳阿膠

淡蓯蓉
川續斷
炒熟地
綿漆另
虎脛骨另
飯青子
旱蓮草另
廣陳皮
黑附塊
炒白芍
白蒺藜
龜鹿二仙膠另

全當歸
淮山藥
川杜仲
川獨活另
桑寄生另
石兊另
扁豆子
金狗脊
馬潼
川牛另
湘蓮子另

桑枝膠另

徐太、

营阴久亏心肝失所涵养心悸眩晕耳鸣目糊不时辇羡多亥节令则粗寐不安易志神疲劳力太过刻衰下绵々腰脊疲楚且纳进作胀脾运不力九舌薄少华脉细弦时届冬令万类固密治宜养阴平肝益气理脾法修合膏滋以图功

白归身 炙黄芪 制首乌
製白熟地 西潞党 女贞子
東熟白芍 蕊於术 大丹参
厚杜仲 甘枸杞 炙乌贼
淮山药 然川断 雲茯神
潼白□利 炒兔子 福橘皮
炒黄菊 甘枸杞 广橘皮
蕊志肉 熟枣仁 福泽泻
明天麻 糯稻根 粉丹皮
黑旱蓮 钩藤 生书芽
陈阿膠 桂圓肉 仙半夏
鸡血元膏 桑椹膏

高某勤君

便血已有五年腹痛後重似痢入夜次數更多

所以肛門痛劇平時勞力太过氣墜下㿗清

氣不升浮氣不降絡傷血以下也舌苔少華

脈象細弦尺部更形空軟際此冬令封藏机

補氣陰法參入和絡攝固之品

奎党参　淮山药　製首烏

灼於术　生熟地　川連炭

灸绵者　砂仁末　阿膠珠

廣木香　灸甘州　灸升麻

當歸炭　黃芩炭　雅上肉桂

杭芍炭　炮姜炭　壞益智

補骨脂　甘枸杞　雅福澤

扁豆子　灼槐花　灼丹皮

兔丝子　側柏炭　廣陳皮

灼建曲　醋炙柴胡　雲茯苓

胡桃肉　湘蓮子　大参

陳阿膠　龟飯膠

沈
太太

今秋痔裂肛墜便血頗多陰分大傷便艱迷
經調治血止肛收惟時覺頭暈心悸不耐勞
於常下綿　肝脾腎並爵攝納無權又以
濕熱素重盡從下注所致按脉細弦舌苔少
華際此冬令萬類固密調補肝腎益氣培
脾是為急務

白歸身三（米炒）　西瀠黨三（米炒）　野於术三
杭白芍三　炙蓂肉三　兔子三
杜仲三　淮山藥三　潼蒺藜三
製首烏三　烏賊骨三
生地三　炒槐米三
砂仁末年　仙露莢胖
女貞子三
金狗脊三
旱蓮叶三
甘草炙
福澤瀉三
樗根皮炙
杭甘菊三
廣陳皮三　龟版膠三
陳阿膠三　桑枝膏三

陳祖懷

潞党参 製熟地（肥） 肥知母

甜冬术 砂仁末（另） 大白芍

灸绵茋 淮山药 怀牛夕

製首烏 炙鳖甲 黑旱莲子 炒川断

廣陈皮 女贞子 淡黄芩

仙半夏 甘枸杞 云茯苓

浮小麦 厚杜仲 大腹皮 采云曲

潼蒺藜 合欢皮 炒泽泻

麻黄根 煨肉果 湘莲子

炒枳壳 製川朴 红枣

廣木瓜 製川朴

陳阿膠 龟板膠

桑枝膏

陳 夫人

氣喘咳嗆已歷數載發則夜不能平臥痰多
白沫今秋產後腎氣大虧喘症發之尤劇迭經
調治幸得恢復按喘之一症在腎為虛在肺為
實腎氣虧則下納無權肺氣實則肅降乏能虛
實阻塞際此冬令進補之時也合膏_{滋補}以代煎

砂仁拌

大熟地_字　甘枸杞子_字　兔絲子_字

懷牛夕_字　仙半夏_字　藥萸肉_字

天麦冬_字　川貝母_字　化橘紅_字　白杏仁_字

五味子_字　仙茅_字　玉蘇子_字

製首烏_字　遠志肉_字　代赭石_字

杭白芍_字　甜冬术_字　蛤蚧_字

白歸身_字　潞党参_字　南沙参_字

炙綿茋_字

甘州草_字

厚杜仲_字　淮山藥_字　雲秋参_字

潼沙苑_字　炒丹皮_字　福澤泻_字

陳阿膠_字　桃杷葉_字　炙麻黄_末

霞天膠_字　桑枝膏_字　胡桃肉_字

李尚武先生　北门

胃脘痛為時已久乍甚乍止月前因痛而

嘔吐黑血頗多迭經調治得痛止血定惟

神疲形暈或時心悸乃以血失太多木不

涵養肝旣又禀賦腎虧腰痠苦萬少華

蚘象細紋尺部不力時屆冬令當以補肝

腎之陰益脾肺之氣修合膏滋徐圖功效

奎党参（元米炒）另　膏子另

怀牛夕另

釵石斛另

生白术（炒）另　製首烏炭另

甜杭白芍另　旱蓮炭另

枸杞肉另　製乳殁另

生熟地另　淮山药另

黄芩炭另　麦冬肉另

甘草炙另　炒川断另

黛蛤散另　阿膠珠另

延胡索（製）另　孕杜仲另

花旄肉另　穞豆衣另

左金丸另　雲茯苓另

黄玉金另　新会皮另　福澤瀉另

大丹参另

清阿膠另　皂板膠另

陳福生　　黃沙浜

腹痛便血為時已久形瘦神疲納食每多作

脹不耐勞累或時脘疼心悸勞力傷氣腸絡

受損血從外溢血去太多陰分志鬱揆脉細弦

舌質少華小溲頻短腎氣不足所致當令冬

令封藏以兩補氣血滋腎和絡之品參功

淮山藥　製首烏　扁豆子

甜冬朮　廣木香　雲茯苓

生熟地　炒瀨覺　甘枸杞

砂仁末　厚牛夕　炒黑旱蓮炭

廣陳皮　雅厚杜仲　功勞葉

當歸炭　女貞子　左金丸

炒白芍　佛手片　遠志曲

雞金炭　似鶴叶　灸黃芪

丹皮炭　佛手柑　灸升麻

蕤蓯炭　製荒元　剪茋實

黃玉金　湘蓮肉

陳阿膠　龜鹿二仙膠

蒋思昌先生

秉賦素虧心肾不足水火不能既濟心悸耳

鸣形晕脑力不瞻健忘不耐劳形又以平時

痰沔颇多咳嗽肺之氣六弱舌苔少華

脉象细弦而滑尺部更形不力适屆冬令萬

類封藏之際当杬填補心肾之陰培益肺

脾之氣則可水火既濟母子得生矣

熟地　黄耆　奎党参甘　枸杞子

製首烏别　甜冬茋术　猪脊髓　川断

藕英肉绵　山萸肉炒　怀牛夕

潼沙苑淮　贝　炒煨天麻

厚杜仲浙云　红糵糵　丹皮

麨早蓮　泽　远　少麦

黑芝蓮　嫩　杏仁　柏子仁　磁石　肉

仙半夏　菊

光杏仁　陈阿膠　龟板膠

金有卿　　　　　　　小西门新河浪

体素羸弱又因劳力内伤腹块偏左攻痛
便后素血为时已久馆杂作呃常作崪羡
近今感受寒凉热多天而浚难胃纳尚
佳气分暗伤形瘦苔薄脉象细弦尺部
少神适逢冬令封藏法以培补肺脾肾三
经参入和缓理气之品

奎党参　生熟地　潼夕利　广木香半
甜冬术　製首乌　金铃子炒丹皮
云茯苓　淮山药　槐蒼炭　福泽泻
太子参　萸肉炙黄芪　仙半夏　杜仲
菊会皮　续断　炒白芍　砂仁本
甘枸杞　牛夕炭　鹤虱　小青皮
备蔸子　柏炭　功劳叶　当归炭　鸡金炭
　　　　旱莲炭　胡炭　鸡金炭
陈阿胶　龟鹿二仙胶
湘莲子肉

吳先生　南門

先天不足後天失調腎虛精關不固遺泄
頻、耳鳴腰痠目花所由來也夫腎為腰
府脊乃腎路水虧於下不能上輸腦髓則
易忘之由作也今次瘰後甫愈形瘦神萎
脈象細弦亟當填補腎陰益氣培脾法主之

製熟地另　猪脊髓另煎　杜仲
製首烏另川　川續斷另奎　奎黨參另
燕肉蓯蓉另　炒甜冬术另
甘菊另　福建曲另　炙黃芪另
白枸杞另　杭白芍另
雲茯苓另　淡丹皮另
女貞子另　廣陳皮另　砂仁末年
旱蓮子另　合歡皮另　冬青子另
嫩鈎鈎另　緊雅連另　淮山药另
大麻仁另　甘草另芡　芡實另
柏子仁另　剪芡遠另　湘蓮子四月
陳阿膠另　龜版膠另　金櫻膏另

宋乾生　北门

肺脾虚弱平素咳嗽痰多落沫今次痢
疾而凌肠胃之气大伤益芍少华脉象
细弦而滑值今冬令芍类固密治宜调补
肺脾之气参入化痰理中之品修合膏滋徐
图功效

潞党参　　燕窝　　淮山断肉
甜冬术　　生瓦枣　怀牛夕
头黄芪　　制首乌　扁豆子
淮山药　　广陈皮　制熟地
广木系朵　厚杜仲　旱莲岬
云茯苓　　砂仁末　生牛麦
远志肉　　达薇子　大贝
光杏仁　　仙鹤岬　炙款冬
福泽泻　　大腹皮　金铃皮
炒丹皮　　桂圆肉　湘莲子
陈阿胶　　龟鹿二仙膝

先天不足腎虧腰脊痠楚遺尿一症迭經 象安街

調理難愈而小便仍然頻數每繁忙則甚

暈脹腑便後有血氣分志弱苔薄質紅

脉象細弦適逢冬令封藏杪填補腎水

培益肺脾之氣

製首烏另　菟蒸黃肉　桑螵蛸另

熟地黃身為散　子炒川斷另

淮山藥另　旱蓮葉另　炒懷牛夕另

潼沙苑另甘　枸杞另　炒杜仲另

黨參另术另廣　金狗脊胖　砂仁末另

於术另福澤瀉　陳皮胖　雲苓神胖

煨棗仁另震靈盆子　脾仈克炭胖

側柏炭另鶴峰志另曲另炙茋胖湘蓮子另

化麥芽另花另遠

陳菊炙炭另龜版膠另桑枝膏另

尤慰基

吴太～　　　　　吴家湾

潞党参三钱　怀牛夕三钱　枸杞子三钱
甜冬术三钱　製熟地　　　福泽泻三钱
白归身三钱　砂仁末本　　炒丹皮三钱
杭白芍三钱　新会皮三钱　炙黄芪三钱
厚杜仲三钱　茯苓神三钱　淮山药三钱
炒川断三钱　製首乌三钱　金狗脊三钱
陈阿胶三钱　龟鹿二仙膠三钱

楊寄母　　　　　　　　　　　　庙前街

産育繁多陰血久虧脊背時常痠痛逢
節尤甚腰痛經來頻少盖肝主筋營血
則筋失所養腎主骨腎虧則骨痿軟其
上之所由来也按脈細弦際今冬令籌
封密宜以調補肝腎益陰理氣之品進之

白歸身三方　炒断肉三方　潼白利三方
杭白芍三方　炒淮山药三方　焦黄肉胖三方
製首烏三方　熟金狗脊三方　菟絲子三方
熟地黄三方　炒杜仲三方　于术三方
雲茯苓三方　广陈皮胖　福澤瀉胖
炒丹皮胖　广陈皮胖　
嫩鈎～　女貞子三方　桑寄生三方
甘枸杞三方　黑旱蓮三方　酒炒衣絲三方
驢皮膠三方　龟版膠三方　鸡血毛膏三方

楊世兄　　　　　　　南門

秉賦不足今秋病後氣分更傷平時
讀書頗為專心陰分未免亦感鬱蒸
便艱內熱牙齦出血苔膩少華脉象
弦軟適屆冬令夢寐額封港之際治當
血氣兩補參入清熱潤陽之品

奎潞黨參　燕黃肉　麥青子
燕於术　　生熟地　黑旱蓮
製首烏　　杭白芍　粉丹皮
淮山藥　　甘枸杞　西洋參
雲茯苓　　柏子仁　杭甘菊
炒斷肉　　大麻仁　白夕利
嫩牛夕　　嫩鈎尖　京元參　湘蓮肉
廣陳皮
陳阿膠　　霞天膠

吳阿嫂

咳嗆氣急痰聲漉漉形瘦腰痠經事
每多落後血虚氣弱營少華脈象
弦滑時及冬令葦籬固密急當調補
之中參入利肺化痰之品標本兼顧
之

南沙參三钱　製首烏三钱　煅牡蠣三钱
燕於术三钱　製熟地另　北細辛另
雲茯苓三钱　　　　　　　五味子三钱
淮山藥三钱　蒸黄肉三钱　玉苏子三钱
化橘红三钱　吴甘味半　吴楼枝半
法半夏三钱　川断肉三钱　漢防已半
玉結更半　牛夕三钱　遠志肉三钱
沈香三钱　炙麹娘三钱
光杏仁三钱　钩腾半　　　潼沙苑三钱
陳阿膠另　枇杷叶膏三钱

朱炳元　蒼頭

腎虧氣弱腰脊痠楚或肘腹痛不耐
勞形疲多畏空面色不華苔薄脈
象細弦尺部不力時及冬令蒿籟固
密遊當填補腎陰益氣培脾修合膏
滋徐圖功効

奎潞黨○心　生炙○新会皮　雅
燕於术○怀牛夕○製熟地○
炙黄芪○川绫斷○厚杜仲○本
廣木香○淮山药○东砂仁　本
金狗脊○潼澤泻○大腹皮○
雲茯苓○福澤泻　黑旱蓮○
大貝母○丹皮○敕鹤虱○
甘枸杞○炒钩○仙鹤草○
功勞叶○嫩○
芪志曲○炙寔只壳　湘　蓮月
陳阿膠○黄　霞天膠○

丁羽喬　　　　　　　　　　　　　　　　北門

经营繁忙阴精耗伤肾惫於下不能上
脑髓则易忘耳鸣之病由作去前次又
患齿淋日久继以牙龈选退龂诂难愈
而体力更惫时届冬令当填补肾阴
而益气分修合膏滋徐图効妙也

制熟地四两　厚杜仲　甜冬术
制首乌　川断肉　女贞子
淡苁蓉　怀牛夕　墨旱莲
甘枸杞　奎潞党　福泽泻
茯神　沙苑　麦夕
黄肉　雅兔丝于　砂仁末
元武版　大麻仁　金狗脊
熟枣仁　柏子仁　猪脊髓
湖丹皮　胖湘莲子　剪黄宽
陈阿胶　　　　　龟鹿二仙胶

孙太、

自归身三钱　炒续断三钱　潞党参三钱
杭白芍三钱　怀牛夂三钱　冬术三钱
甘枸杞三钱　製香附三钱　菟丝子三钱
女贞子三钱　熟地黄三钱　潼沙苑三钱
桑椹子三钱　製首乌三钱　白菊花三钱
墨旱莲三钱　广陈皮三钱　炒丹皮三钱
厚杜仲三钱　左金丸半木　旋覆梗三钱
黄玉金三钱　大枣三枚　阿胶三钱

嘉眉叔

奎潮党弄　淮山药弄　远苁肉胖
甜冬术弄　製首乌弄　怀牛夕弄
云茯苓弄　廣木香平　炒川断弄
炙绵茋弄　扁豆子弄　福泽泻胖
製熟地弄　新会皮胖　炒丹皮胖
砂仁末（全粹）弄　甘蓮沙苑弄　枸杞弄
冬青子弄　黑旱蓮弄　湘莲弄
炙宓弄　大枣弄　阿胶弄

陆世忠　　　　衆安街

东赋不足形瘦腰脊痠楚面部起有

湿瘰肾阴素虚苦有少華按之脈象

细结而软尺部更形不力时及冬令亦夢

籍固密亟当益气填阴修合膏滋徐

当功效耳

奎党参　熟地黄　大麦冬

甜冬术　甘枸杞　芡实子

灸黄芪　丹皮　旱莲草

製首乌　淮山药　怀牛夕

广陈皮　炒澤泻

川续断　生熟艾　猪脊髓

潼沙苑　云茯苓

湘莲肉　赤白芍　鶴膝

燕窝　远志厚杜仲

陈阿膠　龟版膠三大

錢世兄

氣分素弱脾運失職便溏日久或時有血形

瘦夜寐汗出舌苔少華脈象細弱而軟時

屆冬令藉圖密藏膏滋調補肺脾之氣而

和陰絡修合膏滋冀徐圖功効

奎潞黨三兩　製熟地三兩　製首烏三兩

甜冬术三兩　砂仁末五錢　廣木香五錢

炒廣陳皮雅　淮山藥三兩　炙萸肉雅

炒白芍三兩　炒丹皮雅　炒槐花三兩

潼沙苑三兩　福澤瀉雅　青防子三兩

浮小麦五兩　神曲三兩　早蓮草三兩

破故紙五錢　雞金炭雅　湘蓮子五兩

大棗實五兩　剪芡實五兩　牛夕三兩

陳阿膠三兩　霞天膠三兩

蔡大嫂　小西門

今春產後血分大傷頭暈週身綿瘵腹
中有塊胃脘作痛納食呆滯苦蕎脉象
弦軟肝脾不和氣化失常胸宇窒悶時
屆冬令藜籬封盛當調補之中參入柔
肝理氣之品徐圖功効

白歸身　雲茯苓　懐牛夕
炒白芍　甜党參　炒川斷
大丹參　廣陳皮　黑丹梔子
净紅花　製熟地　炒延胡
單桃仁　砂仁末　紫胡
元桃仁　製首烏　淮山藥
糸附片　金鈴子　新會曲
製糸片刃　查肉炭　范志曲
佛手片　羌蔚子　左金丸另
大腹皮　陳阿膠　大紅棗　熟龟版膠另

沈太、

丙戌年膏方　縣前街（一）

營陰不足肝木偏勝目糊耳鳴經云肝開竅
於目腎開竅於耳肝腎交虧腰脊痠楚眩
暈易忘之所由作也脈象絃細舌色少華
當令冬令萬籟封藏亟宜調補肝腎養
血益氣修合膏滋徐圖功效也

別直參　甜冬朮　生熟地
西洋參　製首烏　砂仁末
炒麥冬　女貞子　全當歸
炙黃芪　果草蓮子　杭白芍
潼白蒺利　炙甘草　炒川斷
雲茯苓　陳皮　福澤瀉　淮牛夕
廣陳皮　炒麥芽　懷枸杞
金沸草　黃玉金　甘脈　炒丹皮
靈磁石　生熟薏米　仙半夏
陳阿膠　桑寄生　湘蓮
石決明　龜板膠　雞血藤　棗

沈求颖君　　　縣前街（二）

婚前曾患遗泄婚後或時眩暈不耐勞
頗顯係腎氣虧空今秋顏疲泄元氣未
免耗傷脈見細絃值此冬令封藏進補
之時也擬補則精神乃治矣

製熟地　蜜炙肉蓯蓉　炙黄芪　虚潒党　焦潜术　廣陳皮　淮山藥　聖杜仲　炒澤瀉　炒懷夕　三角胡麻　女貞子　黑芝麻　仙半夏　潼沙苑　何首烏　功勞叶　仙鶴艸　嫩钩藤　煨天麻　白茯苓　仙羊藿　焖龍牡　桑椹子　大白芍　大丹皮　大腹皮　湘蓮肉　大枣　驢皮膠　電鹿二仙膠　桑枝膏

張太太　　　　　　　縣前街(三)

年近古稀氣血並衰逢節骨絡痠疼
夜寐欠安脾運不健納食易脹便行艱
難耳鳴脈象細絃而奕舌苔薄少華
際此冬令封藏当以培脾益氣養陰
充血裝合膏滋徐圖功效也

潞黨參　製首烏　淮生夕
蒅枔木　淮山葯　靈棗仁
向歸身　廣陳皮　砂仁末
杭白芍　炒以斷肭　茯苓神
桑椹子　製熟地　雞血毛雅
柏子仁　清炙芊　靈芟肉
查少麦芽　炒丹皮　福澤湯泊
焦只売　仙半皮　煆石決明
胡桃肉　陳阿膠　龟底二仙膠

方仁豪君　象皆衡山

肺肾交虚金水不能相济遗泄不时
而作耳鸣或时咳嗽面色不华按脉
细弦左手更甚迷经调治堪能奏效
時及冬令參類固宜擬補脾土汰

生金填肾阴相既济也
製熟地　卑燕夾肉那
金滁党　孚杜仲三　甘枸杞那
野白术　淮沙草那　潼沙苑那
炙黄芪那　淮山药那　杭白芍那
龟甲子　　　　　大玉竹那
早蓮艸那　製首烏那　廣玉金那
龙浸枝那　炒泽泻那　仙半夏那
焙就蒄那　茯神那　大功劳那
仙鶴艸那　穀麦芽那　剪芝遠志那
吴萸冬那　湘蓮那
清阿膠那　龟板膠那　金櫻膏那
枇杷膏那

邢先生　　　　　　　北門心

凡病肺者腎臟必空金水既虧百病

之所由作也為咳嗽癆紅潮熱遺泄

等症是按脈細弦素滑面色不華

際今冬令芳類封蜜進補之時矣

法擬培土生金禦木填木定乃幸

前之要務也

製熟地　　　甘枸杞三　杭白芍三

臺潞党三　蒸黃肉三　製首烏三

於潛术三　孕土仲三　大麥冬三

炙黃芪三　潼沙苑三　女貞子三

黑旱蓮三　雅廣陳皮三　炙鱉甲三

奶丹皮三　　　　杭白菊三

大玉竹三　遠志肉三　仙鶴草三

嫩秋石　苦丁茶　淮山藥三

地骨皮三　川貝母三　芡實三

津濟方陳阿膠另烊服膠青另枝膏三开

俞先生　　　　　　　　南门心

向有瘿疾不时举发，脾肺肾不足，嗜
酒，疾湿易生，逢节则骨节脊背酸
楚，且不耐劳，此其所由来也。脉见
弦软，苦荷黄冬令宜补法，拟培
脾益肺滋肾，参入宣化疾湿之品。

制党参　制熟地　炒党参
炒白术　仁末　炙牛夕
化龙交　制首乌　云茯苓
广陈皮　淮山药　焦苡仁
炙杜仲　大贝母　炙鳖甲
怀牛夕　燕窝　广木香
泽泻　仙茅　枸杞
枳椇子　鹤虱
炒泽泻朴枣　蓬术
制草薜　舟皮　大湘枣
龟鹿二仙胶　煮羊骨
以草薜　舟皮　大湘枣
以制　　　　　煮羊骨

奚太太（十一）

昔年曾患瘋病肢節痠楚逢節更甚
此次病後体氣尤虛夜寐欠安面色
萎黃納食不振脈象細軟際茲嚴冬
令當類封藏丞宜培養氣血而調
腸胃標本兼顧之

太子參　　仙半夏
煨白术　　砂仁
厚杜仲　　扁豆子
白歸身　　炒白芍
廣陳皮　　雲茯苓
淮山藥　　潼沙苑
製首烏　　黃玉金
炒丹皮　　製熟地
合歡皮　　炒麥芽
左金丸　　熟棗仁
陳阿膠　　霞天膠

章太太

产育频多血分久虚肝肾两伤腰
脊痠楚或时带下易怒巅顶眩
心悸夜寐欠安脉象细软香蕉少
华际此冬令莶类藏固进补尤宜
适合摄养血益气而补肝肾法 （九）

白归身　　产潞党　制首乌
杭白芍　　炒白芍　广陈皮
生熟地　　炒川断　　辰茯子
甘枸杞　　淮山药　　黑旱莲
砂仁末　　炒怀牛　　夏杜仲
兔丝子　　左金丸　　煨益母
茯苓神　　制香附　　福泽泻
炒丹皮　　炙黄芪　　炒以苡
杜红花　　桂圆肉　　清笏梗
胡桃肉　　　　　　　金铃皮
陈阿胶　　龟板胶